W0011382

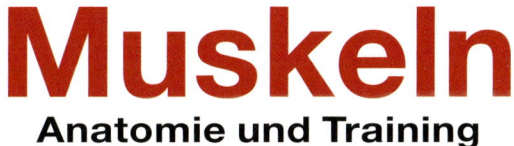

Muskeln

Anatomie und Training

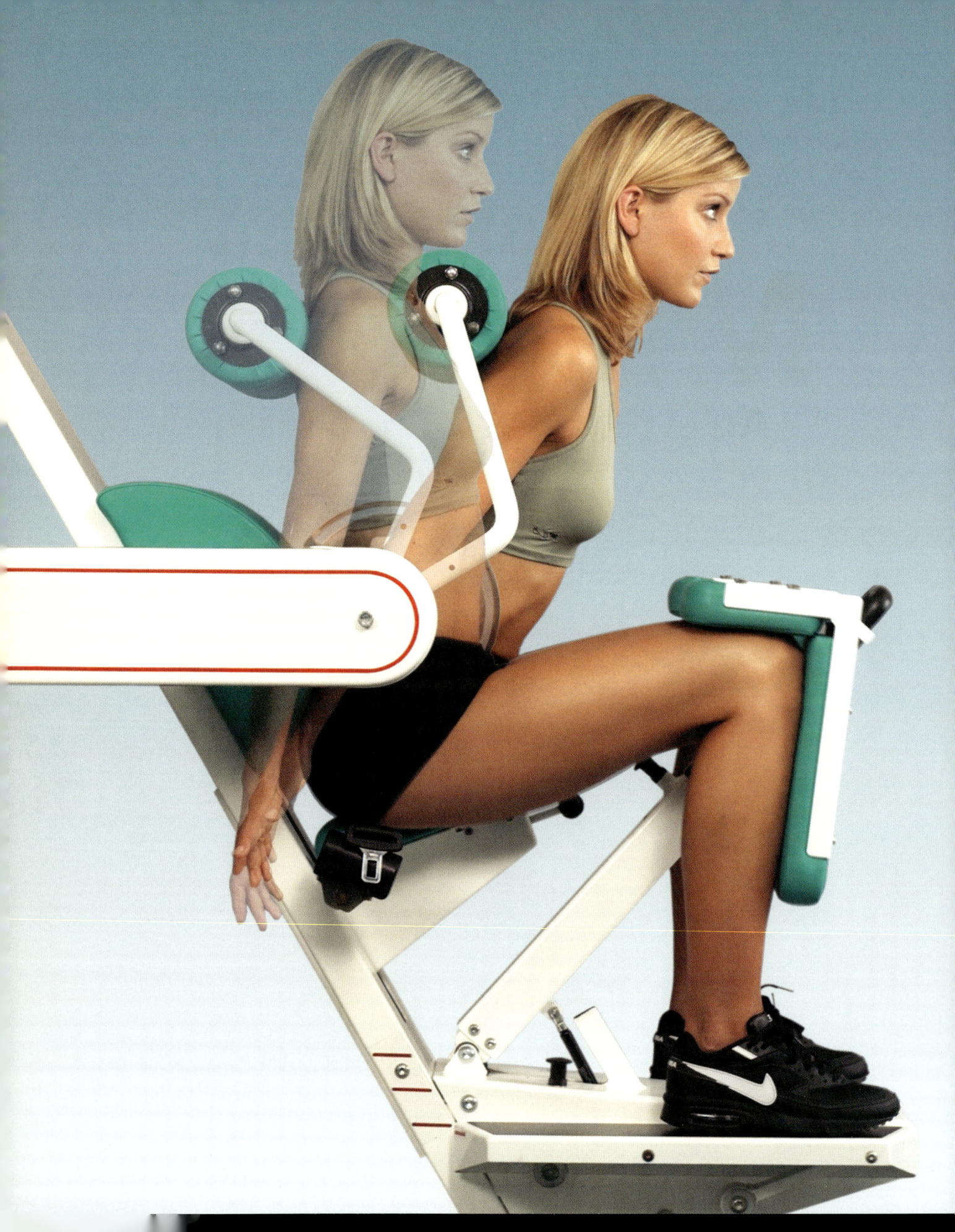

C. Baur | B. Thurner | S. Wuillemet

Muskeln
Anatomie und Training

Bassermann

Inhalt

Machen Sie den Mus-
keltest (→ Seite 17),
stellen Sie Ihren indi-
viduellen Trainings-
plan zusammen
(→ Seite 18) – und
dann kann's losgehen!
Vergessen Sie aber
nicht, dass zu einem
erfolgreichen Trainigs-
programm auch die
richtige Ernährung
gehört (→ Seite 32).

*Hier üben Sie
neben Kraft auch
Gleichgewicht
und Koordination:
Hüftbeugen mit
Gymnastikball.*

Eine effektive Übung zur Kräftigung des Trizeps ist der Liegestütz rücklings.

Auf Seite 42 beginnt das komplette Trainingsprogramm für den perfekten Body! Einen Wegweiser zu den einzelnen Übungen finden Sie im Muskelguide (→ Seite 40).

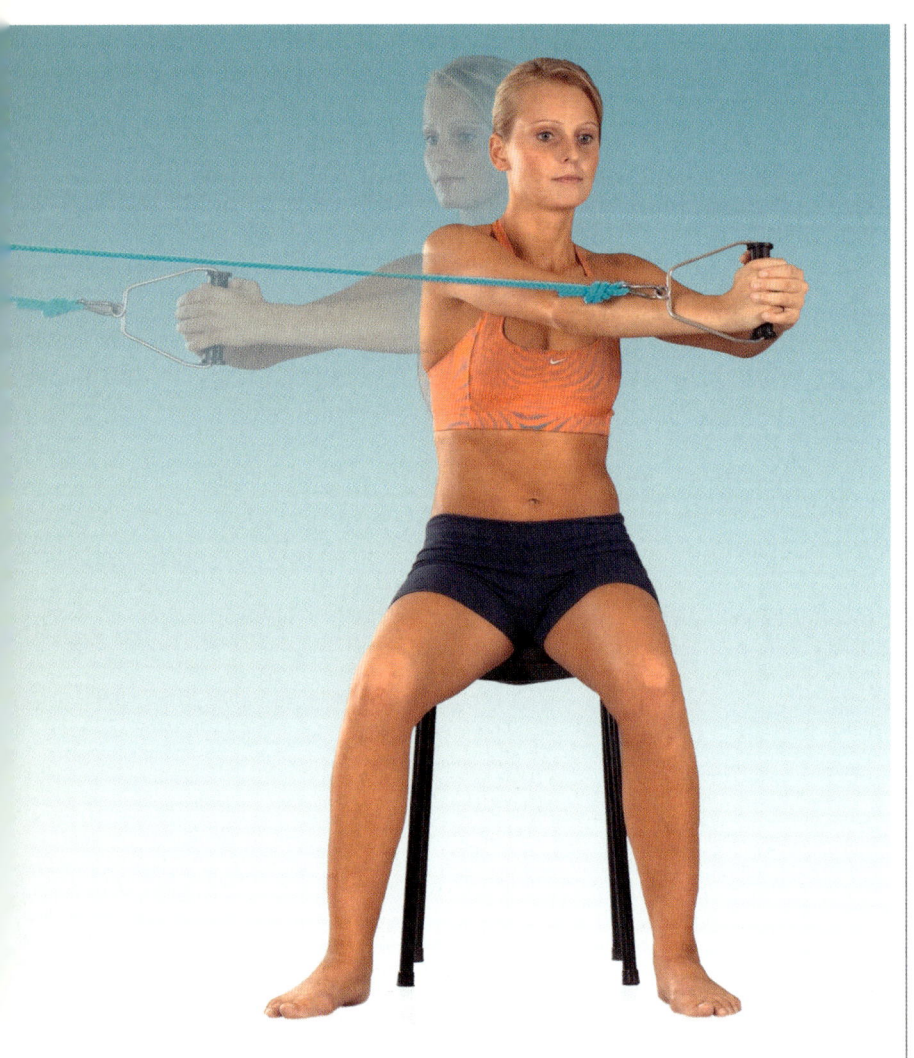

So kräftigen Sie Ihre Bauchmuskulatur – mit der Rumpfrotation am Seilzug.

Vorwort

Ein sportlich durchtrainierter Körper hat heute – zu Recht – einen hohen Stellenwert. Durch das Training verschwindet nicht nur Fett. Auch die Muskeln treten optisch hervor und zeigen, dass man topfit und gesund ist. Wer trainiert ist, sieht aber nicht nur gut aus, sondern vermittelt auch sichtbar Erfolg und fühlbare Lebensfreude. Nicht umsonst haben Fitnessstudios also ungebrochenen Zuwachs. Dass aber die Tatsache, in einem Studio zu trainieren, nicht heißt, auch nur ein Mindestmaß an Wissen über ein korrektes Krafttraining zu besitzen, zeigt die Praxis. Wer als Fachkundiger je ein Fitnessstudio besucht hat, sieht dort Fehler, die nicht nur Zeitverschwendung, sondern auch eine Gesundheitsgefährdung bedeuten. Das Unwissen fängt damit an, dass die meisten Sportler nicht wissen, welchen Muskel sie mit ihrer Übung gerade trainieren. Auch die korrekte Bewegungsausführung der Kraftübungen bleibt den meisten verschlossen. Das vorliegende Buch stellt daher die wichtigsten Übungen vor, die heute im Fitnessstudio oder in einem Heimtraining ausgeführt werden. Der Schwerpunkt liegt in der Darstellung der einzelnen Übung mit dem jeweiligen Muskel, der durch diese Übung trainiert wird, sowie auf einer exakten Bewegungsbeschreibung. Wichtig war uns dabei, genau und verständlich auf die möglichen Fehler hinzuweisen und zu zeigen, wie man sie vermeidet. Darüber hinaus werden in einem theoretischen Teil grundlegende Prinzipien des Krafttrainings vermittelt.

Wir wünschen Ihnen, dass Sie mit diesem Buch mehr Spaß und Erfolg im Training haben und sich rundum topfit fühlen.

In diesem Muskelguide und Trainigsbuch finden Sie Anleitung sowohl für Krafttrainingsmaschinen als auch für das Hometraining zu Hause ganz ohne Geräte.

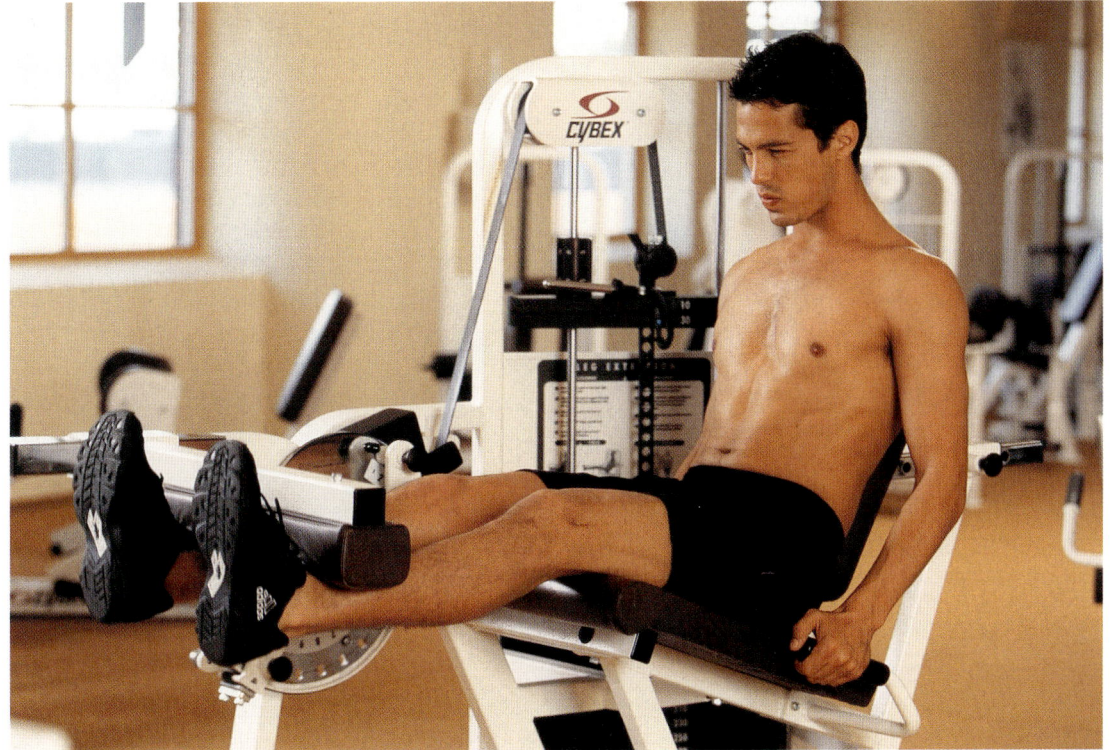

Fitnessstudios halten alle Voraussetzungen für ein wirksames Training bereit. Nur hingehen müssen Sie selbst.

Motivation ist alles

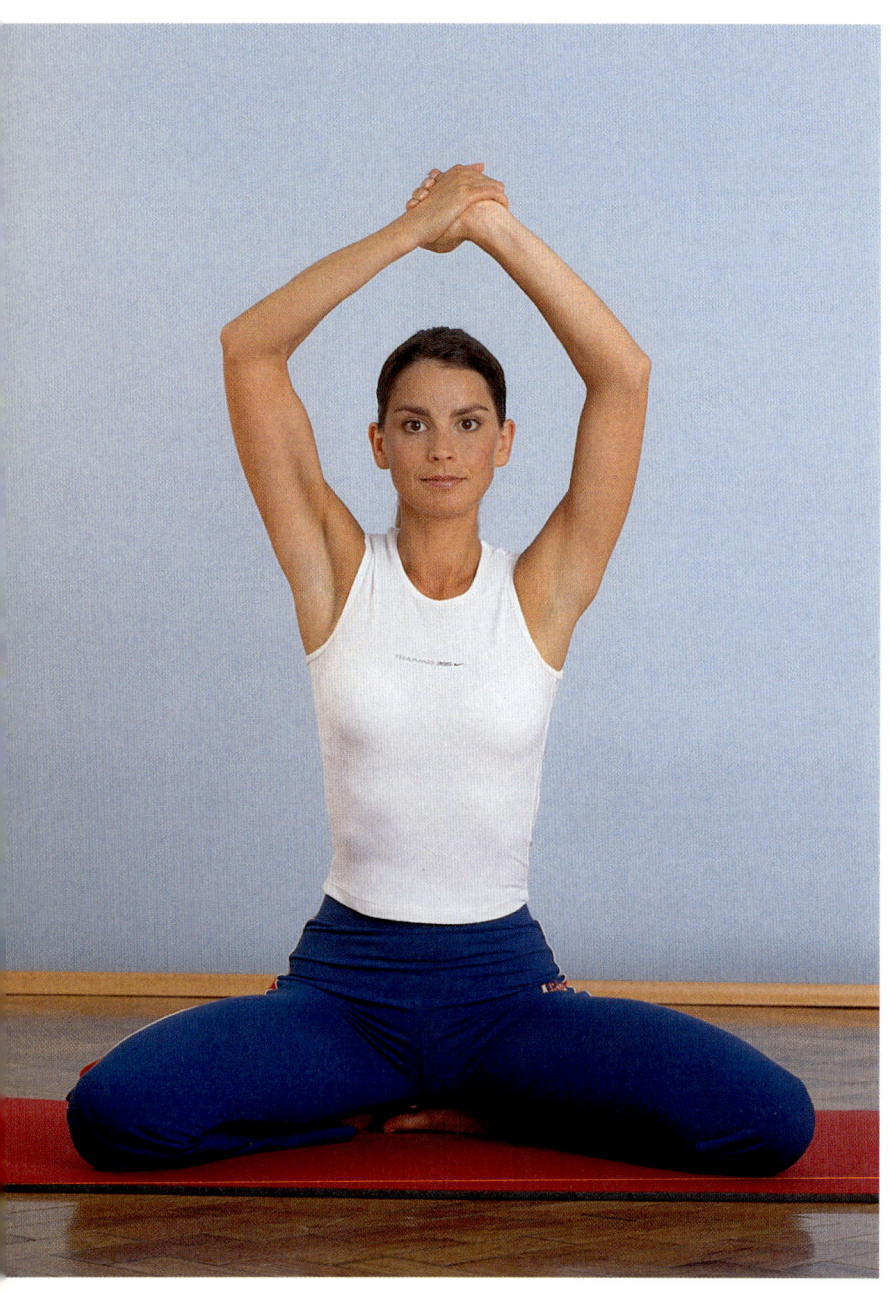

Eine schöne, harmonische Figur ist der Lohn für ein körperbewusstes Training.

ganz leicht. Die Folgen dieser Lebensweise zeigen sich allerdings in Zivilisationskrankheiten wie Rückenbeschwerden, Übergewicht, Herz-Kreislauf-Erkrankungen oder Diabetes. Wer den Ausbruch solcher schweren Krankheiten in seinem Körper verhindern will, kann viel dafür selbst tun. Der Schlüssel dazu ist die Muskulatur.

Denn was nur wenige wissen: Muskeln zu benützen, heißt auch, Energie zu verbrauchen. Und Energie zu verbrauchen heißt, Krankheiten zu verhindern. Das ist auch der Grund dafür, dass wir uns nach einem intensiven, kräftezehrenden Training rundum gut fühlen – ebenso wie auch nach der Sauna.

Warum Muskeltraining?

Biologisch gesehen scheint der Sinn unserer Muskeln klar zu sein. Wir brauchen sie, um uns überhaupt bewegen zu können. Doch ist dies nur die halbe Wahrheit. Um unsere Muskeln zu erhalten, müssen wir sie auch bewegen! Nur wenn wir unsere Muskeln trainieren, werden sie größer, kräftiger, ausdauernder. Wenn wir die Muskulatur dagegen einmal gar nicht benützen können, etwa wenn die Beinmuskeln durch einen Gips stillgelegt werden, verschwinden die Muskeln fast völlig. Wenn die Natur gewollt hätte, dass wir die Muskeln, die sie uns mitgab, nicht benutzen, dann hätte sie sie längst abgeschafft. Da sie aber noch immer da sind, ist es nur natürlich, sie zu benutzen. Und nachdem körperliche Arbeit selten geworden ist, bietet Muskeltraining im Fitnessstudio oder im Heimstudio eine wirksame Alternative, um alle Muskeln intensiv anzusprechen und konzentriert mit ihnen zu arbeiten. Wie gut dieses Training Ihnen tut, wenn Sie es nur richtig ausführen, ist längst wissenschaftlich bewiesen und lässt sich in den folgenden acht Punkten zusammenfassen.

Für die meisten Menschen ist eine Lebensweise normal geworden, die Bewegung weitestgehend vermeidet. Wir können heute durchaus leben, ohne uns zu bewegen. Auto, Rolltreppe und Fahrstuhl machen uns das

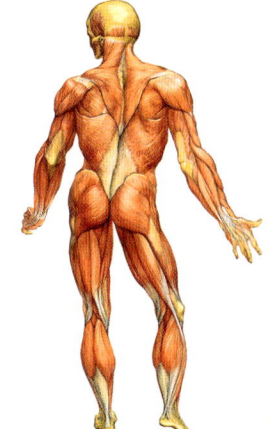

1 Krafttraining verbessert Aussehen und Ausstrahlung

Männer wollen Muskulatur aufbauen. Frauen wollen ihre Muskulatur straffen. Wenn Sie sich in dieser Aussage wiederfinden, gibt es nur einen Weg, das Krafttraining. Mit anderen Sportarten wie Jogging, Schwimmen, Tennis oder Fußball verschwenden Sie dann nur Ihre Zeit. Denn wenn sich ein Muskel aufbauen oder wenn er straffer werden soll – was letztlich das Gleiche ist – braucht er einen ganz spezifischen Reiz, der nur durch Kraftübungen erzeugt werden kann. Genauer gesagt müssen die Energievorräte in der Muskelzelle mit einer Belastung, die in etwa 60 bis 80 Prozent der Maximalleistung des Muskels beträgt, erschöpft werden. Nur dann reagiert die Muskelzelle mit einer Anlagerung von Eiweiß an die vorhandene Muskelmasse. Und nur dies lässt den Muskel letztlich dicker und straffer werden.

Wie Sie praktisch vorgehen, um dieses Ziel zu erreichen, erfahren Sie im Kapitel »Richtig trainieren« ab Seite 18.

2 Krafttraining verringert Körperfett

Muskeln verbrauchen Energie. Viele Muskeln verbrauchen viel Energie. Und genau darauf kommt es an, wenn Sie abnehmen wollen. Genauer gesagt, wenn Sie Ihren Körperfettanteil reduzieren wollen. Da Muskeln deutlich schwerer sind als Fett, müssen Sie nicht unbedingt leichter werden, wenn Sie mit Krafttraining beginnen. Worauf es letztlich ankommt, ist, dass Sie mehr Energie verbrauchen, als Sie zuführen. Nur dann greift Ihr Körper jene Fettreserven an, die für schlechte Zeiten vorgesehen sind. Mehr Muskelmasse verbraucht schon in Ruhe mehr Energie und kann so ein gesundes Abnehmen unterstützen. Wie Sie parallel dazu Ihre Ernährung umstellen, um den Effekt zu optimieren, erfahren Sie ab Seite 32.

3 Krafttraining beugt Rückenschmerzen vor

Rückenschmerzen sind ein Symptom für die chronische Unterforderung des Körpers und die chronische Überforderung des Kopfes. Statistisch leiden 80 Prozent der Bevölkerung irgendwann einmal in ihrem Leben unter Rückenschmerzen. Die dadurch verursachten Kosten liegen bei etwa 15 Milliarden Euro im Jahr. Krafttraining ist eine der effektivsten Maßnahmen gegen Rückenschmerzen, da eine zu schwache Rumpfmuskulatur eine wesentliche Ursache dieser Schmerzen darstellt. In der Therapie wird das medizinische Muskelaufbautraining seit Jahren eingesetzt.

Gehen Sie zum Arzt, wenn Sie Beschwerden haben. Ihr Arzt kann Ihnen Muskelaufbautraining als Therapieform verordnen.

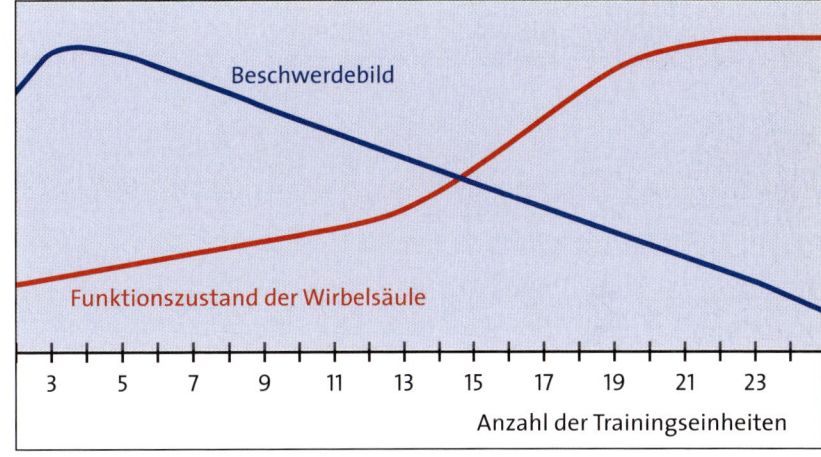

Quelle: Denner 1995

4 Krafttraining macht gute Laune

Was sich anhört wie aus einem schlechten Motivationsseminar, stimmt wirklich. Es ist wissenschaftlich bewiesen, dass aus der Muskulatur viele Nervenimpulse kommen, die Ihre Stimmung positiv beeinflussen. Durch

Tipp

Wenn Sie zum Zahnarzt gehen müssen, gehen Sie direkt vorher ins Krafttraining. Dann ist Ihre Schmerzschwelle um 30 Prozent erhöht, und Sie spüren weniger Schmerzen.

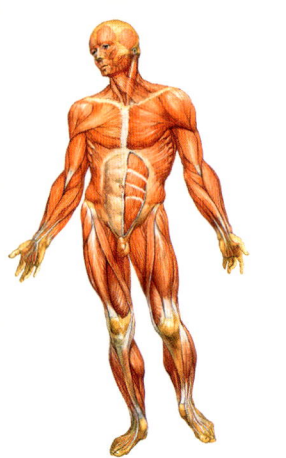

Tipp

Regelmäßiges Krafttraining, ergänzend zu Ihren anderen Sportarten, beugt Verletzungen vor und kann das Entstehen von Krankheiten wie Osteoporose (Knochenschwund) oder Arthrose (Gelenkabnutzung) positiv beeinflussen.

das Muskeltraining bauen Sie Muskelmasse auf. Und mehr Muskelmasse bedeutet mehr Nervenimpulse und damit eine bessere Stimmung.

Außerdem werden während des Krafttrainings so genannte opioide Peptide freigesetzt. Diese körpereigenen Schmerzmittel wirken sich ebenfalls positiv auf Ihre Stimmungslage aus.

5 Krafttraining bremst den Alterungsprozess

Ein wesentliches Merkmal des Alterungsprozesses ist die fortschreitende Abnahme der körperlichen Leistungsfähigkeit nach dem dritten Lebensjahrzehnt. Diesem Verlust können Sie mit Krafttraining entgegenwirken, ihn sogar völlig bremsen. Ein trainierter 60-Jähriger ist genauso leistungsfähig wie ein untrainierter 30-Jähriger. Selbst die Kraftsteigerungsraten entsprechen denen von jungen Menschen, wenn auch natürlich auf einem anderen Niveau.

Sie können die stetige Zunahme an Kraft und Leistungsfähigkeit durch das Training ganz leicht selbst kontrollieren, wenn Sie Ihre Leistungsnachweise von Anfang an aufheben und die Werte immer wieder einmal vergleichen.

6 Krafttraining beugt Überlastungen am Bewegungsapparat vor

»Ständig dieses Zwicken im Knie nach einem Tennisspiel.« – »Immer dieses Ziehen in der Hüfte nach dem Joggen.« Mit einem regelmäßigen Krafttraining ist damit Schluss. Denn Krafttraining wirkt nicht nur auf die Muskulatur, sondern auch auf den passiven Bewegungsapparat. So nehmen zum Beispiel die Knochendichte und der Knochendurchmesser durch das Training zu. Sehnen werden belastbarer. Der Gelenkknorpel wird dicker.

7 Krafttraining verbessert Ihre sportliche Leistungsfähigkeit

Egal, welchen Sport Sie betreiben – durch ein Krafttraining wird Ihre Leistungsfähigkeit besser. Der Grund ist einfach: Jede sportliche Bewegung kommt ausschließlich durch die Muskulatur zustande. Je kräftiger die Muskulatur, desto kräftiger kann auch die Bewegung ausgeführt werden. Das gilt auch für Ausdauersportler, die oft meinen, ihre Muskulatur müsste ausschließlich lange und ausdauernd arbeiten. Untersuchungen haben ergeben, dass sich bei Läufern, die ein begleitendes Krafttraining absolvieren, die Schrittlänge erhöht. Dies ist eine wichtige Voraussetzung für ein höheres Lauftempo.

Natürlich muss für jede Sportart überlegt werden, welche Art Krafttraining geeignet ist.

8 Krafttraining verbessert Ihre allgemeine Leistungsfähigkeit

Wenn Ihnen die Einkaufstüten zu schwer werden, wenn nach dem Staubsaugen der Rücken weh tut oder nach der dritten Treppenstufe die Beinkraft ausgeht, wird es höchste Zeit für ein regelmäßiges Krafttraining. Ihre Muskulatur ist bereits so schwach, dass Sie durch Alltagsbelastungen überfordert ist. Durch das Krafttraining schaffen Sie beträchtliche Reserven, so dass Sie Ihre Alltagsbelas-

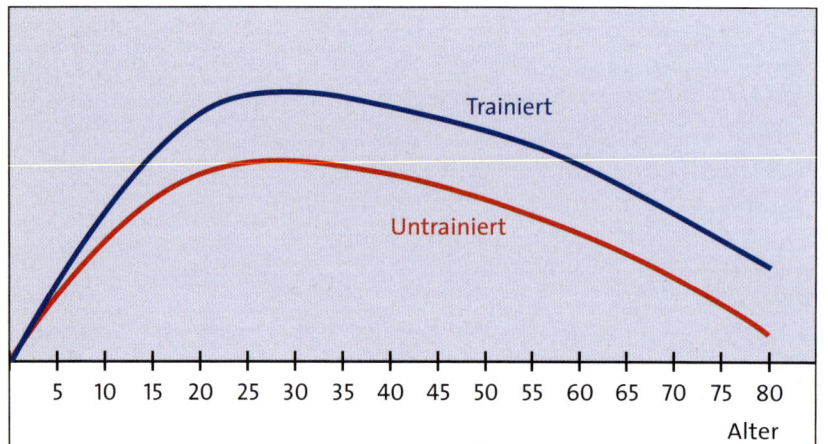

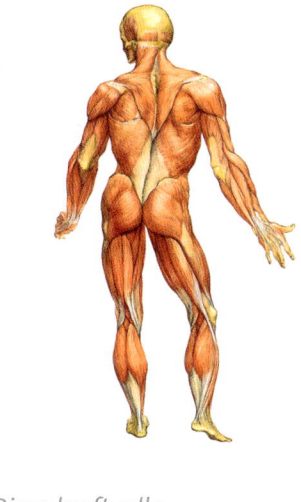

tungen mit nur einem Bruchteil Ihrer zur Verfügung stehenden Kraft bewältigen können.

Machen Sie Krafttraining, um Ihren Bewegungsapparat zu stärken und um Ihr Herz-Kreislauf-System zu trainieren.

Intelligentes Krafttraining

Obwohl Krafttraining Ihr Aussehen und Ihre Fitness und Gesundheit verändern kann, gibt es ein erstaunliches Phänomen. Viele Menschen, die immer wieder in ein Fitnessstudio gehen oder zu Hause trainieren, sehen seit Monaten und Jahren unverändert aus. Sie selbst gehören auch dazu? »Na und!«, werden Sie sagen. »Ich trainiere ja für meine Gesundheit!«

Wenn Sie aber einmal ehrlich sind, werden Sie zugeben, dass Sie von Ihrem Training erwarten, dass es Ihren Körper verändert – und zwar sichtbar! Der Bauch soll flach, der Po knackig oder die Arme muskulöser werden. Warum wird diese Erwartung aber so häufig enttäuscht, dass viele monatelang zuerst Zeit und Energie investieren und dann aufhören, weil nichts passiert?

Wie Training auf den Körper wirkt

Der Grund ist schnell gefunden: Zu hohe Erwartungen bei zu wenig Wissen darüber, wie durch optimales Training tatsächlich Erfolge erreicht werden! Viele, die mit dem Krafttraining beginnen, glauben immer noch das, was die Werbung verspricht: durch nichts tun schlank werden!

Glauben Sie solchen Versprechungen besser nicht. Die Wirklichkeit sieht anders aus. Nur wer konsequent und intelligent trainiert, kann langfristig Erfolg haben – der dann allerdings deutlich sichtbar wird.

Um Ihnen diesen Weg möglichst leicht zu machen, stellen wir Ihnen auf den nächsten Seiten die theoretischen Grundlagen einer erfolgreichen Trainingsstrategie vor.

Die Grundlage eines richtigen Trainings ist einfach. Es ist das biologische Prinzip der Anpassung, nach dem nicht nur die Muskeln, sondern der ganze Körper auf die Trainingsherausforderung reagieren. Die Grafik auf der nächsten Seite veranschaulicht modellhaft, wie der Körper das macht.

Diese kraftvolle, ideale Schulter zeigt Muskeln in ihrer schönsten Form.

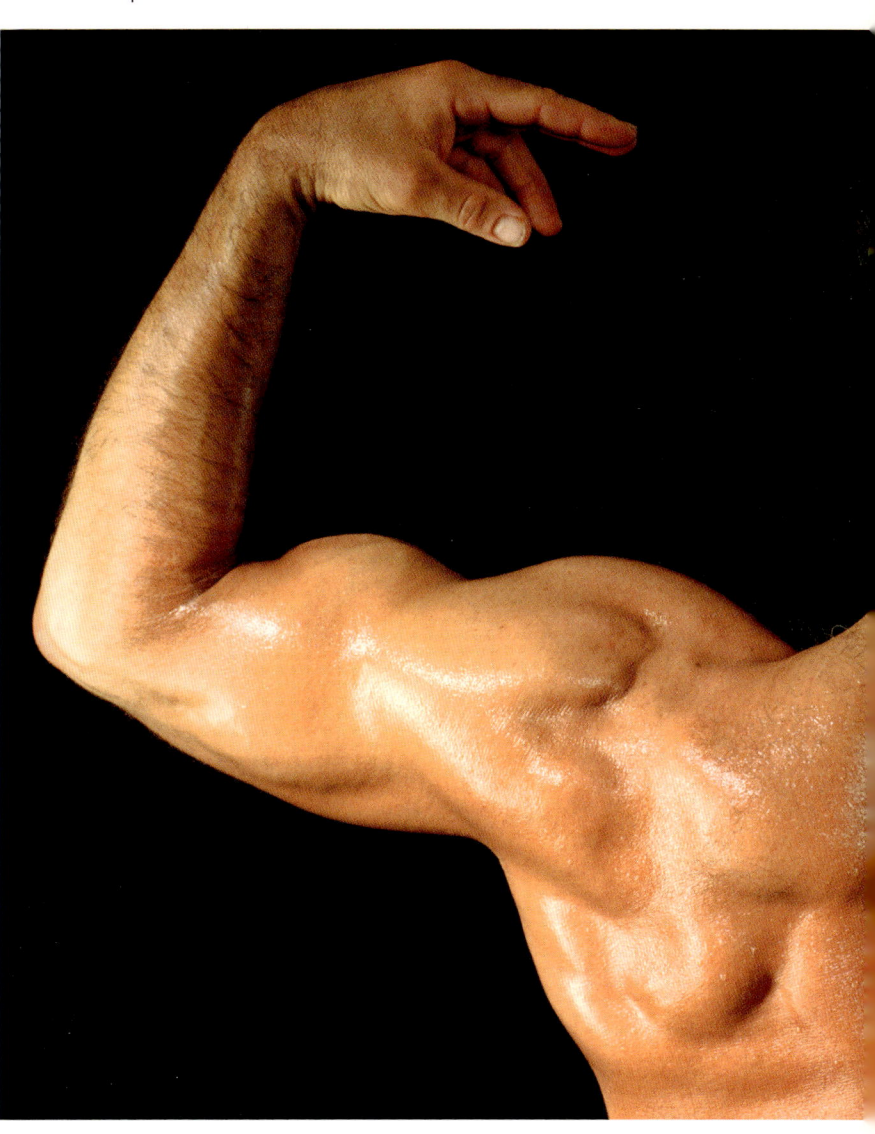

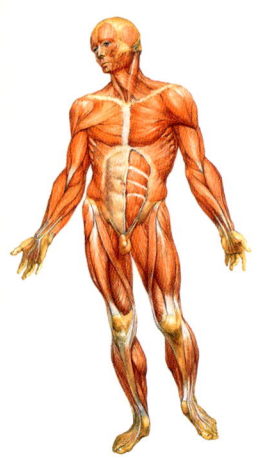

Erhält der Körper einen Trainingsreiz, reagiert er grundsätzlich mit drei Phasen:
Phase 1: Ermüdung (Abnahme der Leistungsfähigkeit)
Phase 2: Erholung (Zunahme der Leistungsfähigkeit)
Phase 3: Superkompensation (Erhöhte Leistungsfähigkeit)

jeder Effekt aus. Die folgende Übersicht zeigt, welcher Effekt mit welchen wöchentlichen Trainingsintervallen erzielt wird.
• Regelmäßiges Training, der Idealfall, heißt zwei bis vier Mal pro Woche.
• Noch mit einem einmaligen wöchentlichen Training können Sie Ihre momentane Leistungsfähigkeit auf dem jetzigen Niveau halten.
• Bei unregelmäßigem oder zu seltenem Training geht Ihre Leistungsfähigkeit zurück.
• Vorsicht ist beim anderen Extrem geboten. Wer fünf Mal pro Woche und öfter trainiert, betreibt Hochleistungstraining. Es drohen Überlastungen, vor allem für Muskeln, Sehnen und Immunsystem.

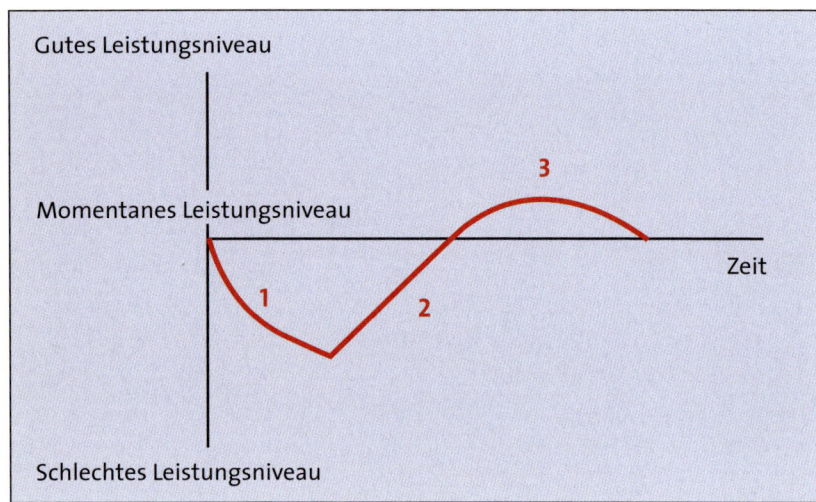

Erholen Sie sich

Wie Tag und Nacht zusammengehören, gehören beim Training Bewegung und Erholung zusammen. Die Erschöpfung nach dem Training ist gesund und fordert sie auf, sich zu erholen. Denn nun geben Sie Ihrem Körper die Möglichkeit, die Trainingsbelastung zu verarbeiten. In der Erholungsphase werden zusätzliche Eiweißbausteine an die Muskulatur angelagert, der Muskel baut sich auf. Je nach Intensität und Dauer der Belastung geht man für Anfänger von folgenden Erholungszeiträumen aus:
Minimale Erholung: 1 Tag
Optimale Erholung: 2 bis 4 Tage
Maximale Erholung: 5 bis 7 Tage
Halten Sie diese Erholungsphasen unbedingt ein. Nur Fortgeschrittene und Leistungssportler erholen sich zum Teil deutlich schneller.

Anpassung ans Training

Der Effekt eines Trainings besteht also darin, dass der Körper lernt, ein erhöhtes Leistungsvermögen bereitzustellen. Bleibt die nächste Belastung allerdings aus, stellt sich das alte Niveau wieder ein. Denn das erhöhte Leistungsvermögen ist auch ein Schutzmechanismus vor der nächsten Belastung. Sobald der Körper den Schutz nicht mehr braucht, kehrt der Organismus rasch wieder zu seiner alten, eher geringen Leistungsbereitschaft zurück. Was heißt das nun für Ihr Training?

Trainieren Sie regelmäßig

Nur bei regelmäßigem Training baut der Körper seine Leistungsfähigkeit immer weiter auf. Das ist wie beim Bau einer Pyramide, bei dem Sie zuerst die unteren Steine brauchen, um dann die oberen darauf zu setzen. Wenn Sie dagegen unregelmäßig trainieren, bleibt

Im Übungsteil lernen Sie zu Anfang jedes Kapitels die Aufgaben der wichtigsten Muskelgruppen Ihres Körpers kennen. Die Illustrationen zeigen zudem den genauen Sitz der Muskeln.

Steigern Sie Ihre Trainingsbelastung

Es ist immer wieder erstaunlich zu erleben, wie schnell der Körper durch gezieltes Training an Leistungsfähigkeit gewinnt und wie rasch er sich an ein Trainingsniveau anpasst. Wird die Belastung dann nicht gesteigert,

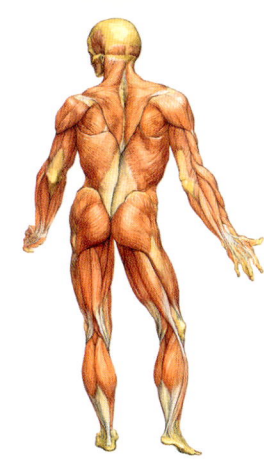

wird der Körper bei gleichbleibender Belastung auf Dauer unterfordert. Sie können die Belastung dann schrittweise steigern.

• Trainieren Sie zunächst häufiger. Wenn Sie bisher zwei Trainingseinheiten pro Woche absolviert haben, sollten Sie diese erst auf drei, später auf vier Einheiten steigern.

• Wenn Sie Ihre persönliche Grenze, die meist durch das zeitliche Budget vorgegeben ist, erreicht haben, verlängern Sie die Dauer der einzelnen Trainingseinheiten. Dazu können Sie mehr Übungen in Ihr Programm aufnehmen oder die Wiederholungszahl der einzelnen Übungen steigern.

• Erst wenn Sie so Trainingshäufigkeit und -dauer erhöht haben, dürfen Sie die Trainingsintensität, das heißt das Gewicht, mit dem Sie trainieren, erhöhen.

Wenn Sie so vorgehen, wird sich Ihre Muskulatur kontinuierlich aufbauen, und Sie bleiben vor allem von Verletzungen und Überlastungen verschont.

Wissen für den Erfolg

Zu einem intelligenten Training gehört auch das Basiswissen über die Funktionsweise der Muskulatur. Nur wenn Sie verstehen, was in Ihrer Muskulatur vorgeht, wenn Sie trainieren, können Sie aus jedem einzelnen Training den optimalen Nutzen ziehen. Trainieren kann jeder – intelligent das Potenzial des eigenen Körpers ausschöpfen nur wenige!

Auch wenn Muskeln eigentlich nur eines können – sich zusammenziehen –, sind sie dennoch nicht alle gleich. Vor allem die einzelnen Fasern eines Muskels, die Muskelfasern,

Tipp

Das Wissen über Zusammenhänge und Funktionsweisen Ihrer Muskeln und Muskelgruppen im Alltag und Sport trägt in großem Maße zur korrekten Bewegungsausführung und damit zum Erfolg Ihres Trainings bei.

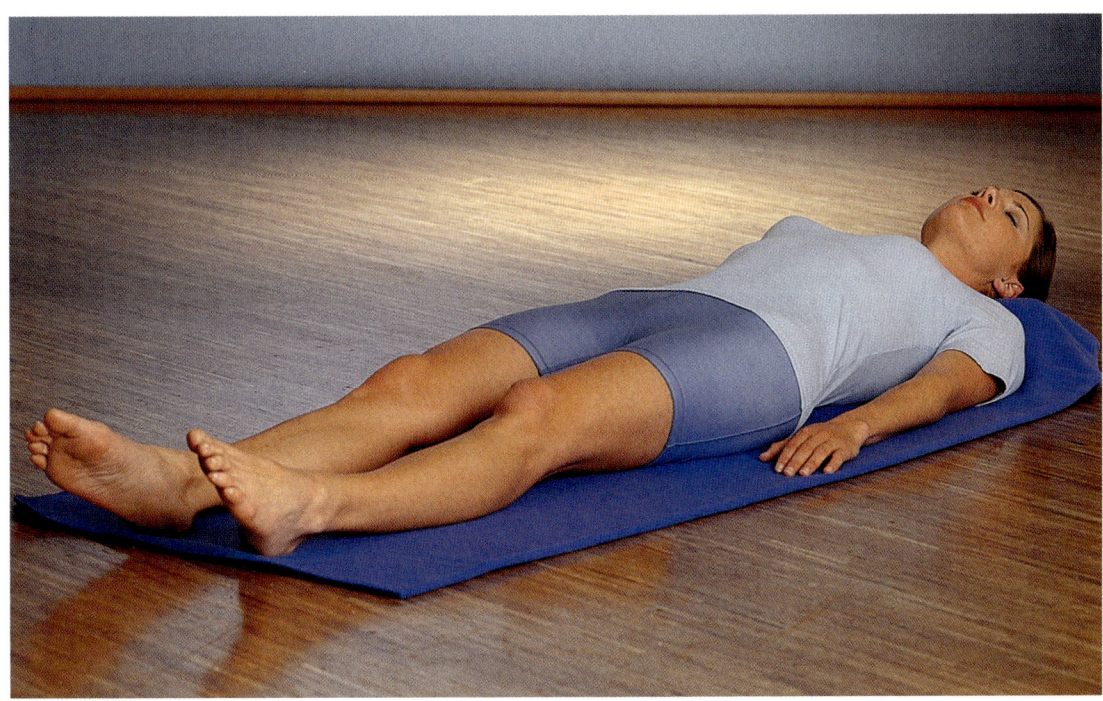

Zu einer guten Trainingsstrategie gehört das Einhalten von Pausen zur Erholung.

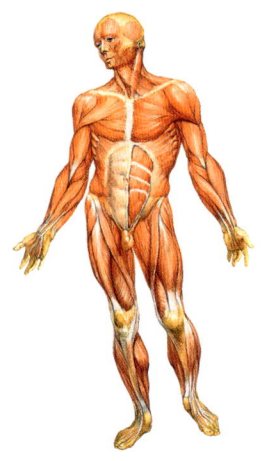

unterscheiden sich zum Teil erheblich voneinander. Sie kennen das vielleicht auch schon. Schauen Sie sich doch einmal einen Marathonläufer und einen Sprinter an. Diese beiden Sportler unterscheiden sich in ihrem Aussehen erheblich. Das kommt nicht von ungefähr.

Der Marathonläufer braucht sehr viel Ausdauer und hat in seiner Muskulatur Muskelfasern, die speziell für Ausdauerleistungen geeignet sind.

Der Sprinter braucht viel Schnelligkeit. Er hat Muskelfasern entwickelt, die speziell für Schnelligkeit zuständig sind.

Typische Langstreckenläufer.

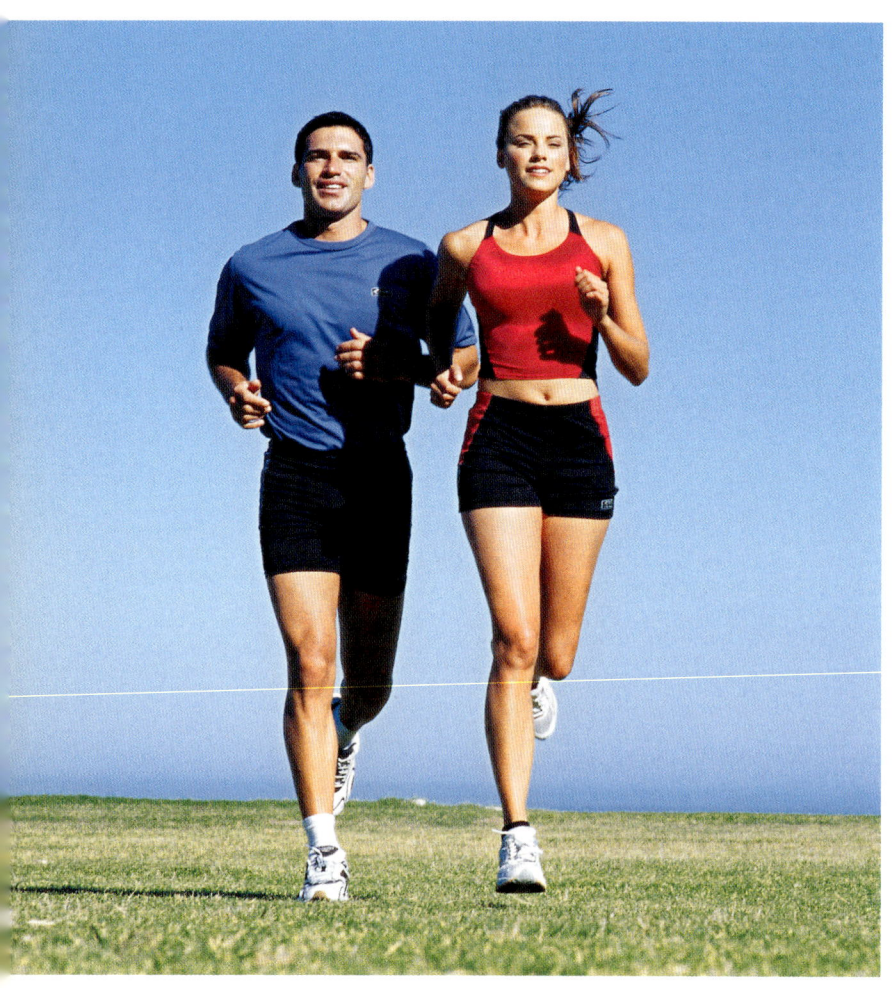

Die Sportmediziner unterscheiden unterschiedliche Muskelfasertypen, die ganz spezielle Funktionen zu erfüllen haben. Die wichtigsten Muskelfasertypen sind:
• Ausdauerfasern
• Schnelligkeitsfasern

Ausdauerfasern

Sportmediziner haben komplizierte Namen für eigentlich einfache Dinge. Sie nennen die Muskelfasern, die für Ausdauerleistungen zuständig sind, »slow-twitch-Fasern« (engl. langsam zuckend) oder »Typ-I-Fasern«. Wir nennen Sie ganz einfach Ausdauerfasern. Alles in einer Ausdauerfaser ist darauf ausgerichtet, dass sie möglichst lange arbeiten kann. Dazu braucht sie zunächst viele und große Kraftwerke, so genannte Mitochondrien. In diesen Kraftwerken wird mit Hilfe von Sauerstoff die Energie für die Muskelarbeit erzeugt. Ohne Sauerstoff kann die Ausdauerfaser nicht arbeiten. Ihr geht buchstäblich die Luft aus. Auch dafür haben die Sportmediziner einen Namen: Sie nennen diese Art, Energie zu erzeugen, »aerob« (mit Sauerstoff). Damit der Sauerstoff möglichst schnell an den Ort des Geschehens kommt, ist die Ausdauerfaser relativ dünn. Das verkürzt die Transportwege. Das bevorzugte Brennmaterial der Ausdauerfaser sind Kohlenhydrate, vor allem aber Fette. Diese sichern eine lange Belastungsdauer.

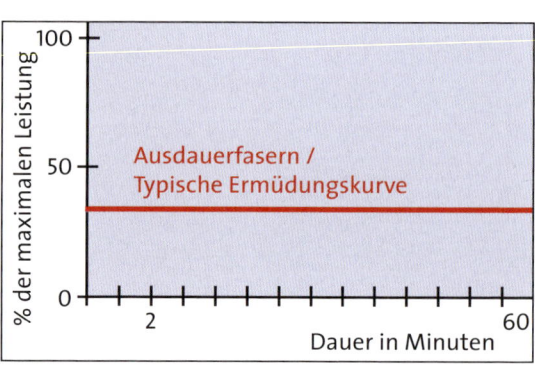

Schnelligkeitsfasern

Ein grundsätzlich anderer Muskelfasertyp sind die so genannten »fast-twitch-Fasern« (engl. schnell zuckend) oder »Typ-II-Fasern«. Wir nennen Sie einfach Schnelligkeitsfasern, denn das ist ihre Aufgabe. Sie sind für schnelle, explosive Muskelaktionen zuständig. Die Schnelligkeitsfasern können sich drei bis fünf Mal schneller zusammenziehen als die Ausdauerfasern. Das hat aber auch seinen Preis: Sie geben sehr schnell auf.

Schnelligkeitsfasern brauchen keinen Sauerstoff, um Energie zu erzeugen, sie arbeiten »anaerob« (ohne Sauerstoff). Sie haben daher auch weniger und kleinere Mitochondrien (Kraftwerke). Die bevorzugte Energiequelle ist das so genannte Kreatinphosphat, das viel Energie in kurzer Zeit liefert. Schnelligkeitsfasern können aber auch Kohlenhydrate für die Energiebereitstellung nutzen. Mehr dazu finden Sie ab Seite 32.

Mischfasern

Ausdauer- und Schnelligkeitsfasern stellen zwei gegensätzliche Pole auf einer Linie dar. Dazwischen gibt es allerdings noch viele verschiedene Untertypen, die in unterschiedlichen Anteilen Ausdauer- und Schnelligkeitseigenschaften miteinander vereinen. Eine Untergruppe stellen die »Typ-IIa-Fasern« dar. Wir nennen Sie Mischfasern, da sie einerseits mehr Mitochondrien als die Schnelligkeitsfasern enthalten und damit mit Hilfe von Sauerstoff Kohlenhydrate verbrennen können. Andererseits verfügen Sie auch über eine relativ hohe Kontraktionsgeschwindigkeit. Sie ermüden später als die Schnelligkeitsfasern und erholen sich schnell.

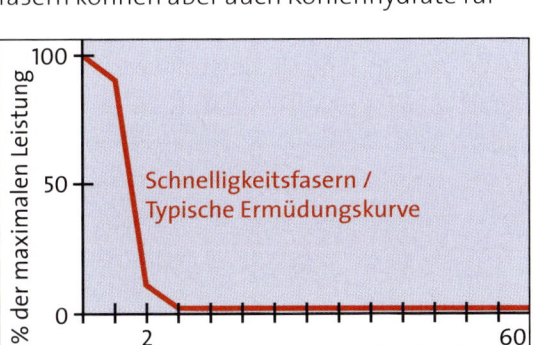

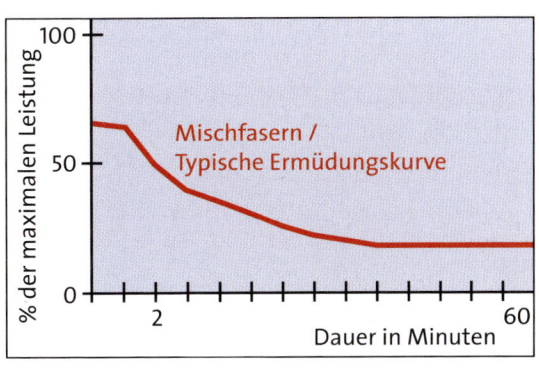

> **Tipp**
>
> Auch wenn dieses Muskelwissen Ihnen zunächst sehr theoretisch erscheinen mag, hilft seine Kenntnis doch, den eigenen Körper besser kennen zu lernen und ihn gesund zu erhalten.

Muskeldetail	Ausdauerfasern	Schnelligkeitsfasern
Querschnitt	Dünn	Dick
Ermüdbarkeit	Gering	Groß
Kontraktionsgeschwindigkeit	Langsam	Schnell
Kraftentwicklung	Gering	Groß
Energiebereitstellung	Aerob	Anaerob
Kreatinphosphatgehalt	Gering	Hoch
Kohlenhydratgehalt	Kein Unterschied	Kein Unterschied
Fettgehalt	Hoch	Gering
Mitochondrienzahl	Hoch	Gering

Die Tabelle zeigt einen Vergleich unserer Muskelfasern.

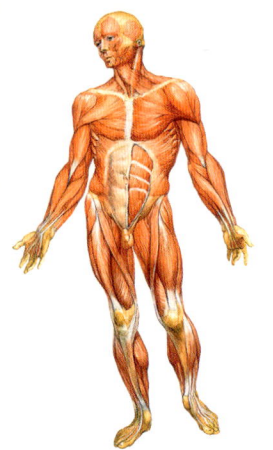

Wo liegt Ihr Talent?

Lange bewegte Trainingswissenschaftler aus aller Welt eine Frage: Bekommen Läufer durch ihr Ausdauertraining mehr Ausdauerfasern, oder laufen sie, weil sie von vornherein mehr Ausdauerfasern haben? Inzwischen gibt es eine klare Antwort: Läufer laufen, weil sie von Mutter Natur dafür mit entsprechenden Muskelfasern ausgestattet wurden.

Zur Ausdauer geboren

Der Anteil der Ausdauer- und Schnelligkeits-fasern in einem bestimmten Muskel ist im Wesentlichen angeboren. Wenn Sie zum Beispiel einen Anteil von 90 Prozent Ausdau-erfasern und nur 10 Prozent Schnelligkeits-fasern in Ihrer Beinmuskulatur haben, sind Sie ein ausgesprochenes Ausdauertalent. Der Nachteil: Sie werden niemals in Ihrem Leben auf kurzen Strecken richtig schnell laufen können. Ein weiterer Nachteil: Sie werden sich mit Muskelaufbau immer schwer tun. Aus-dauerfasern können zwar prinzipiell auch an Umfang zunehmen, das geht aber ungleich schwerer als bei den Schnelligkeitsfasern.

Sprinttalente

Wenn Sie umgekehrt viele Schnelligkeits- und wenig Ausdauerfasern haben, sind Sie ein großes Talent für schelle Sportarten wie 100-Meter-Lauf, Springen oder Werfen. Mit Ausdauerdisziplinen werden Sie immer auf Kriegsfuß stehen. Muskeln aufzubauen, wird Ihnen wiederum leicht fallen.

Eine einseitige Verteilung von 90 Prozent Aus-dauerfasern oder 90 Prozent Schnelligkeits-fasern ist allerdings sehr selten. Die meisten Menschen haben zwischen 40 bis 70 Prozent Ausdauerfasern. Der genaue Anteil ist von Mensch zu Mensch und von Muskel zu Mus-kel unterschiedlich.

> **Tipp**
>
> Der Typ der Muskelfasern, der Ihren Körper bestimmt, ist also angeboren. Deshalb ist es wichtig zu wis-sen, ob man zur Ausdauer oder zum Sprint be-stimmt ist, um keine Frustra-tionen zu er-leben, sondern das Erbe optimal zu nutzen.

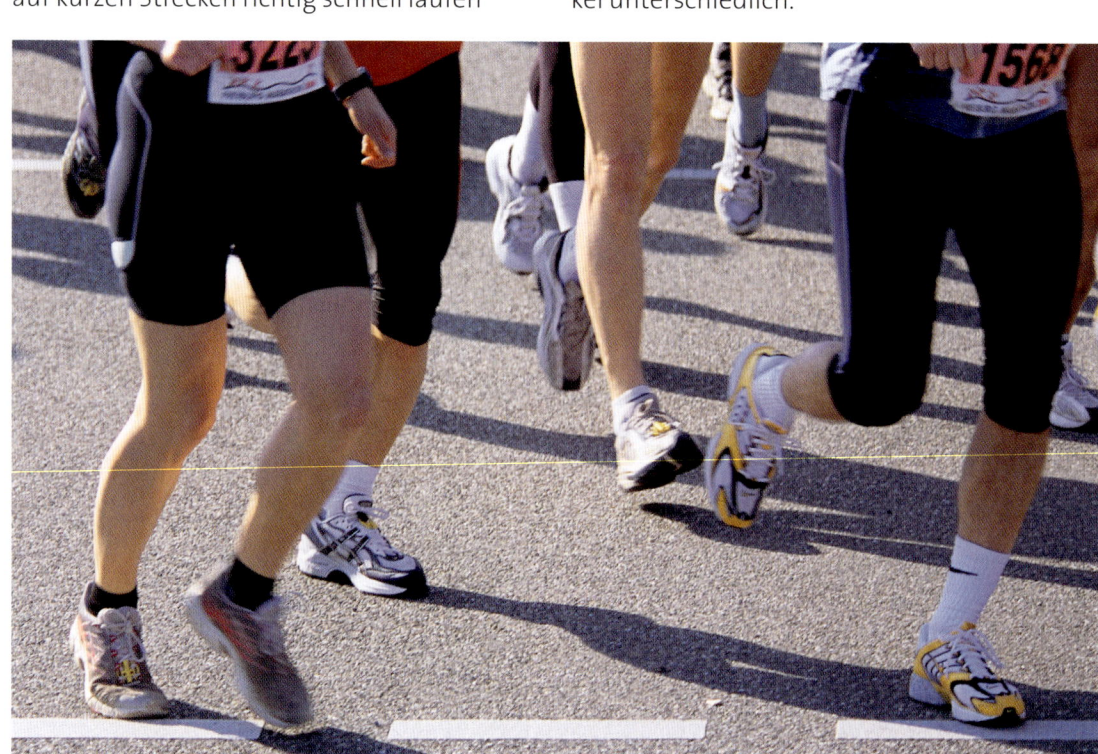

Für Langstrecken muss der Anteil der Ausdauerfasern in den Muskeln überwiegen.

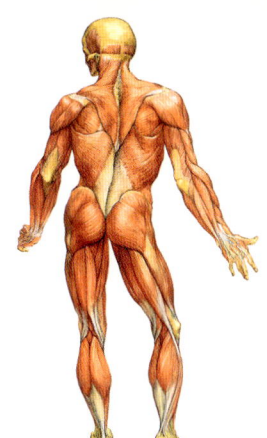

Test zur Bestimmung der Muskelfaserzusammensetzung

Mit diesem Test können Sie Ihre persönliche Muskelfaserzusammensetzung für jede Muskelgruppe bestimmen. Der Test ist etwas zeitaufwändig, aber Sie haben einen lebenslangen Nutzen davon. Das Ergebnis sagt Ihnen ein für alle Mal, wer Sie – im Bezug auf Ihre Muskelausstattung – sind, und Sie werden von nun an viel mehr Genugtuung bei einem optimalen Training finden!

Die Vorgehensweise des Tests ist für alle Muskelgruppen die gleiche. Was Sie brauchen, ist eine Maschine zur Kräftigung, wie Sie sie in jedem Fitnessstudio finden, eine Stoppuhr und viel Motivation. Wir erklären den Test beispielhaft für die Beinmuskulatur. Dazu ist die Beinpresse am besten geeignet. Doch wie gesagt, Sie können den Test auch an jeder anderen Muskelgruppe vornehmen. Vorsicht: Nicht immer entsprechen 40 kg an Gewichtsplatten auch 40 kg in Wirklichkeit.

→ **So wird's gemacht**

Zunächst müssen Sie Ihre Maximalkraft bestimmen, d. h. das Gewicht, das Sie gerade ein einziges Mal in sauberer Bewegungsausführung bewältigen können.

1 Nach gründlichem Aufwärmen wählen Sie ein Gewicht, von dem Sie glauben, dass Sie es bewältigen können. Machen Sie eine einzige Wiederholung. Nach einer Pause von mindestens drei Minuten erhöhen Sie das Gewicht und machen wieder eine einzige Wiederholung. Dieses Vorgehen wiederholen Sie so oft, bis Sie keine vollständige und saubere Wiederholung mehr schaffen. Das letzte bewältigte Gewicht (zum Beispiel 100 kg) entspricht Ihrer Maximalkraft. Idealerweise benötigen Sie nicht mehr als vier bis fünf Versuche.

Tipp

Sicher haben Sie eine Vorstellung davon, welche Muskelfasern bei Ihnen stärker vertreten sind. Trotzdem gibt es immer wieder Überraschungen, die Ihnen helfen können, sich im Sport insgesamt wohler zu fühlen. Nehmen Sie sich daher für die genaue Bestimmung Ihres Muskeltyps genügend Zeit, und halten Sie sich dabei an unsere Anleitung.

Ansonsten beeinflusst die einsetzende Ermüdung das Ergebnis.

2 Wenn Sie Ihre Maximalkraft kennen (zum Beispiel 100 kg), errechnen Sie 80 Prozent von diesem Wert (= 80 kg).

3 Jetzt müssen Sie eine Pause von etwa 15 Minuten machen, damit Sie sich vollständig erholen.

4 Nach dieser Pause absolvieren Sie bei der gleichen Übung mit 80 Prozent Ihrer Maximalkraft so viel Wiederholungen wie möglich. Gehen Sie bis an die Grenze, und geben Sie wirklich alles. Jede Wiederholung dauert mindestens 6 Sekunden. Setzen Sie das Gewicht zwischen den Wiederholungen nicht ab. Messen Sie mit der Stoppuhr, wie lange Sie das Gewicht bewegt haben.

5 Aus der gemessenen Zeit lässt sich nun Ihre Muskelfaserzusammensetzung für die getestete Muskelgruppe bestimmen:

Auch dieser Test macht gemeinsam mehr Spaß. Suchen Sie sich einen Partner, und finden Sie gemeinsam heraus, welche Muskelfasern überwiegen.

Es ist übrigens auch interessant, das Ergebnis innerhalb der Familie zu vergleichen.

Ermittelte Zeit	Muskelfaserverteilung
40 Sekunden 50 Sekunden	Mehr Schnelligkeitsfasern
60 Sekunden 70 Sekunden 80 Sekunden	Normalverteilung
90 Sekunden 100 Sekunden	Mehr Ausdauerfasern

Richtig trainieren

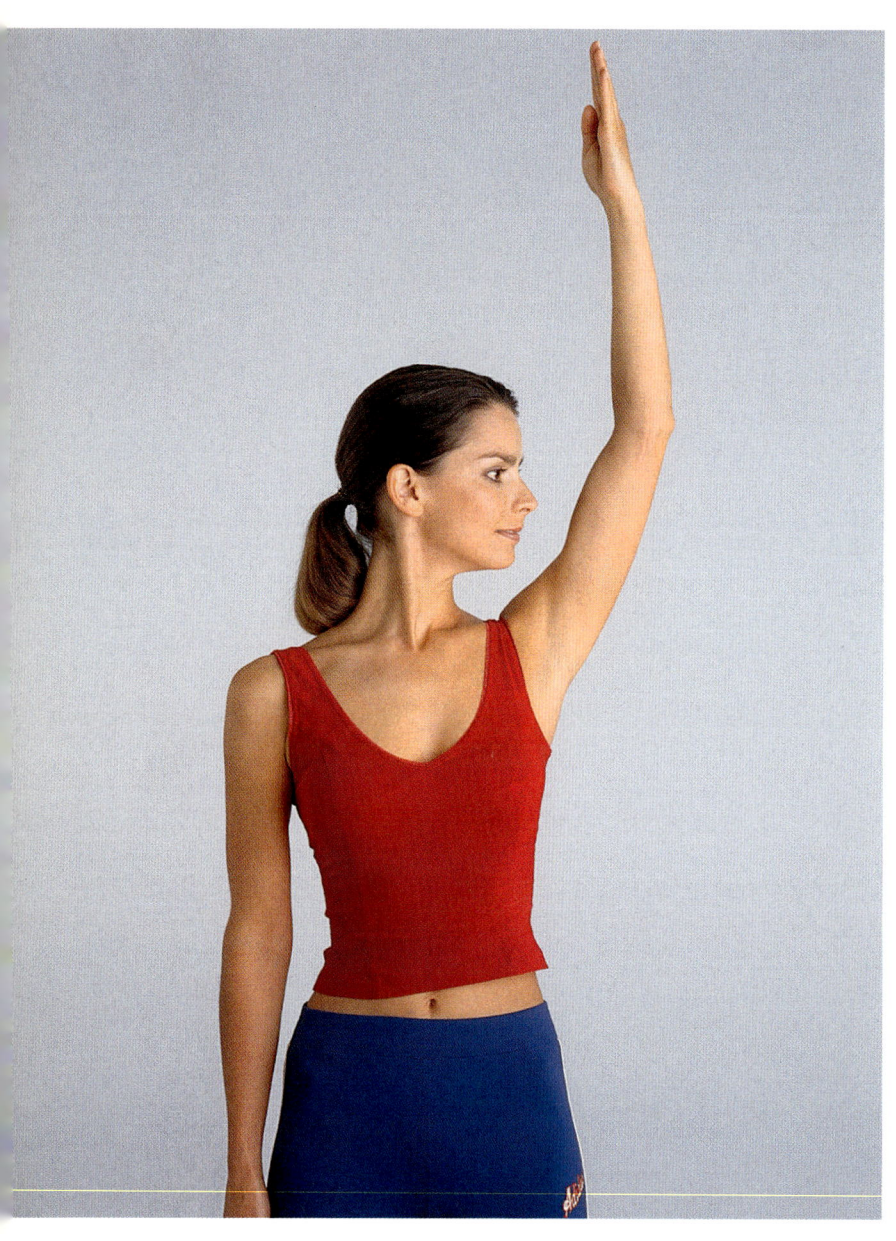

Bewegung und gezieltes Training dankt Ihr Körper mit lebenslanger Gesundheit.

Je schneller Sie beim Training den Erfolg spüren und sehen können, desto besser ist es. Wir stellen Ihnen deshalb das Stufenmodell des Krafttrainings vor, einen Trainingsaufbau, der sehr effektiv und vielseitig ist. Doch zunächst lernen Sie die wichtigsten Fachbegriffe kennen, die Sie im Training begleiten werden.

Grundbegriffe

Je nachdem, wie Sie Ihr Krafttraining gestalten, hat es unterschiedliche Wirkungen. Um diese Gestaltungsmöglichkeiten besser zu verstehen, ist es wichtig, sich über die Begriffe des Krafttrainings im Klaren zu sein.

Wiederholungen Wenn Sie bei einer Übung zum Beispiel einen Arm heben und wieder senken, ist das eine Wiederholung. Mit Ausnahme des Vortrainings sollten Sie nach der bei jeder einzelnen Stufe vorgegebenen Wiederholungszahl eine muskuläre Ermüdung erreichen, d. h. die Muskelermüdung zwingt Sie zum Abbruch der Wiederholungen.

Belastungszeit Sie könnten eine Wiederholung sehr schnell, aber auch sehr langsam absolvieren. Beides ist nicht optimal. Eine Wiederholung sollte etwa 2 Sekunden dauern. Als zusätzliche Kontrolle ist deswegen jeweils die Zeit angegeben, die Sie für die vorgegebenen Wiederholungen brauchen sollten. Wenn Sie also nicht mitzählen wollen, benützen Sie einfach eine Stoppuhr.

Durchgänge Ein Durchgang besteht aus der vorgegebenen Wiederholungszahl. Um einen optimalen Trainingseffekt zu erreichen, werden mehrere Durchgänge absolviert.

Pausen Zwischen den einzelnen Durchgängen halten Sie die vorgegebene Pausenzeit ein. Je nach Dauer und vorangegangener Belastung erreichen Sie so unterschiedliche Anpassungen.

Trainingseinheiten Einer der größten Trainingsfehler ist es, immer auf der gleichen Stufe zu trainieren. Damit Sie aus jeder Stufe die optimalen Anpassungen mitnehmen, halten Sie die angegebene Minimalzahl von Trainingseinheiten ein. Um den Trainingsfortschritt zu optimieren, wechseln Sie nach der oberen Grenze der Trainingseinheiten zur nächsten Stufe.

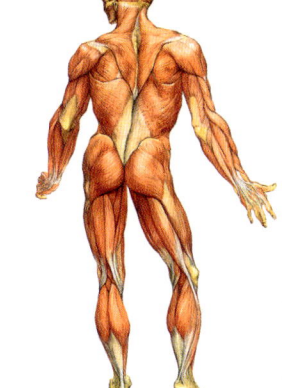

Stufenmodell des Krafttrainings

Unterschiedliche Methoden des Krafttrainings haben unterschiedliche Wirkungen und Ziele. Diese wollen wir Ihnen jetzt vorstellen. Für alle Methoden gilt das so genannte Stufenmodell. Es besagt, dass in jedem Training eine Stufe auf dem Trainingsstand und Wissen der unteren Stufe aufbaut. Wenn Sie Anfänger sind, beginnen Sie mit der ersten Stufe, dem Vortraining. Danach gehen Sie in der Reihenfolge zweite, dritte, eventuell auch vierte Stufe vor.
Wenn Sie bereits etwas Erfahrung mit einem regelmäßigen Krafttraining haben, können Sie auf Stufe zwei beginnen. Danach sollten Sie die Reihenfolge beibehalten. Jede einzelne Stufe verfolgt einen ganz bestimmten Zweck. Wenn Sie sich an dieses Modell halten, werden Ihnen Überlastungen und Verletzungen erspart bleiben. Außerdem ist diese Art des Trainingsaufbaus sehr effektiv und vielseitig. Zwei wichtige Voraussetzungen, damit Sie dauerhaft Spaß bei Ihrem Training haben.

1. Stufe – Vortraining

Sie kennen das: Nach jahrelanger Sportabstinenz haben Sie den Entschluss gefasst, jetzt endlich etwas für sich zu tun. Also muss es auch gleich richtig losgehen. Sie meinen, jetzt alles nachholen zu müssen, was Sie über Jahre versäumt haben. Kaum trainieren Sie zwei Wochen, geht es auch schon los: Kleine, aber lästige Wehwehchen bremsen die Motivation. Mit dem Vortraining wäre das nicht passiert. Aufgabe dieser Trainingsstufe ist es, den passiven Bewegungsapparat auf höhere Belastungen vorzubereiten. Knorpel, Sehnen und Bänder brauchen nämlich länger, um sich an Belastungen anzupassen. Halten Sie sich also am Anfang zurück. Konkret heißt das: Hören Sie mit den einzelnen Durchgängen einer Übung auf, bevor Sie eine Muskelermüdung spüren.
Wenn Sie Anfänger sind und dieses Prinzip ignorieren, gehen Sie ein erhöhtes Verletzungsrisiko ein. Auf Dauer leiden dann nicht nur die Gesundheit, sondern auch der Spaß. Auch wenn man es nicht gerne hört, so gilt doch für alle, die über 35 Jahre alt sind, dass es besser ist, das Training langsam angehen zu lassen.

Stufenmodell des Krafttrainings

- 1. Stufe: Vortraining
- 2. Stufe: Kraftausdauertraining
- 3. Stufe: Muskelaufbautaining
- 4. Stufe: Maximalkrafttraining

Es ist natürlich jedem Sportler selbst überlassen, ob er intensiv trainieren und möglichst rasch die Stufe des Maximaltrainings erreichen will. Erfahrungsgemäß ist das Maximaltraining am besten für aktive Leistungssportler geeignet.

Übersicht 1. Stufe – Vortraining

Wiederholungen	15 – 20
Belastungszeit	30 – 40 Sekunden
Durchgänge	2 – 3
Pausen	30 Sekunden
Trainingseinheiten pro Woche	2 – 3
Trainingseinheiten gesamt	Minimum 5, höchstens 10
Trainingseffekt	• Vorbereitung auf höhere Belastungen • Verbesserung der Belastbarkeit des passiven Bewegungsapparates (Knorpel, Sehnen, Bänder u. a.)
Zielgruppe	• Anfänger, die seit Jahren keinen Sport mehr betrieben haben • Menschen mit Beschwerden am Bewegungsapparat (Wirbelsäule, Knie, Hüfte usw.)

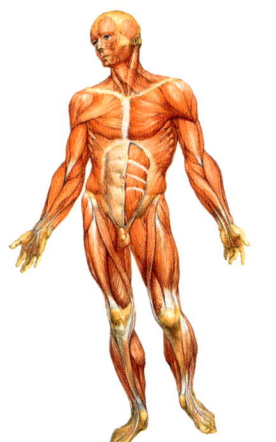

2. Stufe – Kraftausdauertraining

Wenn Sie bereits Erfahrung mit Krafttraining haben, können Sie auf dieser Stufe einsteigen. Ihr passiver Bewegungsapparat hat sich bereits an höhere Belastungen angepasst. Dennoch sollten auch Fortgeschrittene die Stufe des Kraftausdauertrainings durchlaufen, da hier die Basis für das spätere Muskelaufbautraining gelegt wird. Konkret heißt das, dass beim Kraftausdauertraining die Energievorräte in der Muskulatur vergrößert werden. Speziell die Speicher für so genannte energiereiche Phosphate und Kohlenhydrate lassen sich durch dieses Training vergrößern. Eine wichtige Voraussetzung um später intensive Reize für den Muskelaufbau zu setzen. Bei Frauen besteht die Gefahr, dass sie auf dieser Stufe stehen bleiben, weil sie Angst haben, bei intensivem Training zu viel Muskeln aufzubauen. Sie trauen sich nicht, mit höheren Intensitäten zu trainieren und steigern die Belastung ausschließlich über immer noch mehr Wiederholungen. Was über einen bestimmten Zeitraum absolut notwendig ist, läuft sich irgendwann tot. Der Körper braucht neue Reize. Die Angst vor höheren Gewichten ist also völlig unbegründet, wie Sie in der dritten Stufe erfahren werden.

Tipp

Es hat sich gezeigt, dass viele Trainingseinsteiger bereits in der 2. Stufe die Motivation verlieren und das Training aufgeben. Das ist schade, denn sie unterbrechen den Körper in der Eingewöhnungsphase. Halten Sie also durch!

Übersicht 2. Stufe – Kraftausdauertraining	
Wiederholungen	15–30 und mehr
Belastungszeit	30–60 Sekunden und mehr
Durchgänge	3–5
Pausen	20–30 Sekunden
Trainingseinheiten pro Woche	2–4
Trainingseinheiten	Minimum 10, höchstens 20
Trainingseffekt	• Verbesserung der Kraftausdauer • Geringer Muskelzuwachs • Geringe Verbesserung des Herz-Kreislauf-Systems in Abhängigkeit von der eingesetzten Muskelmasse • Vorbereitung auf höhere Belastungen
Zielgruppe	• Anfänger, die nach einer Trainingspause von maximal einem Jahr wieder mit dem Krafttraining beginnen • Ausdauersportler, die durch ein begleitendes Krafttraining ihre Leistung steigern wollen

3. Stufe – Muskelaufbautraining

Die Phase des Muskelaufbautrainings ist auf lange Sicht gesehen die wichtigste Stufe des Krafttrainings, denn hier werden die anhaltenden Erfolge erzielt.

Während Männer sich ohne entsprechende Vorbereitung sofort auf das Muskelaufbautraining stürzen, kommen viele Frauen nie dahin. Sie scheuen sich, mit höheren Intensitäten zu trainieren, weil Sie eigentlich ihre Muskulatur »nur« straffen wollen und nicht in ihrem Umfang vergrößern. Leider geht das eine nicht ohne das andere. Eine dauerhafte Straffung der Muskulatur geht immer mit entsprechendem Muskelaufbau einher. Die Spannung der Muskulatur erhöht sich nur, wenn sie an Umfang zunimmt. Es gilt also auch für Frauen, dass ein Training mit höheren Gewichten und weniger Wiederholungen notwendig ist, um dauerhafte und stabile Veränderungen zu erreichen.

Vor einem übergroßen Muskelzuwachs brauchen Sie keine Angst zu haben, es sei denn, Sie trainieren jeden Tag zwei bis drei Stunden. Die-

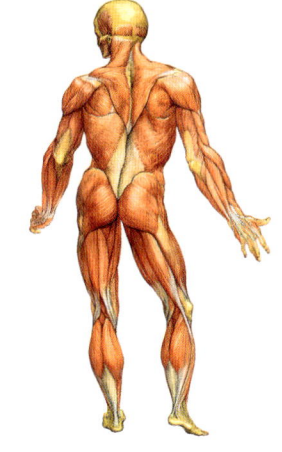

Übersicht 3. Stufe – Muskelaufbautraining	
Wiederholungen	8–15
Belastungszeit	20–30 Sekunden
Durchgänge	3–5
Pausen	1–2 Minuten
Trainingseinheiten pro Woche	2–3
Trainingseinheiten gesamt	Minimum 20, so lange, bis die gewünschte Veränderung eingetreten ist.
Trainingseffekt	• Muskelzuwachs durch Verdickung der Muskelfasern • Verbesserung der Maximalkraft • Formveränderung durch Muskelaufbau • Straffung der Muskulatur • Geringer Fettabbau
Zielgruppe	• Fortgeschrittene, die Muskelmasse aufbauen wollen, ihre Muskulatur straffen wollen • Sportler in allen »Nicht-Ausdauer«-Disziplinen

Keine Angst vor dem Muskelaufbautraining. Hier erst zeigt sich der Erfolg!

ser hohe, regelmäßige Aufwand ist in etwa notwendig um einen Muskelzuwachs zu erreichen, den viele als unästhetisch empfinden.

4. Stufe – Maximalkrafttraining

Die letzte Stufe hat eigentlich keine direkte Wirkung mehr auf Problemzonen. Dennoch ist sie für Personen wichtig, die schon viel Erfahrung mit Krafttraining haben und nun vor dem Problem stehen, dass nichts mehr weitergeht. Dieses Training durchbricht eine unter Umständen mehrjährige Trainingsmonotonie und bereitet den Körper auf eine neue Stufe vor. Vorausgesetzt, Sie haben die Stufen eins bis drei durchlaufen, trainieren Sie für einen eng begrenzten Zeitraum mit sehr hohen Intensitäten und wenigen Wiederholungen. Das verbessert die Maximalkraft. Wenn Sie nach diesem Training wieder zum Muskelaufbautraining zurückkehren, werden Ihnen die früheren Belastungen lächerlich vorkommen. Auch Sportler, die leistungsorientiert trainieren, werden von dieser Trainingsmethode profitieren. Der Effekt ist, dass der Muskel lernt, mehr Muskelfasern in eine

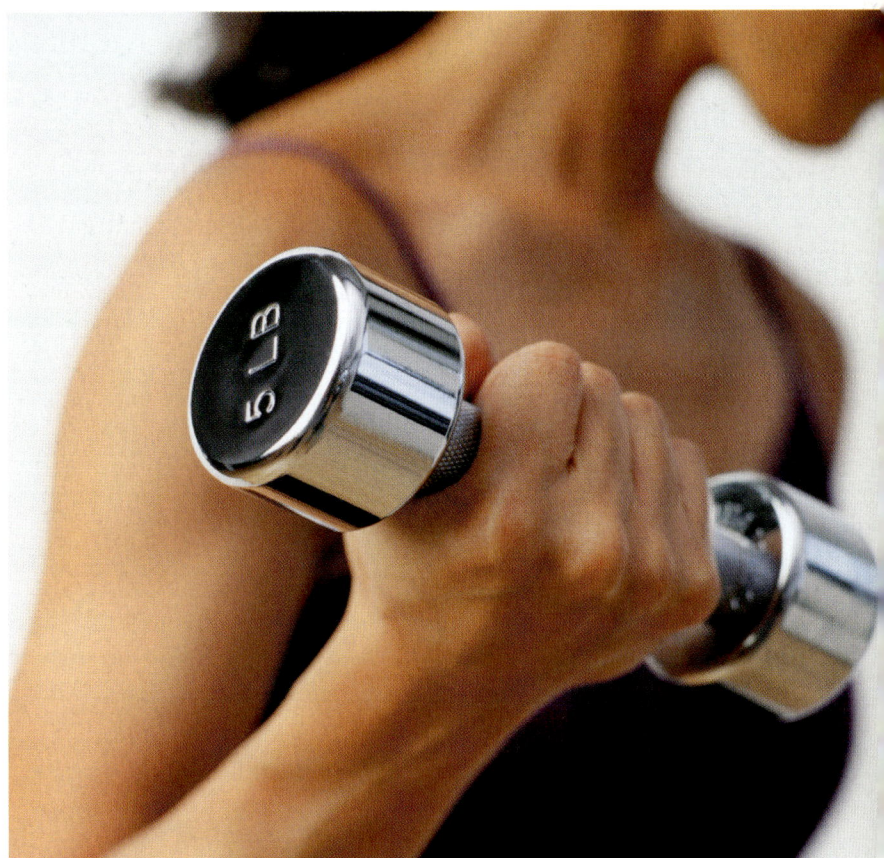

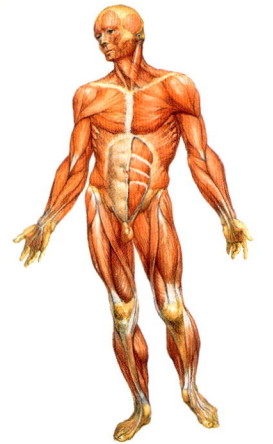

Bewegung mit einzubeziehen. Trainingswissenschaftler nennen das intramuskuläre
Koordination. Vor diesem Training arbeiten
beispielsweise nur 60 Prozent aller zur Verfügung stehenden Muskelfasern an einer

Bewegung mit. Durch das Maximalkrafttraining lässt sich dieser Prozentsatz beträchtlich
steigern. In jedem Fall ist es für dieses Training
unbedingt erforderlich die 2. und 3. Stufe vorher durchlaufen zu haben.

Übersicht 4. Stufe – Maximalkrafttraining	
Wiederholungen	3–8
Belastungszeit	5–15 Sekunden
Sätze	3–5
Pausen	3–5 Minuten
Trainingseinheiten pro Woche	1–2
Trainingseinheiten gesamt	Minimum 6, höchstens 12
Trainingseffekt	• Steigerung der Maximalkraft • Geringer Muskelzuwachs
Zielgruppe	• Fortgeschrittene, die eine Leistungsstagnation spüren • Leistungssportler in Kraft-Disziplinen

Tipp

Bevor Sie mit
dem Maximal-
krafttraining
beginnen, hat es
sich bewährt,
einen erfahrenen
Trainer zu Rate zu
ziehen. Er kann
Ihren Trainings-
stand besser
beurteilen und
erkennen und Sie
auf mögliche
Fehler hinweisen.

Der beste Zeitpunkt

Nicht jede Tageszeit ist für den optimalen
Trainingseffekt die richtige.

Training im Tageslauf
In wissenschaftlichen Untersuchungen hat
sich gezeigt, dass die beste Zeit zum Training
etwa gegen 21 Uhr ist. Der Trainingserfolg ist

zu dieser Zeit am größten. Raffen Sie sich also
nach der Arbeit auf. Müde ist nur der Kopf. Der
schlechteste Zeitpunkt ist übrigens morgens
um neun Uhr.

Kraft im Jahresverlauf
Sie wundern sich, warum jedes Jahr im Januar
scheinbar gar nichts vorwärts geht und Sie
Ende des Sommers Bäume ausreißen könnten. Eigentlich nicht verwunderlich, wenn
man die Kraftentwicklung über ein Jahr hin-
weg betrachtet. Diese ist nämlich mit einer
leichten Verzögerung an die UV-Einstrahlung
gekoppelt. Das heißt, je länger und intensiver
die Sonne scheint, desto höher ist die Kraft-
zunahme. Die UV-Strahlung hat beträcht-
lichen Einfluss auf die hormonelle Steuerung
unseres Körpers. Die Hormone wiederum
beeinflussen ganz entscheidend den Kraft-
zuwachs. Daher auch der Verzögerungseffekt:
Obwohl der höchste Sonnenstand Ende Juni
ist, braucht der UV-Effekt etwa 2 Monate, bis
er sich über die Hormone niederschlägt.

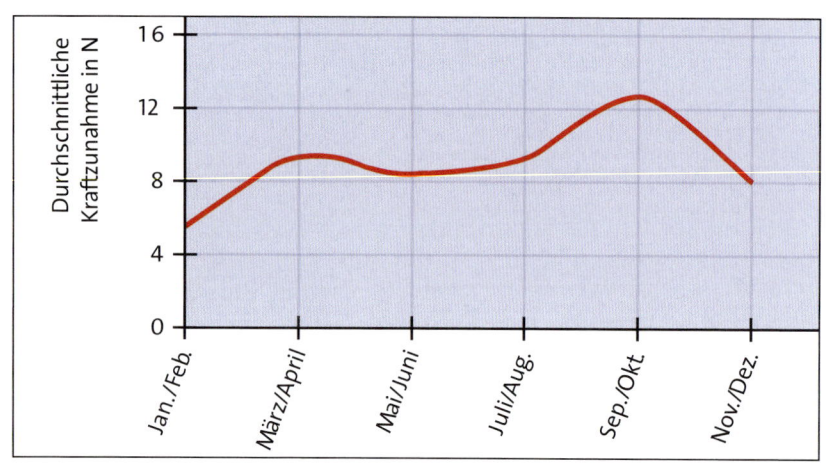

Ein Tipp, um auch im Winter bessere Trainingsergebnisse zu erzielen: Gehen Sie regelmäßig in ein Solarium. Untersuchungen haben gezeigt, dass sich die Wintertrainierbarkeit dadurch bis auf die Sommertrainierbarkeit steigern lässt. Übertreiben Sie es aber nicht. Viel hilft nicht viel! Ein bis höchstens zwei Besuche auf der Sonnenbank sind in der Woche ausreichend.

Wochenplanung

Die Wochenplanung dagegen betrifft die Frage, welche Muskeln wie oft in welcher Trainingseinheit trainiert werden. Es ist nämlich keineswegs immer die beste Lösung, in jeder Trainingseinheit alle Muskelgruppen zu trainieren. Während für Anfänger diese Möglichkeit durchaus noch sinnvoll ist, ist sie für Fortgeschrittene gar nicht mehr möglich. Die Gründe liegen in erster Linie darin, dass die Dauer einer einzelnen Trainingseinheit nicht über 90 Minuten hinausgehen sollte. Ansons-

ten würde die allgemeine Ermüdung so stark zunehmen, dass die Trainingsintensität gegen Ende der Trainingsdauer leidet.

Ein Plan für die ersten Wochen

Anfänger trainieren in jeder Trainingseinheit alle Muskelgruppen – und das für etwa drei Monate. Um das in einer Trainingseinheit, die nicht länger als 90 Minuten dauert, zu schaffen, müssen Übungen gewählt werden, die viele Muskelgruppen gleichzeitig trainieren. Dazu zählen zum Beispiel Kniebeugen, Bankdrücken oder Klimmzüge. Wenn Sie Ihr Training mit zwei Trainingseinheiten pro Woche beginnen, sollten zwischen den Trainingseinheiten zwei bzw. drei Tage liegen, an denen Sie nicht trainieren oder Ihr Ausdauertraining absolvieren. Eine beispielhafte Woche könnte wie unten dargestellt aussehen.
Für jede der im Wochenplan genannten Muskelgruppen suchen Sie sich aus den Übungen im Praxisteil diejenigen aus, die möglichst viele Muskeln gleichzeitig trainieren.

Trainingsplan für die ersten Wochen						
Mo	**Di**	**Mi**	**Do**	**Fr**	**Sa**	**So**
Beine			Beine			
Bauch			Bauch			
Unterer Rücken			Unterer Rücken			
Oberer Rücken			Oberer Rücken			
Brust			Brust			
Schultern			Schultern			

Nach zwei bis drei Wochen

Nach etwa zwei bis drei Wochen können Sie zum ersten Mal die Trainingsbelastung erhöhen, indem Sie auf drei Trainingseinheiten pro Woche steigern. Günstig ist es, jeweils am Montag, am Mittwoch und am Freitag zu trainieren. Halten Sie sich nicht nur die Tage

dazwischen, sondern auch die Wochenenden frei, um zu regenerieren. Suchen Sie sich auch diesmal wieder für jede Muskelgruppe solche Übungen aus dem Praxisteil aus, mit denen Sie möglichst viele Muskeln gleichzeitig ansprechen. Den Plan finden Sie auf Seite 24 oben.

Trainingsplan nach 2 bis 3 Wochen

Mo	Di	Mi	Do	Fr	Sa	So
Beine		Beine		Beine		
Bauch		Bauch		Bauch		
Unterer Rücken		Unterer Rücken		Unterer Rücken		
Oberer Rücken		Oberer Rücken		Oberer Rücken		
Brust		Brust		Brust		
Schultern		Schultern		Schultern		

Ein Wochenplan für Fortgeschrittene

Für Fortgeschrittene ist es nicht mehr sinnvoll, nur Übungen auszuwählen, die viele Muskeln gleichzeitig trainieren.

Es müssen jetzt auch Übungen in das Trainingsprogramm aufgenommen werden, die einzelne Muskeln gezielt trainieren, zum Beispiel die Beinvorderseite und Beinrückseite. Wenn dies alles in einer einzelnen Trainingseinheit stattfinden sollte, würde die maximale Trainingsdauer von 90 Minuten allerdings überschritten werden. Um dieses Problem zu lösen, werden alle Muskelgruppen, die trainiert werden sollen, auf zwei Tage verteilt.

Ein Trainingsplan nach diesem bewährten, so genannten Splitsystem kann zum Beispiel so aussehen.

Trainingsplan für Splitsystem

Mo	Di	Mi	Do	Fr	Sa	So
Beine	Oberer Rücken		Beine	Oberer Rücken		
Bauch	Brust		Bauch	Brust		
Unterer Rücken	Schultern		Unterer Rücken	Schultern		
	Arme			Arme		

Trainingsoberstufe

Wird das Trainingsprogramm noch umfangreicher, werden die gesamten zu trainierenden Muskelgruppen auf drei Trainingseinheiten verteilt. Die einzelnen Einheiten sind dann in der Regel so intensiv, dass einzelne Muskeln höchstens noch zwei Mal pro Woche trainiert werden.

Wir haben die Planung so verteilt, dass Sie bei den Beinen beginnend nach oben arbeiten.

Trainingsplan für die Oberstufe

Mo	Di	Mi	Do	Fr	Sa	So
Beine	Bauch	Brust		Beine	Bauch	Brust
Unterer Rücken	Oberer Rücken	Schultern		Unterer Rücken	Oberer Rücken	Schultern
		Arme				Arme

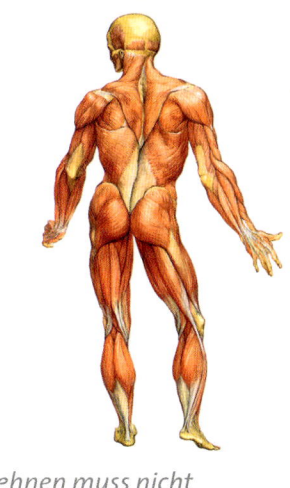

Was Sie sonst noch wissen sollten

Rund um ein erfolgreiches Training sind weitere Punkte zu berücksichtigen, die Ihnen das Training unmittelbar erleichtern und Ihnen im Studio ein Gefühl des Wohlbefindens vermitteln. Dies hilft übrigens dabei, regelmäßig zu trainieren, denn so macht das Training mehr Spaß, und Sie erleben ein intensiveres Wohlbefinden.

Aufwärmen

Bevor Sie mit dem eigentlichen Krafttraining beginnen, sollten Sie sich immer aufwärmen. Das ist wichtig, um Körper und Geist auf das bevorstehende Training vorzubereiten. Wenn Sie mit dem Kopf noch ganz woanders als bei Ihrem Krafttraining sind, sollten Sie sich zunächst durch eine leichte Ausdauerbelastung aufwärmen. Ob Sie sich dazu auf ein Ergometer setzen oder einfach nur auf der Stelle laufen, spielt keine Rolle. Wichtig ist, dass Sie leicht ins Schwitzen kommen. Dann ist Ihr Herz-Kreislaufsystem in Schwung und für die kommende Belastung vorbereitet.

• Wenn Sie mit den einzelnen Kraftübungen beginnen, führen Sie zunächst zwei Mal 20 bis 30 Wiederholungen mit leichtem Widerstand durch.

So bereiten Sie speziell die Muskulatur, die anschließend arbeiten muss, vor. Auch für Ihren passiven Bewegungsapparat ist dieses spezielle Aufwärmen wichtig. So nimmt zum Beispiel die Knorpeldicke zu, und Ihre Sehnen werden elastischer.

Dehnen muss nicht sein

Viele Sportler haben ein schlechtes Gewissen, weil sie nicht regelmäßig ihre Muskulatur dehnen. Das ist allerdings völlig unbegründet, denn durch neuere Untersuchungen konnten die Wirkungen des Dehnens wissenschaftlich nicht bewiesen werden. Es hat sich gezeigt, dass bestimmte Effekte, die man sich vom Dehnen erhofft hatte, nicht eintreten.

• Stretching beseitigt Muskelverkürzungen nicht.

• Stretching beugt Verletzungen wahrscheinlich nicht vor.

• Stretching gleicht muskuläre Dysbalancen nicht aus.

Dehnen muss nicht sein, führt aber zu einer besseren Beweglichkeit der Muskulatur.

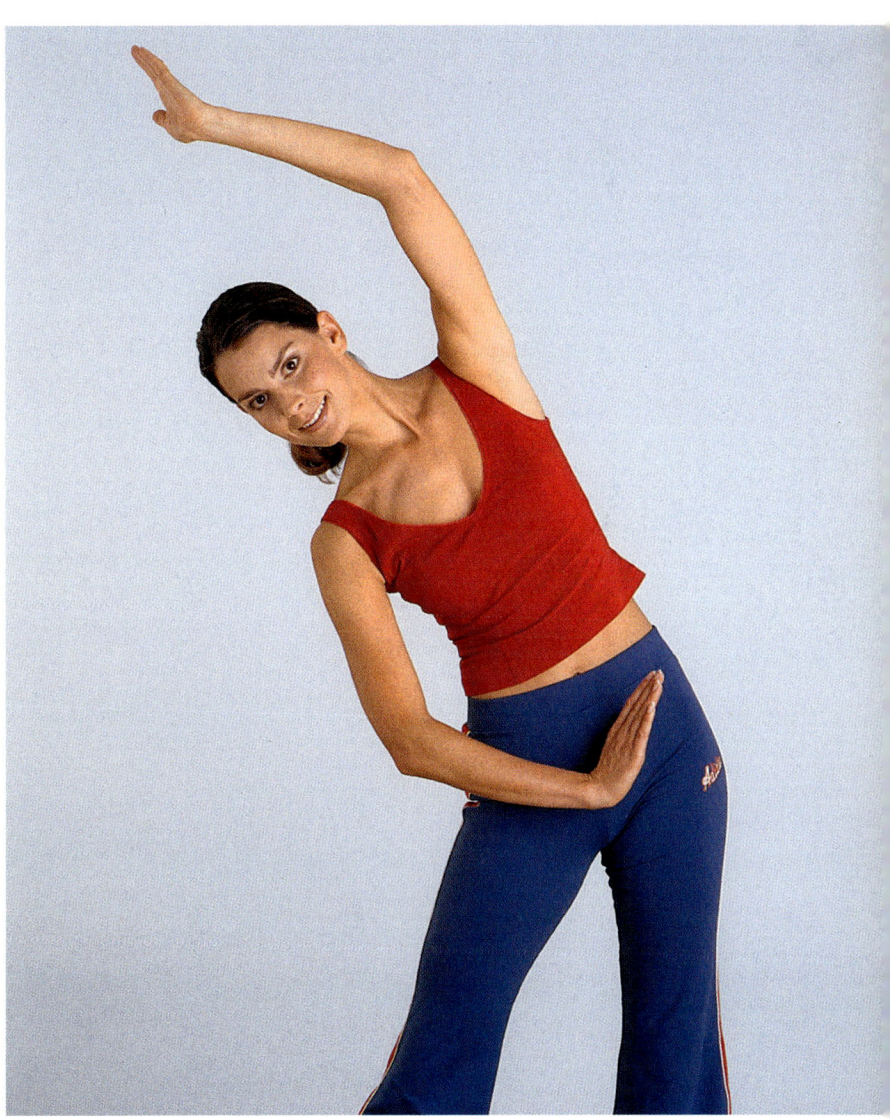

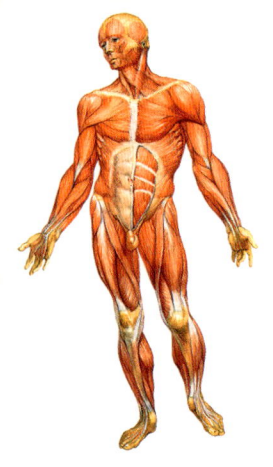

• Stretching beugt Muskelkater nicht vor.
• Stretching beschleunigt wahrscheinlich auch die Regeneration nach dem Training nicht.

Aber: Dehnen verbessert die Dehnfähigkeit der Muskulatur!

Wenn Sie also eine gut dehnfähige Muskulatur und damit eine gute Beweglichkeit haben wollen, führt am Dehnen kein Weg vorbei. Viele Sportler berichten auch, dass sie sich nach dem Dehnen einfach besser fühlen. Das sind gute Gründe, dem Dehnen zumindest einen gewissen Stellenwert in Ihrem Trainingsprogramm einzuräumen. Sie sollten allerdings die Wirkungen auf Ihre Gesundheit und Ihre Leistungssteigerung nicht überschätzen.

Mit dieser Dehn-Übung wärmen Sie die empfindliche Nackenpartie auf.

Zwei Mal richtiges Dehnen

Im Sport lassen sich im Wesentlichen zwei unterschiedliche Dehnungstechniken unterscheiden. Einmal das statische, haltende Dehnen und dann das dynamische, federnde Dehnen.

• Beim statischen Dehnen gehen Sie langsam in die Dehnposition und halten diese für mindestens 20 Sekunden.
• Beim dynamischen Dehnen gehen Sie ebenfalls zunächst in die Dehnposition, führen dann aber kleine federnde Bewegungen im Rhythmus von etwa 2 Sekunden aus.

Bis vor kurzem wurde das statische Dehnen bevorzugt. Auch hier hat sich inzwischen gezeigt, dass das dynamische Dehnen dem statischen in der Effektivität überlegen ist.

• Wenn Sie durch dynamisches Dehnen die Dehnfähigkeit Ihrer Muskulatur verbessern wollen, sollten Sie dafür eine eigene kleine Trainingseinheit absolvieren und das Dehnen nicht an den Anfang oder das Ende einer anderen Trainingseinheit angliedern.
• Beim Krafttraining unterstützt das dynamische Dehnen das Erwärmen der Muskeln am Ende der Aufwärmphase.

➜ **Dynamisches Dehnen für Sie**

1 Gehen Sie bei jeder Übung so weit in die Dehnposition, bis Sie ein Ziehen in der Zielmuskulatur spüren.

2 Gehen Sie nun im Wechsel von etwa 2 Sekunden an das Dehnungsgefühl heran und wieder weg.

3 Wiederholen Sie diesen Wechsel 15 Mal, so dass Sie auf etwa 30 Sekunden kommen.

4 Gehen Sie nun komplett aus der Dehnposition heraus, machen Sie eine kurze Pause, und wiederholen Sie die Dehnung insgesamt drei Mal. Während der Pause können Sie eine andere Muskelgruppe dehnen.

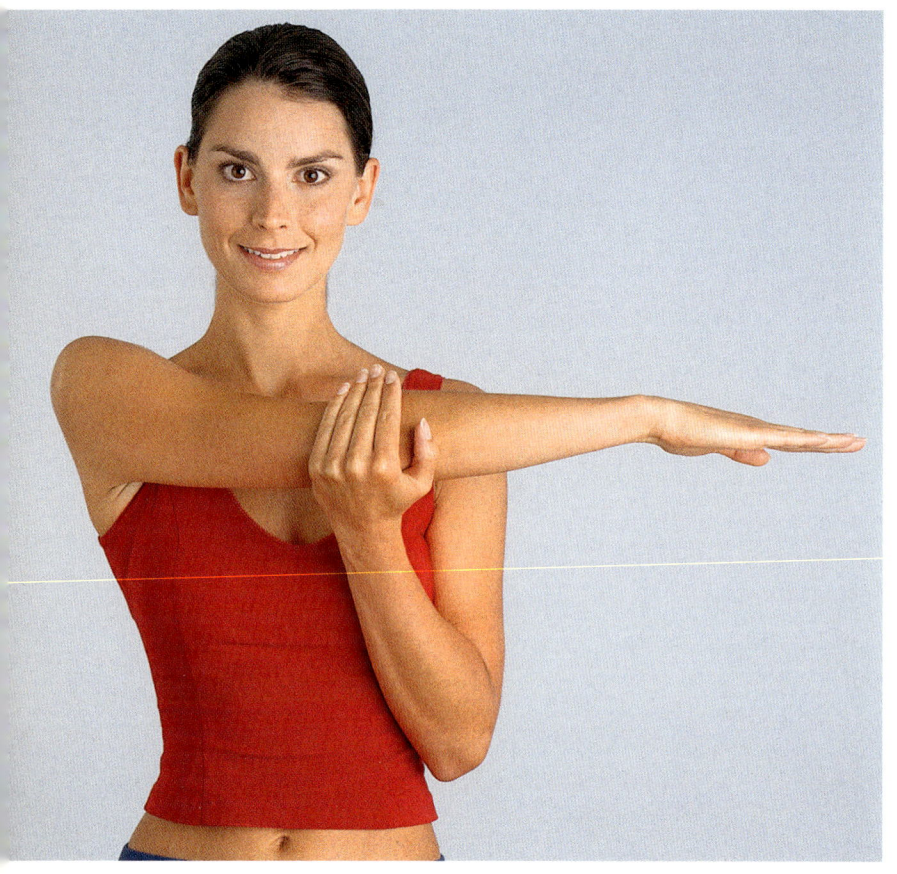

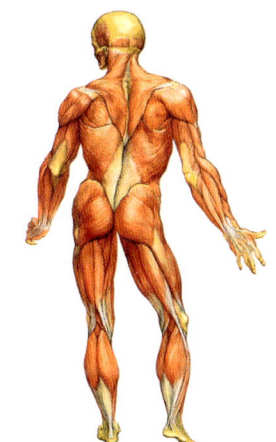

Unterstützendes Ausdauertraining

Begleitend zu Ihrem Krafttraining sollten Sie auch regelmäßig Ihre Ausdauer trainieren. Der Nutzen, neben vielen gesundheitlichen Vorteilen, ist vor allem die Tatsache, dass dabei viel Energie verbraucht wird. Das wirkt sich auf Ihren Körperfettanteil positiv aus.

Grundsätzlich ist es wichtig, dass Sie im so genannten »aeroben« Bereich trainieren. Aerob heißt, dass der Muskulatur genügend Sauerstoff für die Verbrennung von Kohlenhydraten und Fetten zur Verfügung steht. Im Gegensatz dazu steht der Muskulatur im »anaeroben« Bereich nicht mehr genügend Sauerstoff zur Verfügung. Ihr geht buchstäblich die Luft aus. Es ist wichtig, dass Sie im aeroben Bereich trainieren, da dann nicht nur Ihre Figur, sondern auch Ihre Gesundheit vom Ausdauertraining profitiert.

Welche Ausdauersportart Sie betreiben, spielt keine Rolle. Sie können in Ihrer Lieblingssportart trainieren oder zwischen verschiedenen Sportarten wechseln, wie Sie möchten. Wichtig für einen anhaltenden Erfolg sind drei Voraussetzungen:

1 Die Dauer Ihres Trainings sollte zwischen 50 und 70 Minuten liegen. Wenn Sie noch nicht so gut trainiert oder stark übergewichtig sind, wählen Sie eine Sportart, in der Sie diesen Trainingsumfang ohne Schwierigkeiten erreichen (etwa Radfahren oder Walking).
2 Trainieren Sie mindestens zwei Mal und nicht öfter als vier Mal pro Woche. Sie erreichen so einen zusätzlichen Energieverbrauch von etwa 1500 bis 2000 kcal. Nachgewiesenermaßen der Wert der langsamen, aber dauerhaften Fettverlust garantiert.
3 Ihre Herzfrequenz sollte während des Ausdauertrainings im Bereich von 70 bis 75 Prozent Ihrer maximalen Herzfrequenz liegen. Das garantiert ein aerobes Training. Den entsprechenden Wert können Sie aus der folgenden Tabelle ablesen. Was Sie dazu brauchen, ist Ihr Ruhepuls. Messen Sie diesen in der Früh vor dem Aufstehen 60 Sekunden an der Halsschlagader.

Immer dabei – Pulsmesser

Um während des Trainings Ihren Herzfrequenzbereich zu kontrollieren, ist es sinnvoll, einen Pulsmesser zu benützen. Wenn Sie noch

> **Tipp**
>
> Ausdauersportarten gibt es viele. Suchen Sie sich eine aus, die Sie wirklich gerne machen. Und wenn Sie spüren, dass Ihr Engagement nachlässt, ist es besser, mit einem neuen Sport zu beginnen als nicht mehr zu trainieren.

Ruhepuls				
Alter	**50**	**60**	**70**	**80**
20	155–163	158–165	161–168	164–170
25	152–159	155–161	158–164	161–166
30	148–155	151–158	154–160	157–163
35	145–151	148–154	151–156	154–159
40	141–148	144–150	147–153	150–155
45	138–144	141–146	144–149	147–151
50	134–140	137–143	140–145	143–148
55	131–136	134–139	137–141	140–144
60	127–133	130–135	133–138	136–140
65	124–129	127–131	130–134	133–136
70	120–125	123–128	126–130	129–133

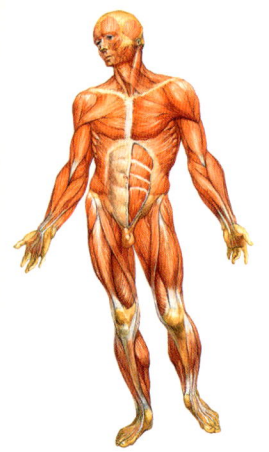

keinen haben: Die Anschaffung lohnt in jedem Fall. Achten Sie beim Kauf darauf, dass Sie eine Ober- und Untergrenze eingeben können und dass bereits eine Stoppuhr mit integriert ist. Ab etwa 70 bis 80 Euro gibt es diese Pulsmesser in jedem Sportgeschäft. Wer bisher ohne Pulsmesser ausgekommen ist und sich trotz der unbestreitbaren Vorteile des Gerätes auch keines kaufen will, kann sich auch an den im Folgenden aufgeführten vier Punkten orientieren. Atmung, Schwitzen, Muskulatur und Stimmung sind zwar kein objektiver Maßstab, erlauben aber doch zumindest eine gewisse Kontrolle der eigenen Befindlichkeit.

Es geht auch ohne Pulsmesser – doch eine Kontrolle der Herztätigkeit muss sein.

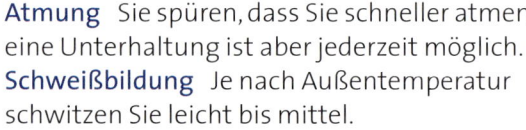

Atmung   Sie spüren, dass Sie schneller atmen, eine Unterhaltung ist aber jederzeit möglich.
Schweißbildung   Je nach Außentemperatur schwitzen Sie leicht bis mittel.
Muskulatur   Sie spüren Ihre Muskeln, haben aber kein Schwächegefühl.
Stimmung   Ihre Stimmung ist freudig und lebhaft. Sie empfinden die Belastung als leicht bis mittelschwer.

So finden Sie das richtige Fitnessstudio

Die meisten Menschen, die regelmäßig etwas für ihre Fitness tun, trainieren in einem Fitnessstudio. Ausnahmen bilden reine Ausdauersportler und Vereinssportler. Vorbei sind also die Zeiten, in denen Fitnessstudios nur etwas für Bodybuilder waren! Folgende Checkliste soll eine Hilfestellung geben, das richtige Studio zu finden. Wenn Sie bereits Mitglied im Studio sind, können Sie hier überprüfen, wie gut Sie dort aufgehoben sind.

Kernpunkt Personal
Das Wichtigste an einem Fitnessstudio ist weder die Größe noch die Sauna. Entscheidend ist das Personal. Damit meinen wir nicht diejenigen, die Ihnen nach dem Training einen coolen Drink reichen, sondern diejenigen, die Sie bei Ihrem Training betreuen. Unter guter Betreuung sind im Wesentlichen vier Kriterien zu verstehen.

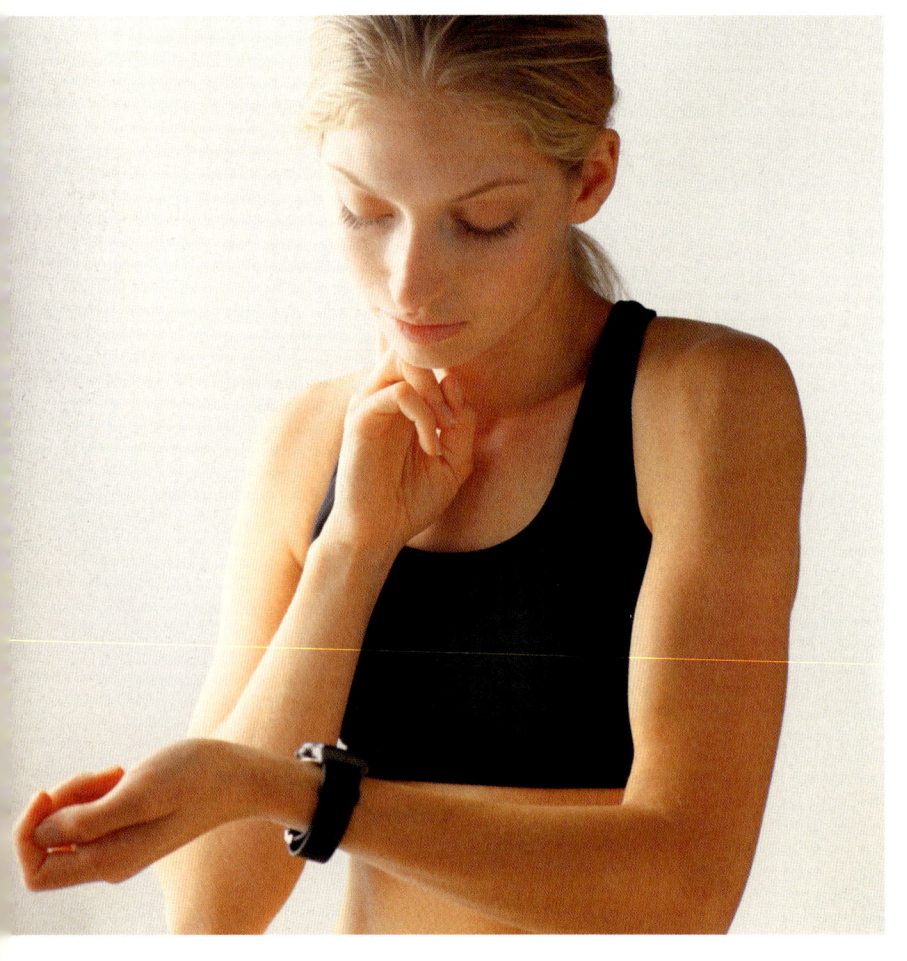

Tipp

Sollten Sie sich nach dem gewohnten Sport ungewöhnlich matt fühlen, kann es sein, dass ein Infekt droht. Schonen Sie sich, und nehmen Sie vorbeugend ein pflanzliches Präparat zur Steigerung der Abwehr.

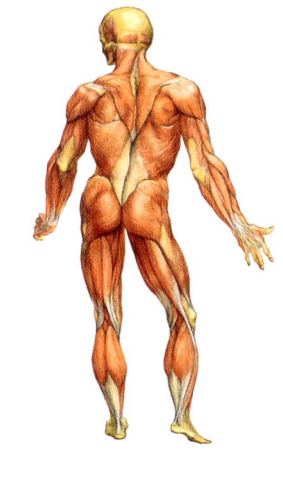

1 Es findet ein intensiver Eingangstest statt, in dem Ihre Ausdauer, Kraft und Beweglichkeit gemessen wird.
2 Auf der Grundlage dieses Tests wird Ihr Trainingsplan erstellt. Dieser trainiert in erster Linie Ihre Schwächen und nicht Ihre Stärken.
3 Sie erhalten eine Einweisung in die korrekte Bedienung der Geräte.
4 Es ist während Ihres Trainings ein Trainer anwesend, den Sie um Rat fragen können und der Sie auf Trainingsfehler aufmerksam macht.

Der Trainer

Dies alles sollte von jemandem durchgeführt werden, der eine entsprechende Ausbildung hat. Die höchste Qualifikation dafür hat ein Diplom-Sportlehrer. Auch Sport- und Gymnastiklehrer sind gut qualifiziert. Trainer, die selbst schon einige Zeit trainieren und sich jetzt, nach einer Wochenendfortbildung, um Ihre Gesundheit kümmern, sind in jedem Fall ungeeignet. Stellen Sie Fragen wie: »Können Sie mir sagen, warum ich gerade 20 Wiederholungen machen soll?« oder »Welchen Muskel trainiert denn diese Übung?« Nur solche Trainer mit einer schlechten oder gar keiner Qualifikation haben damit ein Problem. Übrigens: Ein Diplom-Sportlehrer hat natürlich seinen Preis, der sich auch auf die Mitgliedsbeiträge niederschlägt.

Kraftgeräte

Nicht für jeden Muskel muss unbedingt eine spektakuläre Kraftmaschine da sein. Dennoch sollte eine Auswahl der wichtigsten Maschinen vorhanden sein. Geräte, die viel benutzt werden, sollten auch doppelt vorhanden sein, um Wartezeiten zu reduzieren. Daneben gehören auch Hanteln und Seilzüge zur Standardausstattung. Auch eine Gymnastikfläche, wo Sie Übungen ohne Geräte absolvieren können, ist wünschenswert.

Für die Kraftmaschinen gelten folgende Qualitätskriterien:
• Es muss möglich sein, den Drehpunkt Ihres Gelenks und den Drehpunkt des Geräts in Übereinstimmung zu bringen (dazu muss Ihr Trainer wissen, wo der Drehpunkt des Gelenks ist!). Ist dies nicht möglich, entstehen Scherbelastungen, die das Gelenk schädigen können.

Gemeinsam macht das Training mehr Spaß.

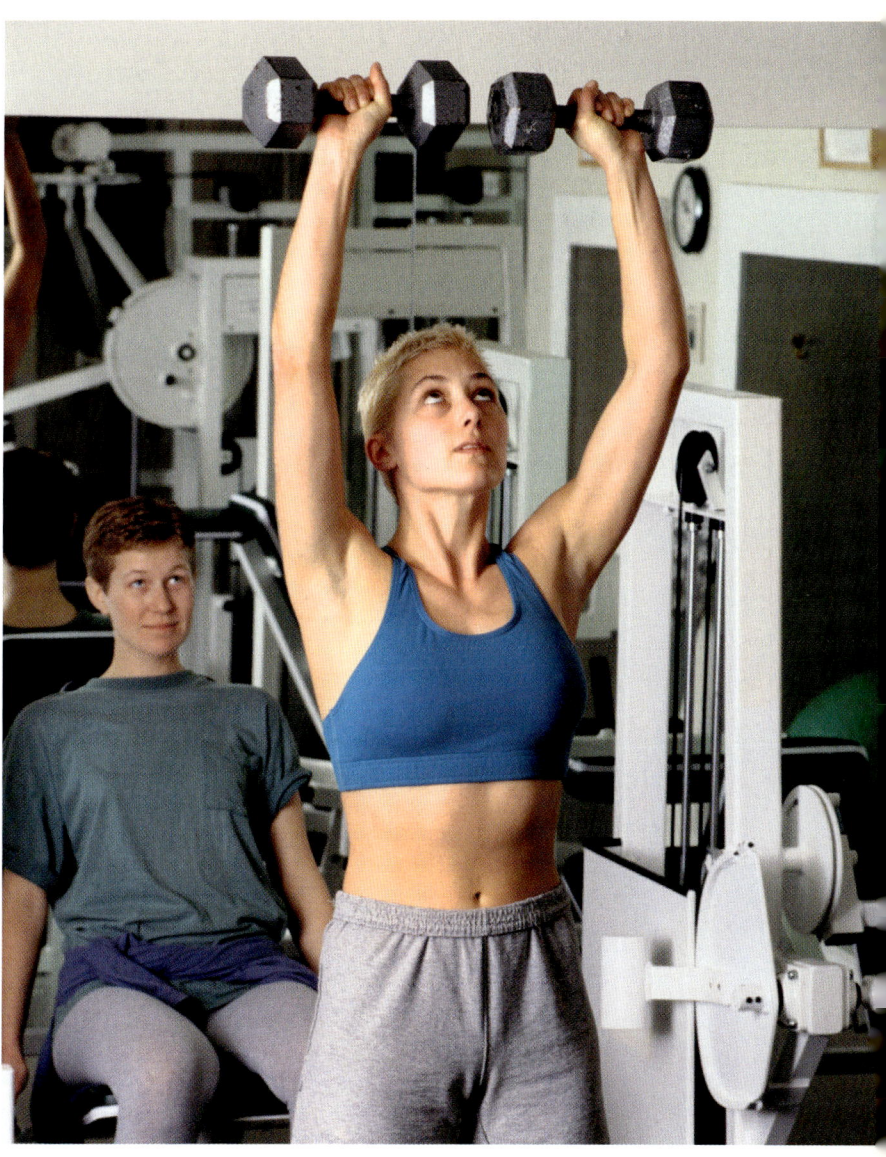

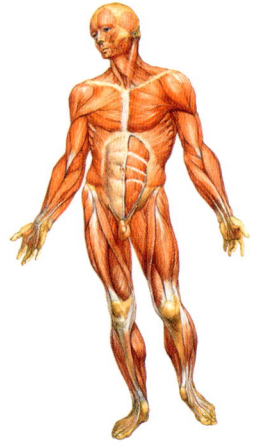

Leistungs-Check am Fahrradergometer.

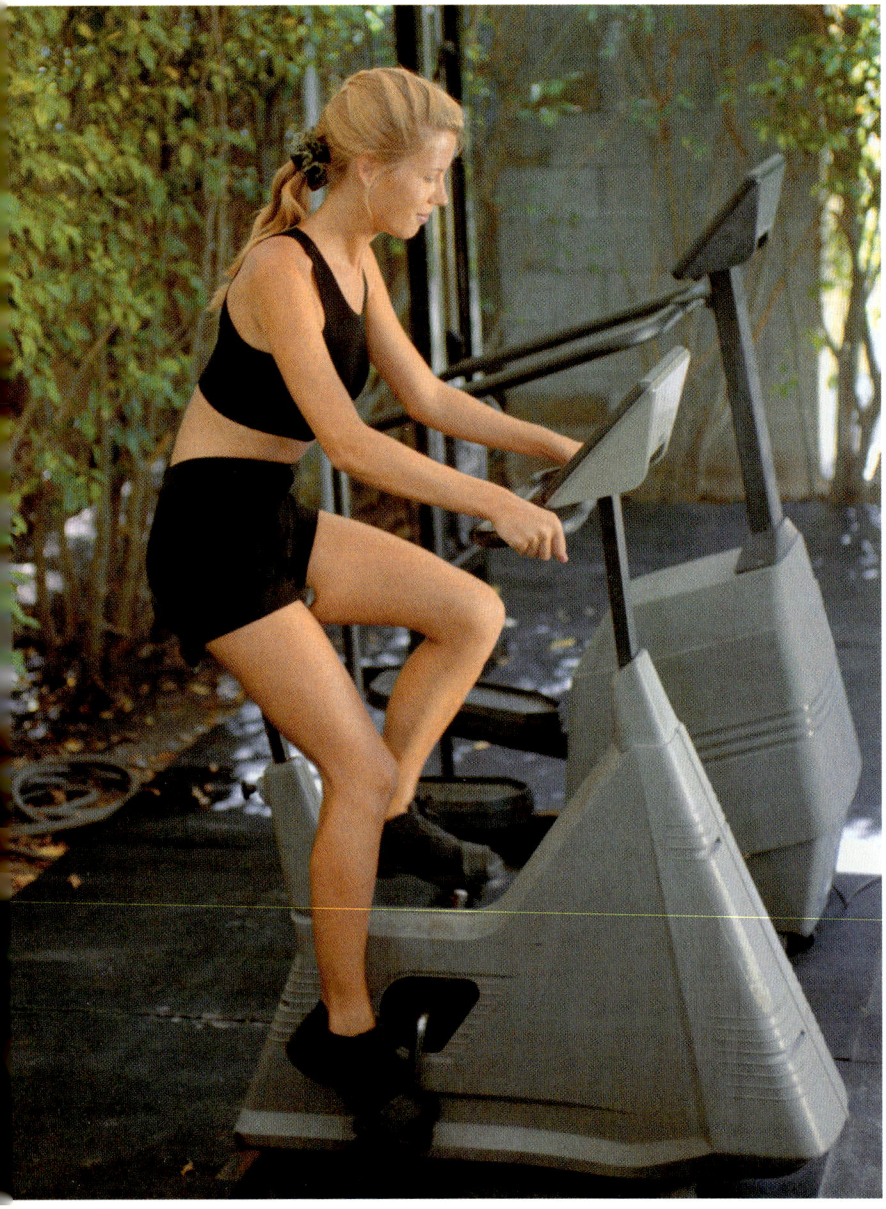

• Das Gerät muss auf Ihre Körpermaße und Proportionen einstellbar sein, auch wenn Sie überdurchschnittlich groß oder klein sind.
• Eine geringe Gewichtsabstufung ist wichtig, damit auch Anfänger viele Wiederholungen schaffen und eine Steigerung der Gewichtsbelastung in kleinen Schritten möglich ist.

• Ein so genannter Excenter sorgt dafür, dass die Kraftverteilung des Gerätes der der Kraft des Muskels in unterschiedlichen Gelenkstellungen entspricht.
• Die Positionierung und Fixierung am Gerät ist so, dass Ausweichbewegungen reduziert werden.

Geräte, die diese Qualitätskriterien erfüllen, haben natürlich ihren Preis, sollten aber heute in einem guten Fitnessstudio Standard sein. Schenken Sie Ihrem eigenen Eindruck Glauben, nicht den Erklärungen des Personals.

Ausdauergeräte

Ausdauergeräte sollten in ausreichender Zahl und Vielfalt vorhanden sein, damit für jeden etwas dabei ist. Üblich sind Fahrradergometer, Laufband, Stepper, Crosstrainer. Selten findet man dagegen ein Ruder- oder Handkurbelergometer. Für alle Ergometer gelten folgende Qualitätskriterien:

• Hohe Schwungmasse von mindestens 10 Kilo, um zu verhindern, dass bei jedem Bewegungszyklus neu beschleunigt werden muss.
• Ein Bremssystem, das einen exakt definierbaren und reproduzierbaren Widerstand erzeugt.
• Es sollte drehzahlunabhängig funktionieren, d.h. egal wie schnell Sie sich bewegen, der Widerstand bleibt immer gleich.
• Eine hohe maximale Leistung, damit das Ergometer auch in unteren Widerstandsbereichen genau arbeitet.
• Ein hohes Gesamtgewicht, damit auch bei höheren Belastungen die Stabilität erhalten bleibt.

Eine integrierte Pulsanzeige muss nicht zwingend vorhanden sein, da Sie das relativ einfach mit einem Pulsmesser am Handgelenk selbst erledigen können. Ein Ergometer, der die genannten Qualitätskriterien erfüllt, wird das aber in der Regel auch bieten.

Kurse

Wenn Sie Wert auf ein Training in der Gruppe legen, sollte das Fitnessstudio ein umfangreiches Kursprogramm bieten. Aerobic, Tae Bo, Spinning, Bauch, Beine, Po oder Wirbelsäulengymnastik werden häufig angeboten. Wenn Sie diese Kurse besuchen, sollten Sie sich darüber im Klaren sein, dass Sie zwar einen hohen Aufforderungscharakter haben, die Möglichkeit, Belastungen individuell zu dosieren, bleibt aber weit gehend auf der Strecke. Damit besteht das Risiko von Überlastungen.

Sehen Sie sich um

Eine Theke, an der Sie Erfrischungen zu sich nehmen können, eine gepflegte Sauna, ein großer Wirlpool – alles das sind natürlich Dinge, die nicht zwingend im Studio vorhanden sein müssen. Allerdings empfinden es viele Besucher eines Fitnessstudios als angenehm, wenn sie sich nach dem Training oder nach der Arbeit dort auch in angenehmer Atmosphäre entspannen können.

Alleine oder in Gesellschaft?

Auch die Frage, ob es besser ist, alleine zu trainieren oder in Gesellschaft eines Partners oder sogar in einer Gruppe, muss jeder für sich selbst beantworten.

An sich ist natürlich jeder Sportler während des Ausführens der Übungen auf sich selbst angewiesen. Andererseits hat jeder einmal einen Tag, an dem es ihm schwer fällt, sich zum Training aufzuraffen. Dann kann die Gruppe oder der Trainingspartner eine wertvolle Hilfe sein. In gewisser Weise spielt auch das Verhältnis zum Personal im Studio hier wieder eine wichtige Rolle – Freunde will keiner von uns enttäuschen.

Ein gut geführtes Fitnessstudio ist ein Ort, an dem man sich gerne aufhält. Je größer der Wohlfühl-Faktor ist, desto lieber – und länger – werden Sie dort trainieren.

Tipp

Hüten Sie sich davor, sich mit jemandem zusammenzutun, der keine rechte Lust zum Trainieren hat. Sie oder er wird häufig absagen oder zu spät kommen – und darunter wird nicht nur die Freundschaft leiden, sondern auch Ihre Motivation.

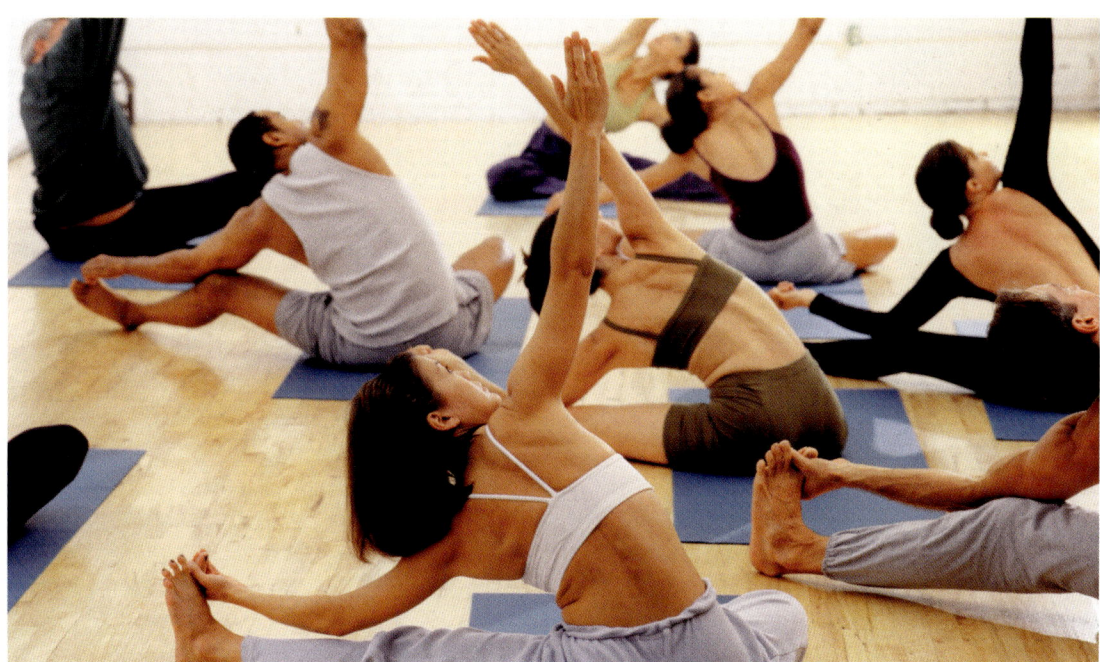

Ideal ist es, wenn man sich in der Trainingsgruppe so richtig wohl fühlt und gemeinsam Erfolge erzielt.

Ernährung

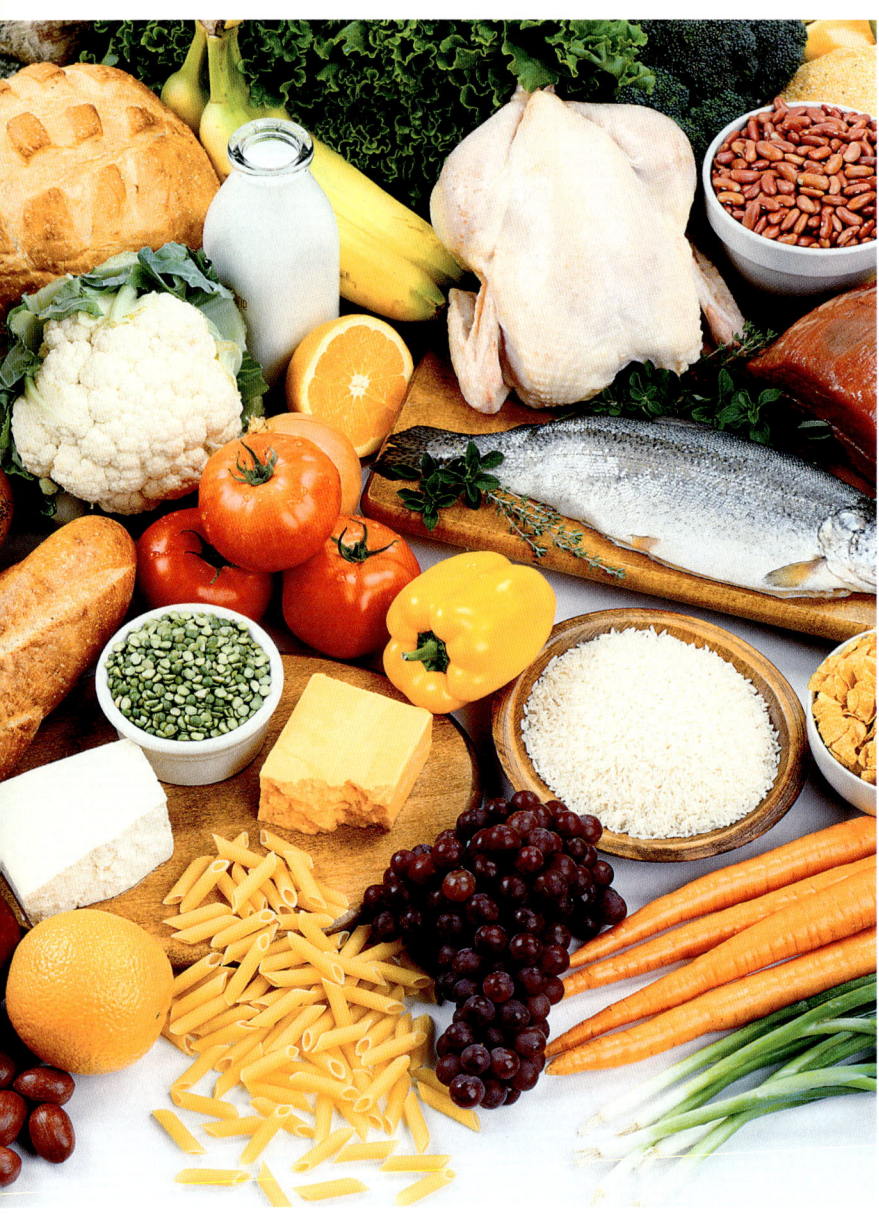

Vollwertige Ernährung ist immer auch eine abwechslungsreiche Ernährung mit der Fülle natürlicher Lebensmittel.

Wer seine Figur ernsthaft verändern will, sollte nicht nur trainieren. Auch die richtige Ernährung muss einen hohen Stellenwert einnehmen. Denn nur die optimale Zufuhr von Nahrungsstoffen kann im Bezug auf das Krafttraining zwei wichtige Funktionen erfüllen.

1 Eine gesunde Basisernährung sorgt dafür, dass die Energiezufuhr gleich bleibt und unter Umständen sogar reduziert wird. Dabei darf der Körper keinesfalls Mangel an Vitaminen oder Mineralstoffen erleiden.
2 Der Effekt jeder einzelnen Trainingseinheit muss durch den gezielten Einsatz einzelner Nahrungsbestandteile (zum Beispiel Eiweiß) optimiert werden.

Muskeln brauchen Energie

Ein Muskel kann sich nur dann zusammenziehen, wenn er vom Gehirn den Befehl dazu bekommt. Für diese so genannte Kontraktion braucht der Muskel Energie: das ATP (Adenosintriphosphat). Dabei handelt es sich um ein Molekül, bei dessen Aufspaltung Energie frei wird. Doch gibt es ein Problem: Da unser körpereigener Vorrat an diesem Molekül sehr gering ist, ist vorhandenes ATP bereits nach 2 bis 3 Sekunden verbraucht. Um nun nicht nach 3 Sekunden Muskelarbeit kraftlos zusammenzusinken, stellt der Körper neues ATP her. Dazu bedient er sich aus dem so genannten Kreatinphosphat, das etwa für 10 Sekunden Energie liefert. Trainieren wir länger als 10 Sekunden, müssen größere Energiequellen angezapft werden – die Kohlenhydrate. Sie sind in der Muskulatur und der Leber gespeichert und liefern Energie für etwa eine Stunde.

Schlanker durch Training
Erst wenn unsere Muskelarbeit über eine Stunde hinausgeht, sind auch die Kohlenhydrate verbraucht. Und nun muss die nächste Energiequelle angegriffen werden – die Fette. Vor allem unter der Haut ist dieses nahezu unerschöpfliche Reservoir deponiert. Selbst schlanke Menschen haben so viel Fett zur Verfügung, dass Sie 20 Marathons hintereinander laufen könnten. Sie sehen also, Ihr

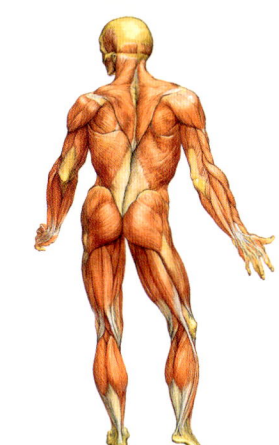

Körper ist für alle Eventualitäten gerüstet. So-gar für den Notfall. Wenn alle Stricke reißen sollten, kann der Körper sogar Muskeleiweiß verbrennen. Das findet allerdings nur in Extremsituationen statt, zum Beispiel bei einem Langtriathlon (Iron-Man-Wettbewer-be) oder der Tour de France.

Memo: Die primäre Energiequelle des Mus-kels ist das ATP. Alle weiteren Energiequellen wie Kreatinphosphat, Kohlenhydrate, Fette und Eiweiß dienen dazu, ATP wieder herzu-stellen. Wie also müssen wir uns ernähren, um unserem Körper Energie in optimaler Form zur Verfügung zu stellen?

Energiequelle	Größe des Speichers	Energiefreisetzung pro Minute	Maximal mögliche Belastungszeit
ATP	1,2 kcal	370 kj	2–3 Sekunden
Kreatinphosphat	3,6 kcal	250 kj	10 Sekunden
Kohlenhydrate	1.200 kcal	125 kj	60 Minuten
Fette bei 15%*	74.250 kcal	84 kj	Mehrere Stunden bis Tage
Fette bei 25%**	135.000 kcal	84 kj	Mehrere Stunden bis Tage
Fette bei 35%***	220.500 kcal	84 kj	Mehrere Stunden bis Tage

* Beispiel: 55 kg schwere athletische Frau
** Beispiel: 60 kg schwere gesunde Frau
*** Beispiel: 70 kg schwere übergewichtige Frau

Die gesunde Basis-ernährung

Wussten Sie, dass die Menschen auf Kreta die höchste Lebenserwartung in Europe haben – vorausgesetzt, sie überleben ihr Verkehrs-chaos? Diese hohe Lebenserwartung haben die Kreter ihrer Ernährung zu verdanken, die auf den ersten Blick gar nicht so gesund aus-sieht. In Kreta wird für die Zubereitung der Speisen sehr viel Öl verwendet. Allerdings nimmt man dazu Olivenöl, das auf der Insel in großem Stil angebaut wird.
Es kann also keine Rede davon sein, dass Sie sich fettarm ernähren müssen, um gesund zu bleiben. Es kommt allerdings darauf an, das richtige Fett zu verwenden.

Essen Sie Gutes
Während reines Olivenöl sehr positive Effekte auf die Gesundheit hat, entstehen bei der industriellen Herstellung bestimmter Nah-rungsmittel die so genannten Transfettsäu-ren. Sie sind die Übeltäter, die Ihrer Figur und

Ihrer Gesundheit den Gnadenstoß geben. Fertigprodukte wie die praktische Tiefkühlpiz-za, aber auch die hoch erhitzten Milchproduk-te, Chips, Pommes Frites oder Bratfette scha-den Ihnen mehr, als sie nützen. Machen Sie es also wie die Kreter. Essen Sie Nahrungsmittel, die möglichst wenig verarbeitet sind. Wenn Sie sich an diese Regel halten, können Sie sich das unsinnige Kalorienzählen ersparen. Gleichzeitig sind Sie mit allen lebensnotwen-digen Nahrungsstoffen ausreichend versorgt.

Tipp

Zur typisch kretischen Küche gehören viel Jogurt, Honig, Bauern-salat mit Paprika, Gurken, Oliven und rohen Zwiebeln. Kartof-feln werden wie Gemüse behandelt und sind keine Beilage wie Brot oder Reis. Fleisch und Fisch werden kurz gebraten und mit schmackhaften Saucen wie Tzatziki und Zitronenschnitzen serviert.
Kaufen Sie gutes Olivenöl. Es muss nicht aus Kreta stammen. Achten Sie bei den Sorten aus Italien auf die Bezeichnungen »Extra Vergine« oder »Prima Spremuta«.

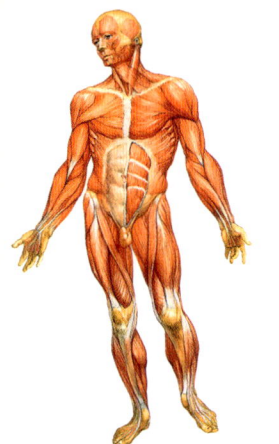

Fettsäuren	Erklärung	Nahrungsquelle	Empfehlung
Einfach ungesättigte Fettsäuren	Leicht verdaulich – kann der Körper problemlos verbrennen, gesundheitsfördernde Effekte	Kaltgepresstes Olivenöl, Avocados, Samen, Mandeln, etc.	Sollten die Hauptfettmenge in der Nahrung ausmachen
Mehrfach ungesättigte Fettsäuren	Diese können vom Körper nicht hergestellt werden und müssen über die Nahrung aufgenommen werden	Omega-3-Fettsäuren: in Leinsamen-, Rapsöl, Forelle, Thunfisch, Makrele, Lachs, Sardinen Omega-6-Fettsäuren: in Mais-, Sonnenblumen-, Soja- und Distelöl	Mehr an Omega-3-Fettsäuren, nicht zu viel an Omega-6-Fettsäuren
Gesättigte Fettsäuren	Braucht der Körper eigentlich nicht, sind aber hochwertige Energieträger	Butter, Hartkäse, Sahne, Rindfleisch, Eier, Kokosfett, Palmkernfett, etc.	Sollten eingeschränkt werden – Verzehr nur in Maßen, erhöht den Cholesterinspiegel im Blut
Konjugierte Fettsäure (CLA)	Noch relativ unerforscht, unterstützt eventuell den Fettabbau	Überwiegend in tierischen Lebensmitteln: Kalb- und Rindfleisch, Lammfleisch, Milch, Käse, Butter, Kondensmilch	
Transfettsäuren	Entstehung beim chemischen Prozess der Fetthärtung	Fertigprodukte wie Tiefkühlpizza etc., hoch erhitzte Milchprodukte, Margarine, Chips, Pommes frites, Blätterteig, Knabbereien, Kekse, Nougatcreme, industriell gefertigte Backwaren	Sollten gemieden werden, führen zum Anstieg des LDL-Cholesterins im Blut, vielleicht Hauptauslöser für Herzkrankheiten, Krebs etc.

Tipp

Zu den Produkten mit hohem Anteil an ungesunden Transfettsäuren gehören auch H-Milch, Nuss-Nougatcreme sowie Back- und Bratfette, die in der Industrie verwendet werden. Greifen Sie lieber zu frischen oder selbst hergestellten Lebensmitteln.

Trinken nicht vergessen

Der Mensch besteht zu 70 Prozent aus Wasser. Während Sie drei Wochen ohne feste Nahrung auskommen können, halten Sie es nicht länger als drei Tage ohne Wasser aus. Schon Nicht-Sportler sollten jeden Tag mindestens 1,5 Liter Flüssigkeit trinken. Für Sie erhöht sich dieser Bedarf noch, denn beim Training schwitzen Sie.

Wenn Sie sich vor und nach Ihrem Training auf die Waage stellen und zum Beispiel einen halben Liter Flüssigkeit verloren haben, müssen Sie die doppelte Menge trinken, um dieses Defizit wieder auszugleichen. Ihr Körper kann nämlich nicht die ganze Flüssigkeit behalten, die Sie ihm zuführen. Trinken Sie also regelmäßig über den Tag verteilt, schon bevor Sie ein Durstgefühl verspüren.

Das beste Getränk für Sportler ist die Apfelsaftschorle im Verhältnis 1 : 2 bis 1 : 3. Da ist neben Wasser all das drin, was Sie sonst noch brauchen. Vor allem Kalium und Magnesium (je nach Mineralwasser).

Die beste Ernährung fürs Training

Erst gezielter Einsatz einzelner Nahrungsbestandteile holt aus einer Trainingseinheit den ganzen Nutzen. Im schlechtesten Fall können Sie sich durch die falsche Ernährung Ihr ganzes Training ruinieren! Vor allem Kohlenhydrate und die so genannten Aminosäuren haben eine große Bedeutung.

Aminosäuren

Krafttraining zerstört die Muskulatur! Diese wird nach dem Training wieder aufgebaut – vorausgesetzt, es steht ausreichend Baumaterial zur Verfügung. Dieses Baumaterial ist das Eiweiß. Aminosäuren sind die einzelnen Bausteine des Eiweiß. Die Deutsche Gesellschaft für Ernährung empfiehlt eine Eiweißaufnahme von 0,8 bis 1,2 Gramm pro Kilogramm Körpergewicht. Das reicht nicht einmal, dass Sie sich nach dem Training erholen können. Optimal sind 1,5 bis 2,5 Gramm pro Kilogramm Körpergewicht. Es wird schwierig werden, diese Menge über die normale Nahrung aufzunehmen.

Wir empfehlen Ihnen daher ein Eiweiß-Aminosäuren-Präparat aus der Apotheke. In diesem Präparat sollten enthalten sein:
• Alle essenziellen Aminosäuren (kann der Körper nicht selbst herstellen)
• Alle semiessenziellen (kann der Körper begrenzt selbst herstellen)
• Alle nicht essenziellen Aminosäuren (kann der Körper selbst herstellen)

Eiweiß ist eine umfangreiche Stoffklasse von organisch-chemischen Verbindungen. Sie sind aus Aminosäuren kettenartig zusammengesetzt und werden bei allen Lebewesen der lebenden Zelle gebildet. Sie sind für Bestehen und Ernährung aller Lebewesen unentbehrlich.

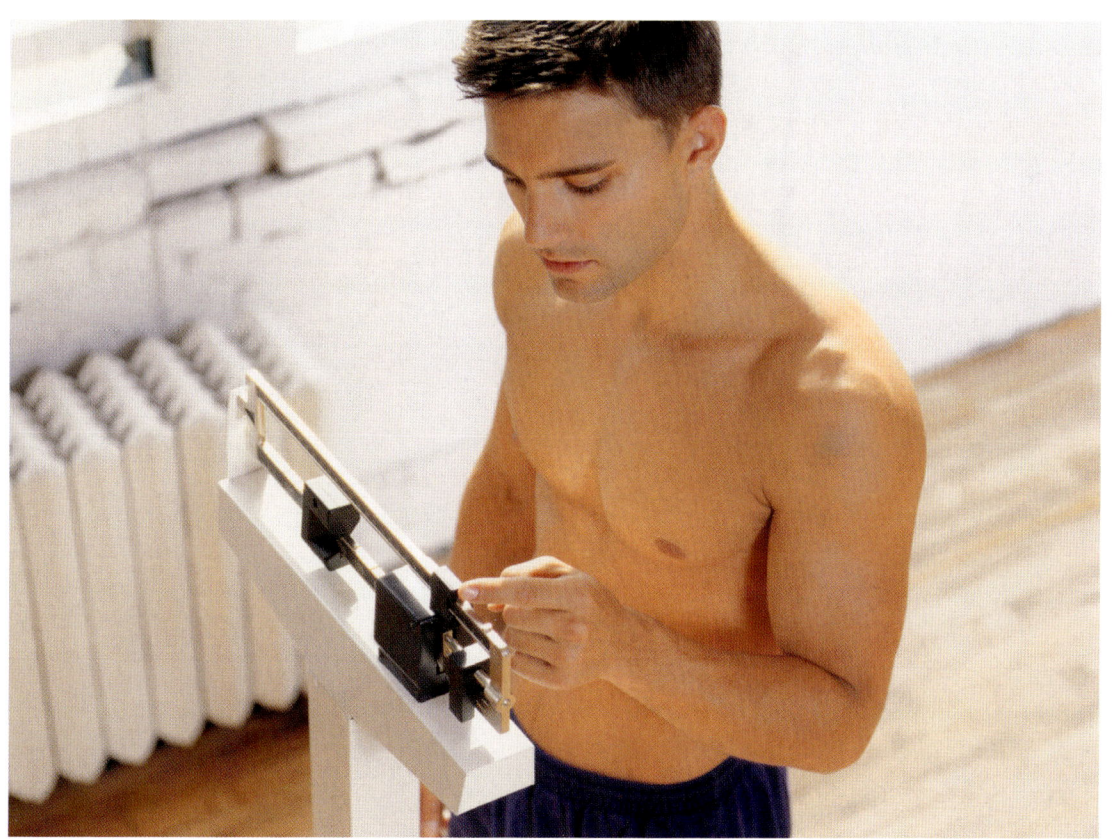

Noch immer ist die Waage der unbestechlichste Begleiter auf dem Weg zum Idealgewicht.

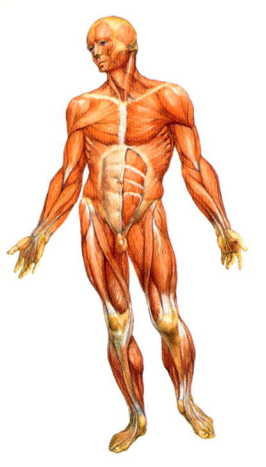

Essenzielle Aminosäuren: Leucin, Isoleucin, Valin, Lysin, Methionin, Phenylalanin, Threonin, Tryptophan.

Semiessenzielle Aminosäuren: Histidin, Arginin, Cystein, Tyrosin.

Nicht essenzielle Aminosäuren: Alanin, Asparagin, Glutamin, Glycin, Prolin, Serin, Ornithin.

Augen auf bei Fertigpräparaten

Lassen Sie sich nicht irgendein Eiweißpräparat verkaufen, sondern kontrollieren Sie selbst die Inhaltstoffe. Es lohnt sich, denn die Wirkung der einzelnen Aminosäuren ist erstaunlich.

Zunahme des Muskelaufbaus Die Aminosäuren Arginin, Ornithin, Tryptophan, Valin, Leucin und Isoleucin fördern den Aufbau neuer Gewebsstrukturen.

Unterstützung der Hormonbildung Arginin und Ornithin aktivieren das so genannte Wachstumshormon, das Muskelauf- und Fettabbau fördert.

Förderung der Regeneration Glutamin, Valin, Leucin und Isoleucin haben eine schonende Wirkung auf die Kohlenhydratspeicher und fördern die Neueinlagerung von Kohlenhydraten in die Muskulatur.

Stabilisierung des Imunsystems Glutamin hat für die Funktionsfähigkeit und Abwehrbereitschaft des Immunsystems eine große Bedeutung.

Förderung des Schlafs Schlaf ist die wichtigste Erholungsmaßnahme für den Körper und vor allem für das Gehirn. Tryptophan hat die Wirkung eines milden Schlafmittels. In Verbindung mit Arginin und Ornithin unterstützt es den Muskelaufbau in der Nacht.

Kohlenhydrate

Egal ob Kraft- oder Ausdauertraining – die Muskulatur verbraucht als Energiequelle immer Kohlenhydrate. Nach einer Trainingseinheit sollte dieser Energiespeicher möglichst schnell wieder aufgefüllt werden. Dabei ist die Zeit nach der Belastung die wichtigste.

Tipp

Lassen Sie sich Zeit bei der Wahl Ihres Eiweiß-Präparates. Fragen Sie in der Apotheke genau nach, welche Produkte es gibt, und lesen Sie in Ruhe den Inhaltsnachweis durch, bevor Sie sich entscheiden. Natürlich können Sie sich auch im Internet informieren.

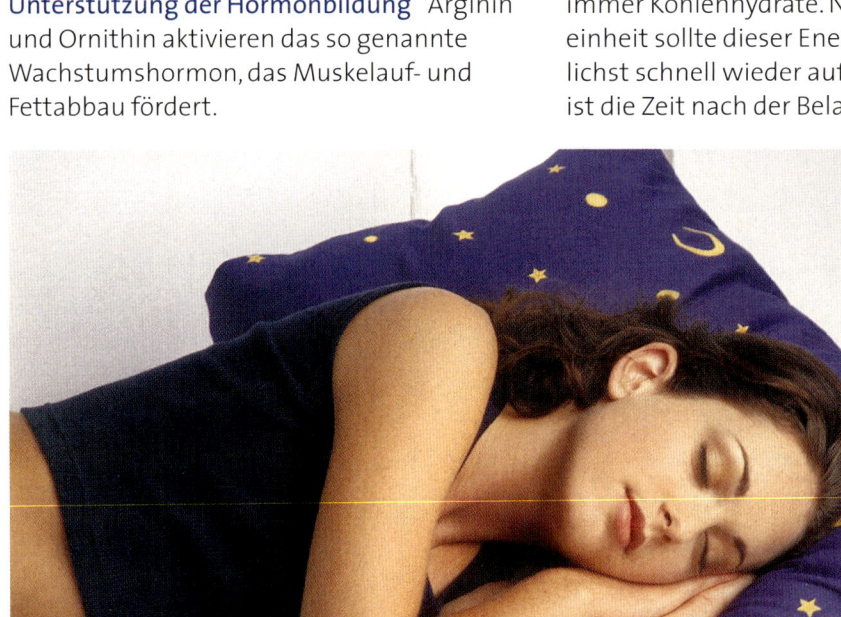

Gut trainiert und ernährt kann sich der Körper im Schlaf optimal regenerieren.

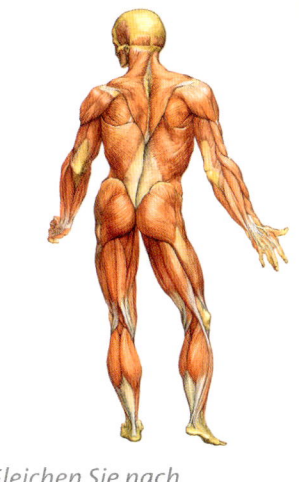

Innerhalb der ersten Stunde nach dem Training ist die Aktivität des kohlenhydrataufbauenden Enzyms Glykogensynthease am größten. Jetzt kann Ihre Muskulatur am schnellsten die entleerten Kohlenhydratspeicher wieder auffüllen. Sie sollten daher unmittelbar nach dem Training 100 bis 120 Gramm leicht verdaulicher Kohlenhydrate zu sich nehmen. Dies muss unabhängig vom Hungergefühl erfolgen, das heißt auch wenn Sie keinen Hunger haben, müssen Sie Kohlenhydrate zu sich nehmen.

Neue Energie

Die Kohlenhydrataufnahme hat bis zwei Stunden nach dem Training, neben dem Wasserausgleich, die höchste Priorität. Eine einfache Möglichkeit ist die so genannte »Pulle danach«. Schon vor dem Training stellen Sie sich folgendes Getränk bereit.
• In einen Liter Mineralwasser oder Apfelsaftschorle geben Sie 100 bis 120 Gramm eines Energiegetränks und 1 Gramm Kochsalz (erhöht nochmals die Kohlenhydrataufnahme) und trinken es zügig aus.
Welches Energiegetränk Sie wählen, ist von eher untergeordneter Bedeutung, die Unterschiede sind eher gering. Auch der gute alte Traubenzucker ist hier erlaubt. Diese Mischung trinken Sie direkt nach dem Training. Mindestens einen Liter, eher zwei.

Die Insulinfalle!

Der Konsum von leicht verdaulichen Kohlenhydraten sollte unbedingt auf den Zeitpunkt nach dem Training beschränkt sein. Der Grund dafür ist einfach. Nach dem Genuss von stark bearbeiteten Kohlenhydraten wie Zucker, Weißmehl, poliertem Reis usw. schnellt der Blutzuckerspiegel in die Höhe (nach dem Training passiert das nicht). Weil der Körper diese Nahrungsmittel nicht selbst verarbeiten muss, gelangen sie sehr schnell ins Blut. Um

den Blutzuckerspiegel im Normalbereich zu halten, schickt die Bauchspeicheldrüse Insulin ins Blut. Das Insulin bewirkt, dass der Zucker in der Muskulatur verbrannt wird. Der Spiegel fällt drastisch nach unten ab. Dem Gehirn geht der notwendige Zucker aus, Müdigkeit und Heißhunger auf Süßes sind die Folge. Sie konsumieren wieder bearbeitete Kohlenhydrate, und das Spiel geht von vorne los.

Gleichen Sie nach dem Training den Wasserhaushalt des Körpers aus.

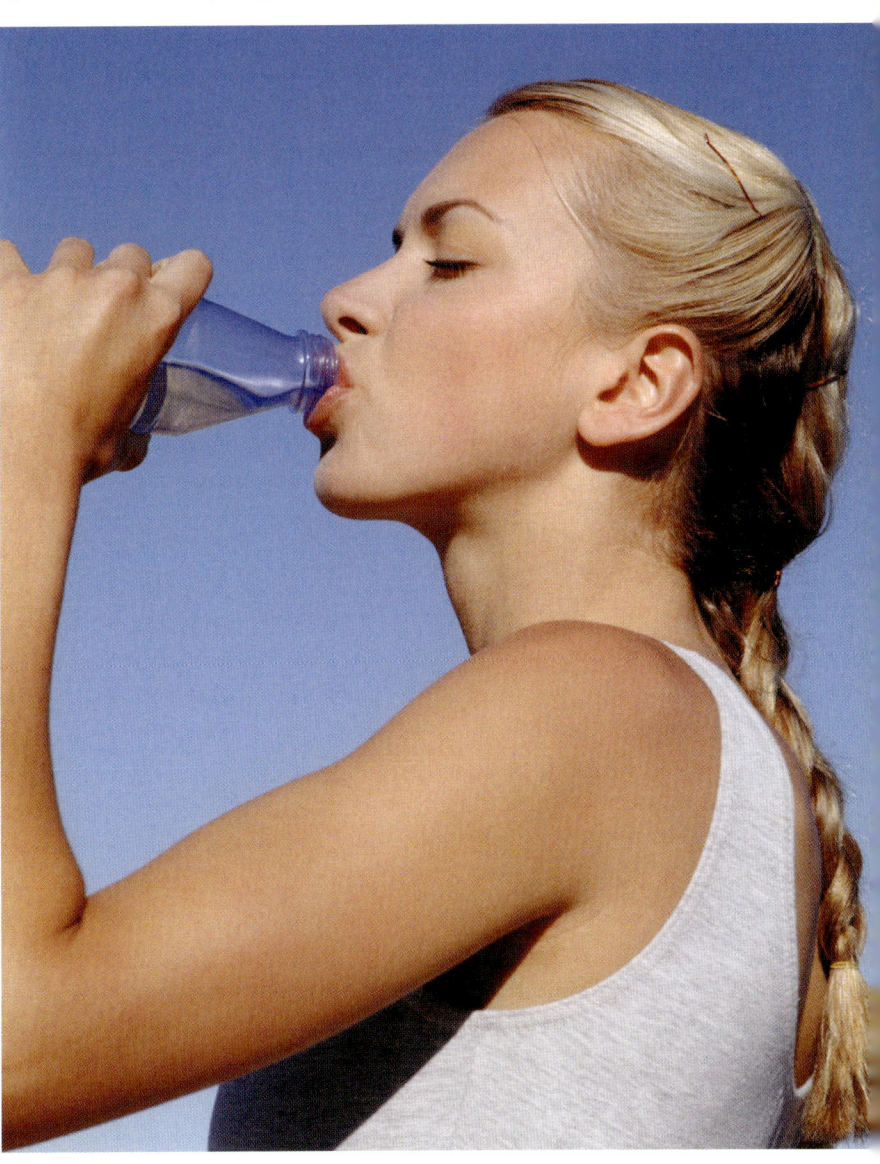

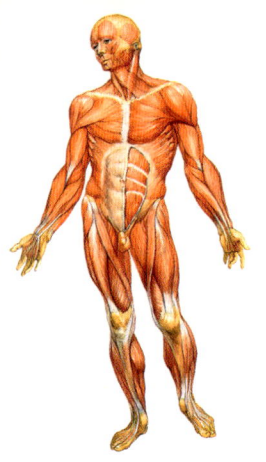

Ein Teufelskreis! Als einen weiteren Effekt blockiert Insulin die Fettverbrennung, da bei erhöhtem Blutzuckerspiegel die Verbrennung von Kohlenhydraten in der Muskulatur Vorrang hat. Mit vollwertigen Kohlenhydraten passiert das nicht. Der Körper muss diese vielfältigen Nährstoffe selbst zerlegen, bevor sie ins Blut gelangen. Besonders kohlenhydratreich sind Lebensmittel mit hohem Zuckeranteil und Fetten.

Tipp

Der so genannte glykämische Index (GI) sagt aus, wie hoch die Insulinreaktion auf ein bestimmtes Lebensmittel ist. Traubenzucker hat den Index 100 – er löst die stärkste Reaktion aus.

Die Insulinfalle durchbrechen

Wenn Sie bereits wissen, dass Sie sich nach dem Genuss von Kartoffeln oder Reis nicht wohl fühlen, sollten Sie sich unbedingt mit der nebenstehenden Tabelle beschäftigen. Wählen Sie vor allem dann bevorzugt Lebensmittel mit niedrigem glykämischen Index, wenn Sie abnehmen wollen und deshalb die Nahrungsmenge einschränken. Sie werden sehen, dass Sie sich nach einem Essen, das mit viel Gemüse, Wildreis oder anderen Lebensmitteln aus der Gruppe mit niederem glykämischen Index (GI) zubereitet wurde, gestärkt fühlen – und dass das gute Sättigungsgefühl länger anhält. So fällt es Ihnen leichter, die Pause bis zum nächsten Essen zu überstehen.

Wenn Sie sich eine Weile mit dieser Tabelle beschäftigen und Ihre Erkenntnisse umsetzen, werden Sie bald wissen, welche Nahrungsmittel Ihren Körper stärken und welche ein Schwächegefühl hervorrufen.

Lebensmittel mit hohem GI (< 70)	Lebensmittel mit mittlerem GI (55–70)	Lebensmittel mit niedrigem GI (< 55)
Obst Datteln (getrocknet) 103 Wassermelone 72	Ananas 66 Banane 60 Honigmelone 60 Mango 55 Papaya 58 Rosine 64	Apfel 39 Aprikose 31 Birne 38 Feigen 35 Grapefruit 25 Kirsche 22 Kiwi 52 Orange 40 Pfirsich 42 Pflaume 39 Weintrauben 45
Gemüse Bratkartoffeln 95 Karotten (gekocht) 85 Kartoffeln (gebacken) 93 Kartoffelpüree 70 Pommes frites 75 Riesenkürbis 74 Salzkartoffeln 70	Kartoffel (neu, gekocht) 62 Pellkartoffeln 62 Rote Bete 64 Zuckermais 59	Grünes Gemüse 10 Karotten (roh) 49 Pilze 15 Süßkartoffeln 54
Hülsenfrüchte		Bohnen (weiß) 48 Erbsen (grün) 48 Kichererbsen 33 Kidney-Bohnen 27 Linsen 30 Sojabohnen 15

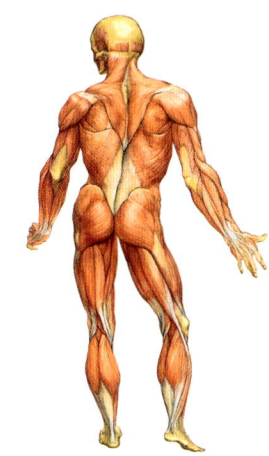

Lebensmittel mit hohem GI (< 70)	Lebensmittel mit mittlerem GI (55–70)	Lebensmittel mit niedrigem GI (< 55)
Teigwaren & Reis Puffreis 85 Reis (Rundkorn, weiß) 72 Schnellkochreis 85	Brauner Reis 55 Reis (Langkorn, weiß) 56	Basmatireis (Langkorn) 50 Eier-Fettucine 32 Instantnudeln 46 Ravioli (Fleischfüllung) 46 Spaghetti (al dente) 45 Wildreis 35
Getreide Cornflakes 84 Müsli mit Zuckerzusatz 70 Rice Crispies 82	Couscous 65 Weißer Grieß 55	Buchweizen 51 Gerste 22 Haferflocken 51 Quinoa 35 Vollkornmüsli ohne Zucker 40
Brot Brezel 85 Croissant 70 Knäckebrot 81 Roggenbrot 67 Waffeln 76 Weißbrot (Baguette) 70 Weißes Brot (Hamburger) 95	Mischbrot 65 Pitabrot 57 Weizenbrot (Vollkornmehl) 69	Pumpernickel 51 Roggenbrot (Sauerteig) 52 Vollkorn- oder Kleiebrot 50 Weizenbrot (Vollkornschrot) 53
Getränke Bier 110 Cola, Limonade 70 Sportgetränke (Gatorade) 78		Apfelsaft 40 Apfelschorle 20 Frischer Fruchtsaft 40 Gemüsesäfte 15 Orangensaft 46 Sojamilch 31
Milch & Milchprodukte		Jogurt 1,5% Fett 33 Milch 1,5% Fett 32 Milch 3,5% Fett 27
Zucker Malzzucker (Maltrose) 105 Traubenzucker (Glukose, Dextrose) 100	Honig 59 Streuzucker (Saccharose) 65	Fruchtzucker (Fructose) 22 Milchzucker (Lactose) 46
Süßwaren & Knabbereien Chips 90 Gummibärchen 80 Kekse 70 Salzstangen 83 Tortillachips 72	Konfitüre 65 Mars 68 Popcorn 55 Sandgebäck 55	Bitterschokolade (70% Kakao) 22 Erdnüsse 14 Eiscreme 40 Schokolade (Twix) 44 Snickers 41

Tipp

Suchen sie sich aus den Lebensmitteln mit niedrigem GI diejenigen aus, die Ihnen besonders gut schmecken, und haben Sie immer einen Vorrat im Haus. So kommen Sie nicht in die Versuchung, aus Heißhunger das Falsche zu essen.

Muskelguide

In dieser Übersicht finden Sie auf einen Blick alle Muskelgruppen, die Sie im Übungsprogramm auf den folgenden Seiten gezielt trainieren können. Die Seitenangaben verweisen auf die jeweiligen Übungen zu den einzelnen Muskelgruppen. So können Sie sich ganz leicht selbst ein Trainingsprogramm, das auf Ihre individuellen Bedürfnisse zugeschnitten ist, zusammenstellen.

Deltamuskel
(M. deltoideus)
→ Seite 54, 72

Zweiköpfiger Oberarm-
muskel, langer Kopf
(M. biceps brachii, Caput longum)
→ Seite 42

Zweiköpfiger Oberarm-
muskel, kurzer Kopf
(M. biceps brachii, Caput breve)
→ Seite 42

Dreiköpfiger Oberarmmuskel
(M. triceps brachii)
→ Seite 46

Armbeuger
(M. brachialis)
→ Seite 42

Gerader Bauchmuskel
(M. rectus abdominis)
→ Seite 80, 84 und 88

Spanner der Ober-
schenkelbinde
(M. tensor fasciae latae)
→ Seite 96 und 100

Kammmuskel
(M. pectineus)
→ Seite 104

Langer Schenkelanzieher
(M. adductor longus)
→ Seite 104

Kapuzen-, Kappen- oder
Trapezmuskel (M. trapezius)
→ Seite 64, 68, 72

Großer Brustmuskel
(M. pectoralis major)
→ Seite 58

Innenseite Schulterblatt:
Unterschulterblattmuskel
(M. subscapularis)
→ Seite 50

Äußerer schräger
Bauchmuskel
(M. obliquus externus
abdominis)
→ Seite 80, 84 und 88

Tiefe Schicht:
Innerer schräger
Bauchmuskel
(M. obliquus
internus
abdominis)
→ Seite 80, 84
und 88

Tiefe Schicht:
Hüften-Lenden-Muskel
(M. iliopsoas)
→ Seite 96

Schlanker Muskel
(M. gracilis)
→ Seite 104

Vierköpfiger Ober-
schenkelmuskel
(M. quadriceps femoris)
→ Seite 108

Äußerer Oberschenkel-
muskel (M. vastus lateralis)
→ Seite 108

Gerader Oberschenkel-
muskel (M. rectus femoris)
→ Seite 96, 100 und 108

Innerer Oberschenkelmuskel
(M. vastus medialis)
→ Seite 108

Vorderer Schienbeinmuskel
(M. tibialis anterior)
→ Seite 122

Innerer Wadenmuskel
(M. gastrocnemius,
Caput mediale)
→ Seite 118

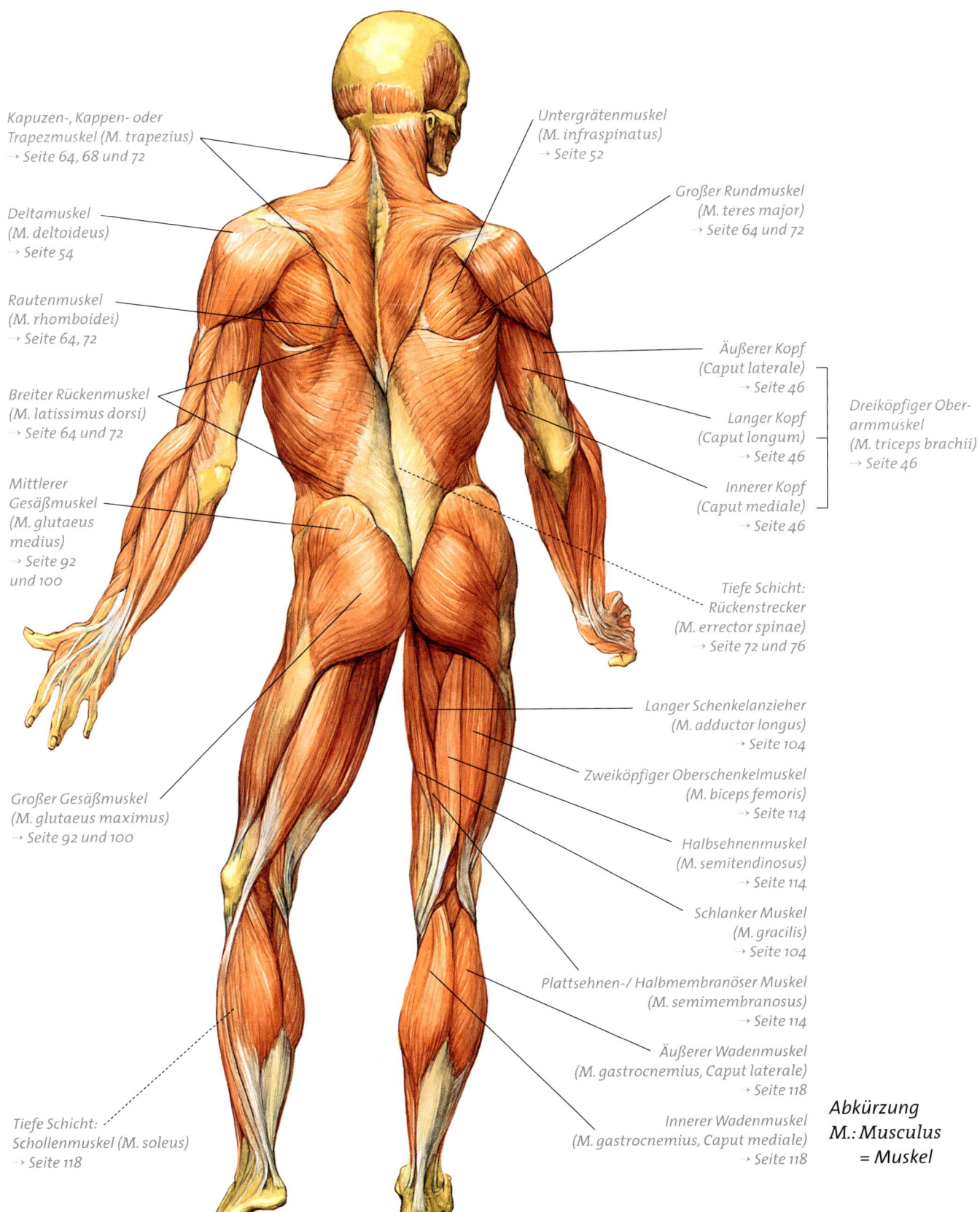

Kapuzen-, Kappen- oder
Trapezmuskel (M. trapezius)
→ Seite 64, 68 und 72

Deltamuskel
(M. deltoideus)
→ Seite 54

Rautenmuskel
(M. rhomboidei)
→ Seite 64, 72

Breiter Rückenmuskel
(M. latissimus dorsi)
→ Seite 64 und 72

Mittlerer
Gesäßmuskel
(M. glutaeus
medius)
→ Seite 92
und 100

Großer Gesäßmuskel
(M. glutaeus maximus)
→ Seite 92 und 100

Tiefe Schicht:
Schollenmuskel (M. soleus)
→ Seite 118

Untergrätenmuskel
(M. infraspinatus)
→ Seite 52

Großer Rundmuskel
(M. teres major)
→ Seite 64 und 72

Äußerer Kopf
(Caput laterale)
→ Seite 46

Langer Kopf
(Caput longum)
→ Seite 46

Innerer Kopf
(Caput mediale)
→ Seite 46

Dreiköpfiger Ober-
armmuskel
(M. triceps brachii)
→ Seite 46

Tiefe Schicht:
Rückenstrecker
(M. errector spinae)
→ Seite 72 und 76

Langer Schenkelanzieher
(M. adductor longus)
→ Seite 104

Zweiköpfiger Oberschenkelmuskel
(M. biceps femoris)
→ Seite 114

Halbsehnenmuskel
(M. semitendinosus)
→ Seite 114

Schlanker Muskel
(M. gracilis)
→ Seite 104

Plattsehnen-/ Halbmembranöser Muskel
(M. semimembranosus)
→ Seite 114

Äußerer Wadenmuskel
(M. gastrocnemius, Caput laterale)
→ Seite 118

Innerer Wadenmuskel
(M. gastrocnemius, Caput mediale)
→ Seite 118

Abkürzung
M.: Musculus
= Muskel

Bizepscurls

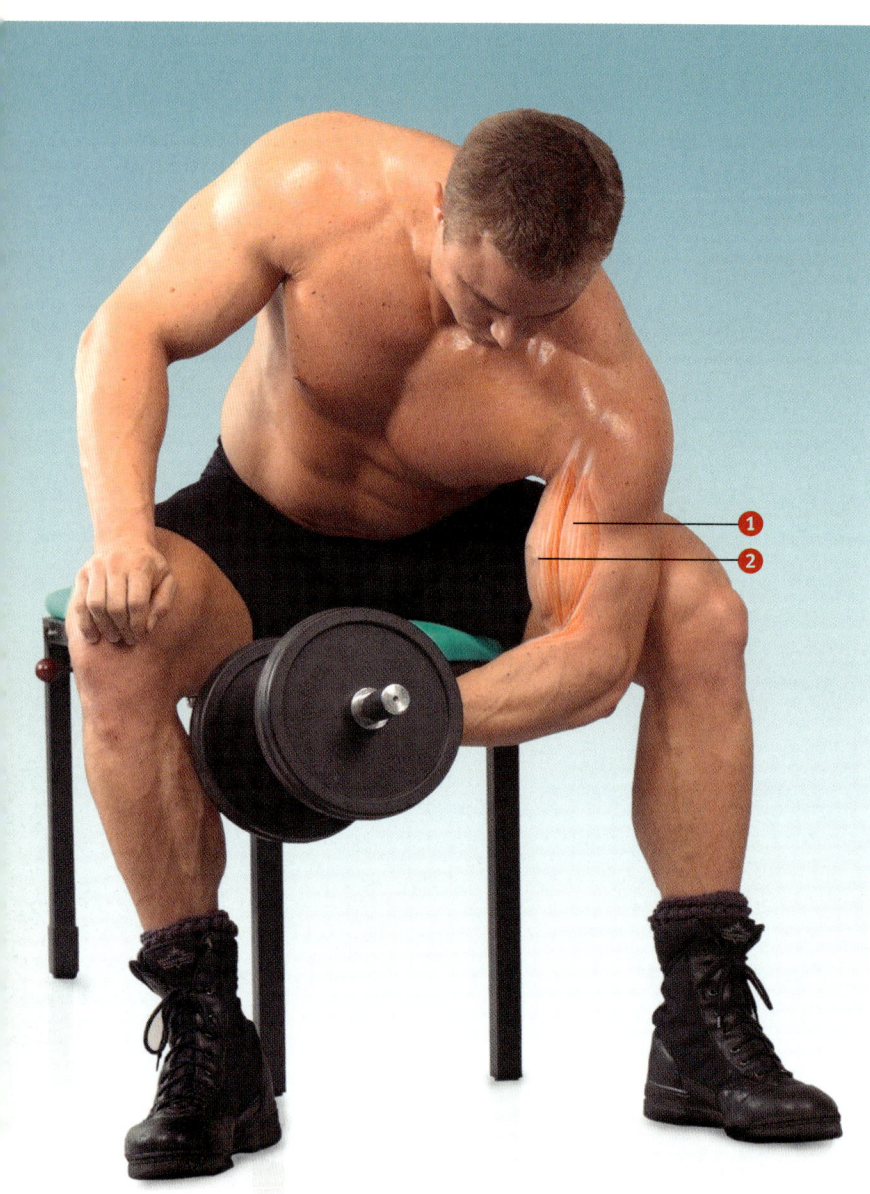

Bizeps/zweiköpfiger
Oberarmmuskel
1 *Langer Kopf*
2 *Kurzer Kopf*

Ziel

Kräftigung des zweiköpfigen Oberarmmuskels *(M. biceps brachii)* – beide Anteile.
Zusätzliche Kräftigung des Oberarmspeichen-
muskels *(M. brachioradialis)* und des Arm-
beugers *(M. brachialis)*.

Bewegung

Anbeugen des Unterarmes – Ellbogenflexion.

Muskelfunktion

Die Hauptfunktion des Bizeps ist das Anbeugen des Armes. Sein Gegenspieler ist der
Trizeps zur Streckung des Armes (→ Seite 46).
Für ein ausgewogenes Zusammenspiel der
Armmuskulatur empfehlen wir Ihnen, beide
Muskelbereiche gleichermaßen zu kräftigen.
Der Bizeps hilft zusätzlich bei der Auswärts-
drehung des Unterarmes (Supination). Sie
kräftigen den Bizeps am besten, wenn Sie ihn
in der Supinationsstellung trainieren – das
sind alle Haltungen, bei denen die Handfläche
nach oben zeigt.
Bei entgegengesetzter Handstellung (Prona-
tion) verlagert sich die Aktivität verstärkt auf
den Oberarmspeichenmuskel.
Auch aus orthopädischer Sicht ist ein gezieltes Bizepstraining sinnvoll. Denn der lange
Bizepskopf unterstützt die Stabilisation des
Schultergelenks, das ansonsten wenig Führung hat.
Beachten Sie in diesem Zusammenhang auch
das Training der Innen- und Außenrotation
(→ Seite 50) des Schultergelenks.

Styling-Effekt

Der Bizeps ist gewissermaßen ein Sinnbild
für Kraft und Leistungsfähigkeit. Sein Muskel-
bauch zeichnet sich deutlich ab und prägt
die Wölbung des Oberarmes. Nicht nur für
Männer ist ein kraftvoller Bizeps, der sich
unter Hemden wölbt und aus T-Shirts he-
rausblitzt, ein absolutes Muss. Auch immer
mehr Frauen trainieren für straffe und wohl-
geformte Oberarme, weil sie dann in allen
ärmellosen Kleidungsstücken einfach besser
aussehen.

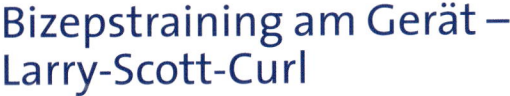

Bizepstraining am Gerät – Larry-Scott-Curl

Aufgrund der guten Fixierung und stabilen Auflage sind bei diesem Training maximale Belastungen mit schwerem Gewicht möglich, ohne dass – bei richtiger Ausführung – die Gelenke überlastet werden.
Namensgeber der Übung ist Larry Scott, der in den 60er-Jahren des vergangenen Jahrhunderts weltberühmt und 1964 zum Mr. Univers, 1965 und 1966 zum Mr. Olimpia gekürt worden war.

→ **Ausgangsstellung**
1 Setzen Sie sich mit geradem Rücken ans Gerät. Umfassen Sie den Griff von unten, und stützen Sie den Oberarm auf die Auflagefläche.
2 Halten Sie den Kopf in Verlängerung der Wirbelsäule. Der Ellbogen ist bereits leicht angebeugt.

→ **Endstellung**
Beugen Sie nun den Unterarm zum Körper an.

→ **Darauf kommt es an**
Achten Sie auf eine gleichmäßige Bewegungsausführung, und halten Sie die Muskelspannung während des gesamten Bewegungsablaufes. Dies beginnt in der Ausgangsposition. Der Arm darf in dieser Position nicht ganz gestreckt und dadurch entlastet werden.
Die Bewegung selbst erfolgt dann ausschließlich über das Zusammenziehen (Kontraktion) der Armbeuger.
Wichtig Die Position des Oberkörpers bleibt unverändert. Strecken Sie bei den ersten Curls die Arme noch nicht ganz, um die Sehnen nicht zu überanstrengen.

→ **Richtig atmen**
Atmen Sie beim Beugen der Arme ein, am Ende der Bewegung aus.

→ **Variante**
Das Training am Larry-Scott-Curl eignet sich ideal für ein gezieltes Maximalkrafttraining mit hohen Belastungen. Das verstellbare Gewicht ermöglicht eine optimale Belastungssteuerung.
Eine weitere Möglichkeit, die Muskelspannung und die Effektivität zu steigern, ist die Übungsausführung mit Teilbewegungen. Dabei erfolgen zunächst drei kleine Beugebewegungen unter Vorspannung im Bereich der Ausgangsstellung mit anschließender kompletter Bewegung.
Die Muskelaktivität kann auf diese Weise um bis zu 20 Prozent gesteigert werden.

Bei dieser Bewegung können Sie die Arbeit des Bizeps deutlich spüren. Da zu Beginn der Übung die Muskelspannung hoch ist, sollten Sie zunächst mit geringen Gewichten beginnen, damit sich die Muskeln allmählich erwärmen können.

Die beste Übung für einen kraftvollen Bizeps.

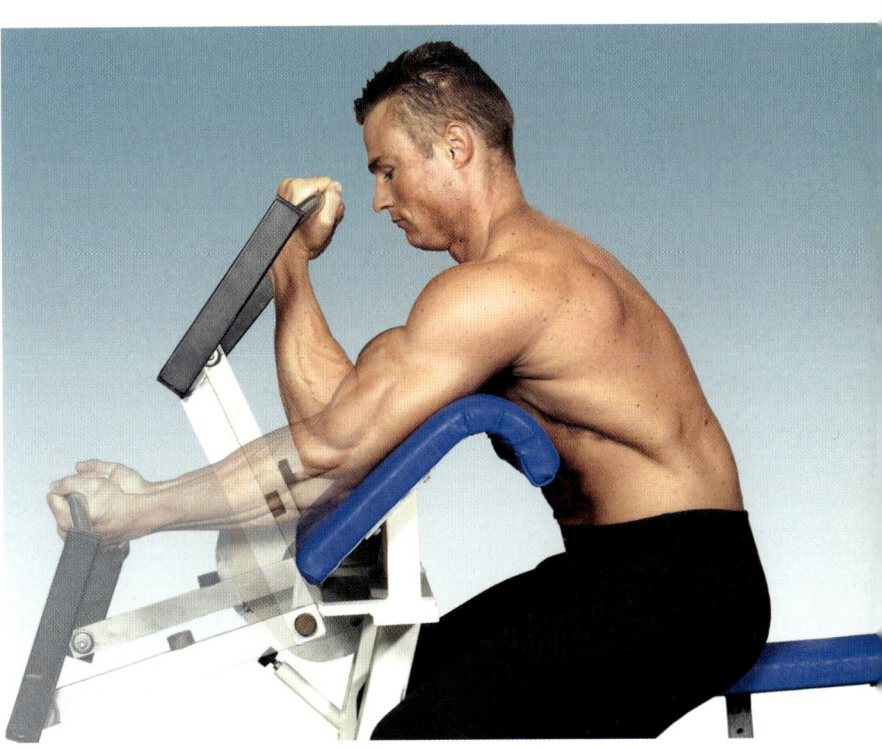

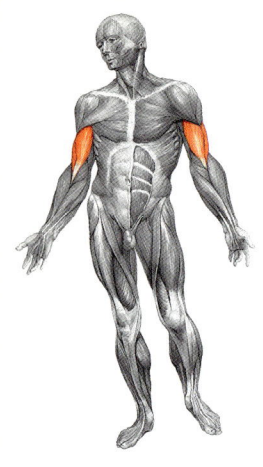

Konzentrationscurls mit der Kurzhantel

Der Konzentrationscurl ist eine klassische Übung aus der Bodybuilder-Szene. Er gilt als einer der effektivsten Übungen zum Muskelaufbau des Bizeps. Bei dieser Übung wird der Oberkörper nach vorne geneigt. Das verstärkt den Einfluss der Schwerkraft und steigert somit die Effektivität der Übung.

Halten Sie während der Übung das Handgelenk gerade.

➡ Ausgangsstellung
1 Setzen Sie sich mit breit aufgestellten Beinen auf einen Stuhl.
2 Neigen Sie sich mit geradem Rücken weit nach vorne, und drücken Sie den Ellbogen des trainierenden Arms von innen gegen den Oberschenkel.
3 Stützen Sie sich mit dem anderen Arm auf dem Oberschenkel ab.
4 Halten Sie die Hantel mit der Handfläche nach oben. Der Ellbogen ist in der Ausgangsstellung leicht gebeugt.

➡ Endstellung
1 Heben Sie das Gewicht nach oben an.
2 Führen Sie das Gewicht mit dem Ausatmen gleichmäßig zurück, ohne den Arm ganz zu strecken.

➡ Darauf kommt es an
Halten Sie in der Ausgangsstellung die Hantel mit der Handfläche nach oben.
Wichtig Um Fehlbelastungen des Handgelenkes zu vermeiden, sollten Sie das Gelenk möglichst gerade halten und nicht nach unten abknicken. Der Ellbogen ist in der Ausgangsstellung bereits leicht gebeugt, der Bizeps unter Vorspannung.
Verändern Sie während der Übung die Position des Oberkörpers nicht.

➡ Richtig Atmen
Einatmen beim Anheben, gleichmäßig Ausatmen beim Absenken.

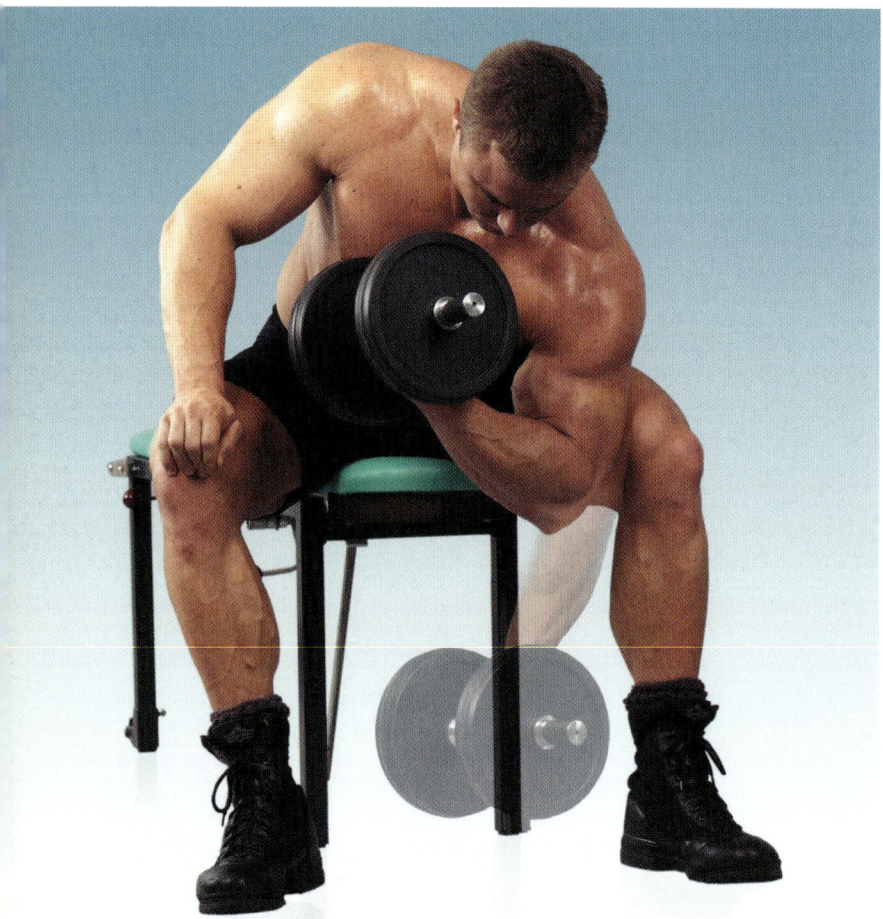

Tipp
Könner trainieren den Bizeps zusätzlich, indem sie für diese Übung ein Hantelgewicht wählen, das etwa 20 bis 30 Prozent über ihrer Maximallast liegt. Sie heben dieses Gewicht mit der Hilfe des anderen Arms an und lassen es dann mit einem Arm nach unten sinken.

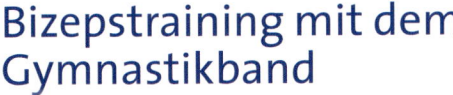

Bizepstraining mit dem Gymnastikband

Bei dieser Übung legen Sie den Oberarm nach vorne auf die Auflagefläche eines Tisches oder einer Bank. Das verringert die Aktivitätsmöglichkeit des Muskels. Und so ist bereits bei dem geringeren Widerstand, den das Gymnastikband bietet, eine gute Auslastung des Bizeps möglich.

→ **Ausgangsstellung**
   1 Knien Sie sich in Schrittstellung vor einen Tisch oder eine andere geeignete Auflagefläche. Achten Sie auf einen geraden Rücken, und stützen Sie den Oberarm auf der Unterlage ab.
   2 Das Band ist etwas oberhalb der Auflage fixiert.
   3 Halten Sie das Band mit der Handfläche zum Körper. Beugen Sie den Arm leicht an, und bringen Sie das Band auf Spannung.

→ **Endstellung**
   Ziehen Sie nun den Unterarm gegen den Widerstand des Bandes zum Körper, ohne die Position des Rückens zu verändern.

→ **Darauf kommt es an**
   Bei der Ausführung der Übung halten Sie den Rücken ebenso gerade wie in der Ausgangslage. Sie verändern auch die Haltung der Oberarme und der Ellbogen auf der Unterlage nicht. Die Bewegung bleibt ausschließlich den Unterarmen überlassen.

→ **Richtig atmen**
   Atmen Sie beim Anbeugen des Armes ein, anschließend wieder aus.

Tipp

Gymnastikbänder benötigen kaum Platz und sind jederzeit und nahezu überall einsetzbar. Sie eignen sich deshalb ideal für das Training in den eigenen vier Wänden oder auch für unterwegs. Das Band ist in verschiedenen Zugstärken erhältlich. Je nach Hersteller werden dazu unterschiedliche Farben verwendet. Wählen Sie diejenige Stärke, die Ihrem Trainingszustand entspricht.
Auch das Gymnastikband braucht Pflege, wenn es lange halten soll, ohne seine Elastizität einzubüßen.
• Befestigen Sie es nicht an spitzen oder scharfkantigen Gegenständen.
• Hängen Sie Ihr Band nicht direkt neben oder gar an die Heizung. Schützen Sie es auch vor intensiver Sonnenbestrahlung.
• Reinigen Sie das Band nicht mit Wasser und Seife. Das Band ist beschichtet. Eine solche Wäsche entfernt die Schutzschicht, und das Band klebt zusammen.

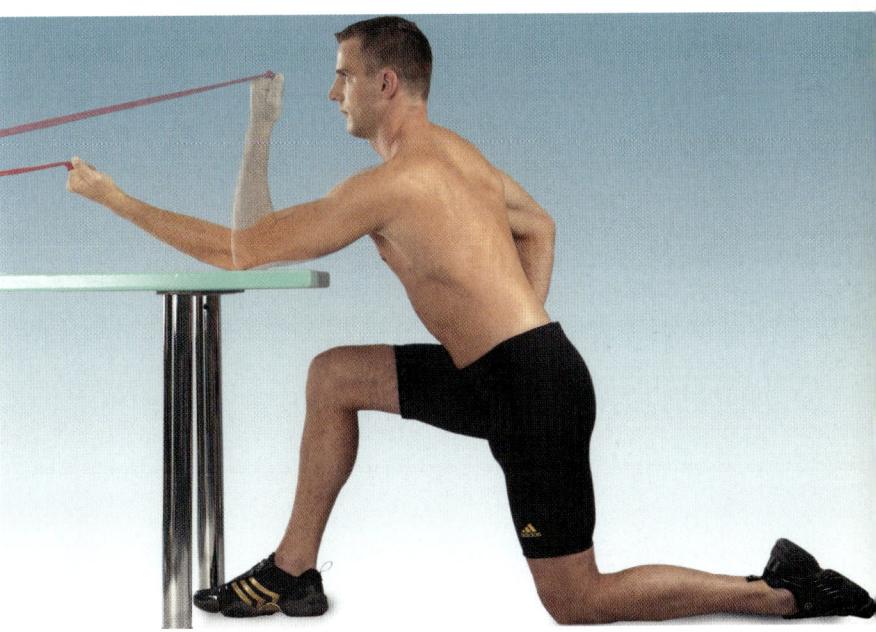

Führen Sie die Bewegung nur mit dem Unterarm aus.

Trizepsdrücken

Führen Sie die Übungen immer so korrekt wie möglich aus, um die Schultergelenke nicht unnötig zu belasten.

Ziel

Kräftigung des dreiköpfigen Oberarmmuskels (M. triceps brachii) – drei Anteile.

Bewegung

Streckung des Ellbogengelenks – Ellbogenextension.

Muskelfunktion

Die Hauptfunktion des Trizeps ist das Strecken des Armes. Sein Gegenspieler ist der Bizeps zur Beugung des Armes (→ Seite 42). Aus Sicht der Muskelfunktion und der Balance sollten Sie beide Muskelgruppen ausgewogen trainieren. Der Trizeps ist ein zweigelenkiger Muskel. Das heißt, seine Funktion erstreckt sich nicht nur auf den Ellbogen, sondern auf zwei Gelenke. Neben der Streckung des Ellbogens ist der Trizeps auch an der Bewegung der Schulter aktiv. Mit seinem langen Anteil (caput longum) unterstützt er das Nach-hinten-führen und Heranziehen des Armes. Die Funktion des dreiköpfigen Oberarmmuskels ist enorm wichtig für alle Wurf- und Rückschlagsportarten sowie Boxen. Ein gezieltes Krafttraining ist für viele dieser Disziplinen eine sinnvolle Ergänzung im Trainingsaufbau zur Leistungssteigerung.

Styling-Effekt

Der Trizeps strafft und formt die Oberarmrückseite und zeigt im trainierten Zustand deutliche Kontur in der Seitenansicht. Diese Übungsgruppe ist deshalb bei Männern und Frauen gleichermaßen beliebt. Je geringer außerdem der Fettanteil des Körpers ist, desto markanter tritt der Muskel hervor. Wer wirklich straffe Arme zeigen möchte, sollte außerdem auf seine Ernährung achten. Ab Seite 32 zeigen wir Ihnen, wie Ihr Körper mit einer durchdachten und vollwertigen Ernährung langfristig Fett abbaut.

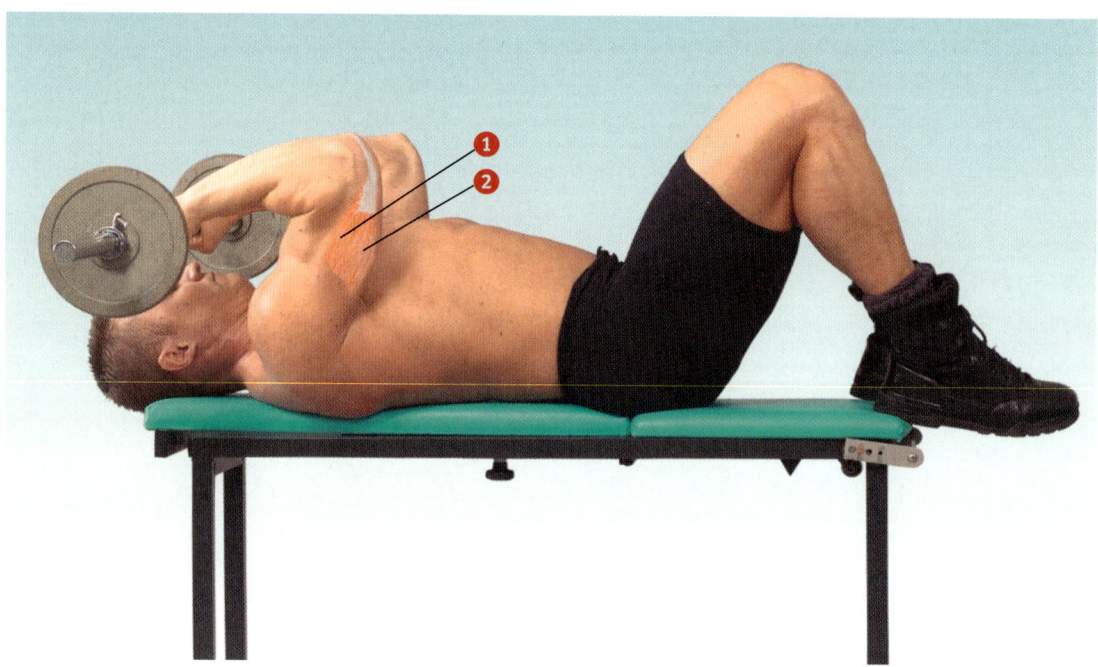

Dreiköpfiger
Oberarmmuskel
1 Kurzer Kopf
2 Langer Kopf

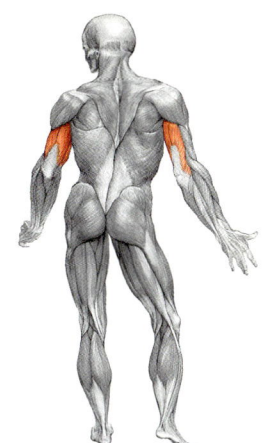

Trizepsdrücken am Gerät

Diese Übung eignet sich besonders gut für Trainingseinsteiger. Der Rücken ist hierbei optimal unterstützt, und die Bewegung erlaubt nur wenige Ausweichmöglichkeiten. Die Schulter wird zudem nur gelenkschonend belastet.

Mit dieser Übung trainieren Sie alle Anteile des Muskels in ausgewogenem Verhältnis. Zusätzlich wird dabei der untere Anteil des Kapuzenmuskels trainiert.

→ Ausgangsstellung

1 Setzen Sie sich mit geradem Rücken an das Gerät. Heben Sie den Brustkorb an, und ziehen Sie die Bauchdecke leicht ein.
2 Drücken Sie das Gewicht etwas nach unten, und beginnen Sie die Übung bei einem Ellbogenwinkel von etwa 90 Grad.
3 Ziehen Sie die Schulterblätter aktiv nach unten, und halten Sie den Kopf in Verlängerung der Wirbelsäule. Machen Sie ein Doppelkinn (»Kinn-in«-Haltung).
4 Achten Sie auch auf eine stabile Stellung der Handgelenke. Vermeiden Sie in jedem Fall ein Abknicken und Überstrecken im Handgelenk.

→ Endstellung

Strecken Sie nun die Arme. Die Ellbogen sind in der Endstellung leicht gebeugt.

→ Darauf kommt es an

Vermeiden Sie Ausweichbewegungen des Rückens und des Schultergürtels. Vor allem dürfen die Schultern beim anschließenden Absenken des Gewichtes nicht nach oben ausweichen. Kontrollieren Sie sich am besten selbst in einem Spiegel.

→ Richtig Atmen

Atmen Sie beim Strecken der Arme ein, anschließend wieder aus.

→ Variante

Sie können die Oberarme entweder eng am Körper führen – oder die Oberarme können leicht nach außen zeigen. Beide Varianten haben eine ähnlich gute Wirkung.

Tipp

Bei dieser Übung gilt: »Weniger ist mehr.« Denn tiefes Beugen der Arme über 90 Grad erhöht nur die Belastung auf das Schultergelenk und reduziert außerdem die Wirksamkeit der Übung.

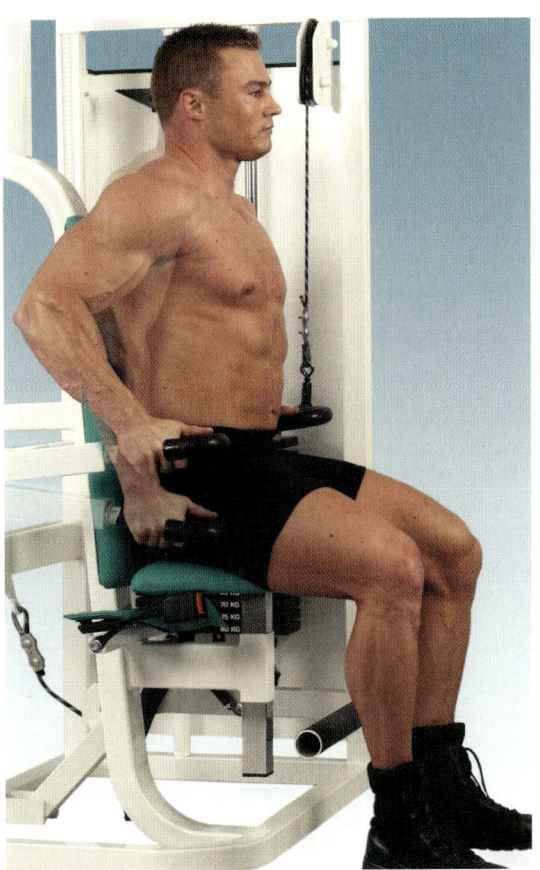

Diese Grundübung für den Trizps eignet sich auch für Einsteiger.

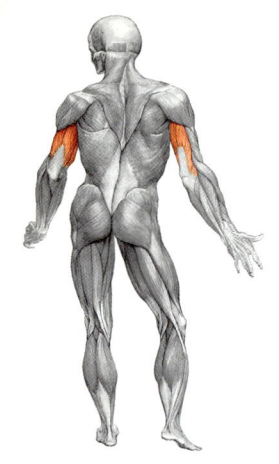

Trizepsdrücken mit der Langhantel

Der Drehpunkt der Bewegung ist das Ellbogengelenk. Diese Übung erfordert ein gutes Körpergefühl und eine gute Körperspannung. Anfänger sollten diese Variante mit einem Trainingspartner als Hilfestellung beginnen. Der Trainingseinstieg und das Erlernen der Bewegung sollten zunächst mit niedrigem Gewicht erfolgen.

Beginnen Sie mit niedrigem Gewicht.

→ **Ausgangsstellung**

1 Legen Sie sich mit dem Rücken auf die Bank, und winkeln Sie die Beine an, um den unteren Rücken optimal zu stabilisieren.

2 Halten Sie die Hantel im Ristgriff etwa auf Augenhöhe, die beiden Ellbogen zeigen nach oben.

→ **Endstellung**

Strecken Sie nun die Arme nach oben, und atmen Sie dabei gleichmäßig ein.

→ **Darauf kommt es an**

Strecken Sie bei dieser Übung die Beine nicht lang aus. Vor allem wenn Sie mit Rückenbeschwerden in Höhe der Lendenwirbelsäule kämpfen, ist es wichtig, die Knie anzuziehen, um die Hebelwirkung auf den unteren Rücken zu reduzieren.

→ **Richtig atmen**

Begleiten Sie das Stemmen der Hantel ruhig mit dem Einatmen, bis die Hantel ihren obersten Punkt erreicht hat. Dann atmen Sie aus und kehren in die Ausgangsstellung zurück.

→ **Variante**

Diese Übungsausführung mit der Langhantel betont die Wirkung auf den mittleren und seitlichen Anteil des Trizeps. Wollen Sie verstärkt den langen Anteil des Trizeps aktivieren, müssen Sie die Übung in der Ausgangsstellung etwas oberhalb des Kopfes beginnen. Der Oberarm wird dazu etwas Richtung Kopf geneigt. Hierdurch entsteht eine erhöhte Vorspannung der Muskulatur, die den großen Brustmuskel fordert.

Tipp

Diese Übungsausführung mit der Langhantel betont die Wirkung auf den mittleren und seitlichen Anteil des Trizeps. Wollen Sie verstärkt den langen Anteil des Trizeps aktivieren, müssen Sie die Übung in der Ausgangsstellung etwas oberhalb des Kopfes beginnen. Der Oberarm wird leicht Richtung Kopf geneigt.

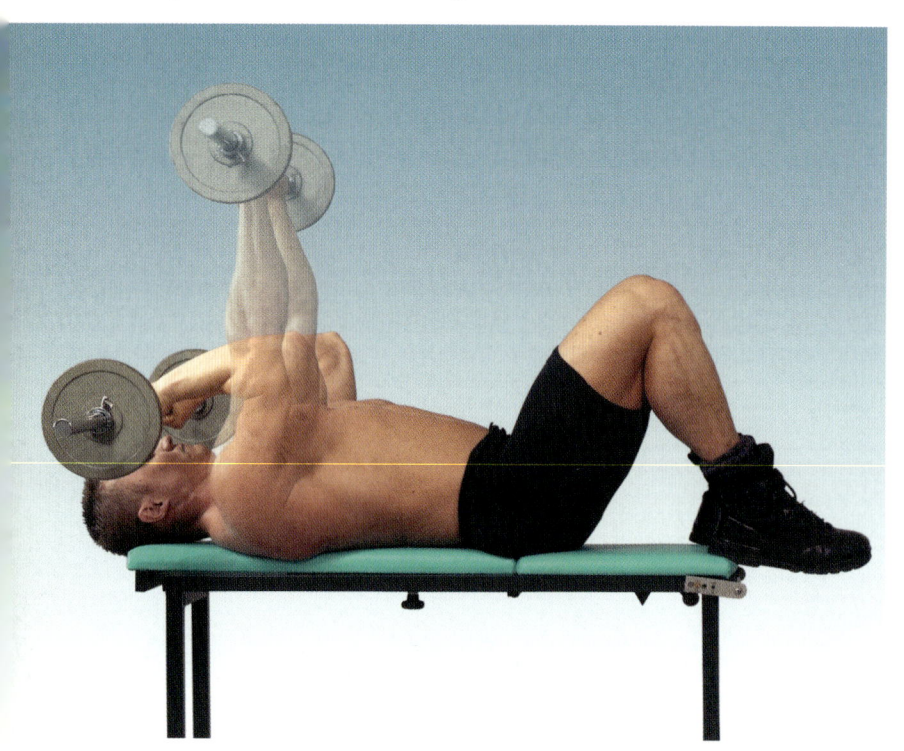

Liegestütz rücklings

Der Liegestütz rücklings ist eine einfache, aber sehr effektive Übung zur Kräftigung des Trizeps. Alles, was Sie benötigen, sind zwei stabile Stühle und die nötige Trainingsmotivation.

Der Schwierigkeitsgrad der Übung ist stark abhängig vom eigenen Körpergewicht. Auch die Position der Füße hat Einfluss auf die Intensität. Je tiefer Sie die Füße halten, desto einfacher ist es, die Übung auszuführen – desto geringer ist aber auch die Wirksamkeit.

➔ Ausgangsstellung
Stützen Sie sich mit leicht gebeugten Armen auf der Sitzfläche ab, und stellen Sie die Fersen auf den zweiten Stuhl. Die Beine sind ebenfalls leicht gebeugt.

➔ Endstellung
Senken Sie nun das Gesäß langsam nach unten ab.

➔ Darauf kommt es an
Stabilisieren Sie die Hüften, und achten Sie immer auf eine gleichmäßige Ausführung. Eine Überstreckung des Ellbogens sollte vermieden werden. Die Arme sollten nicht weiter als 90 Grad gebeugt werden. Durch eine tiefe Beugung verstärkt sich lediglich die Belastung auf das Schultergelenk. **Wichtig** Vermeiden Sie das passive Heben der Schultern, indem Sie den Brustkorb anheben und die Schulterblätter aktiv nach unten ziehen.

➔ Richtig atmen
Während des Beugens und Streckens atmen Sie ein. Erst am Ende der Bewegung, wenn Sie die Ausgangsstellung wieder erreicht haben, atmen Sie aus.

➔ Variante
• Anfänger können zur Erleichterung die Fersen ohne zweiten Stuhl auf den Boden aufstellen.
• Zu Beginn eines Trainingsprogramms kann zusätzlich das Bewegungsausmaß der Beugung verringert werden. Bei geringerer Beugung der Arme reduziert sich die Belastung. Auf diese Weise können Sie im Verlauf des Trainings den Schwierigkeitsgrad der Übung auf Ihre Leistungsfähigkeit abstimmen.

Tipp

Sie können die Trainingsintensität erhöhen, indem Sie ein Gewicht auf die Oberschenkel legen. Sie müssen dann mehr Kraft einsetzen, um sich mit den Armen von der Bank abzustoßen – was den Trainingseffekt auf die Armmuskulatur noch erhöht.

Je höher der Stuhl, auf dem die Füße stehen, desto effektiver die Übung.

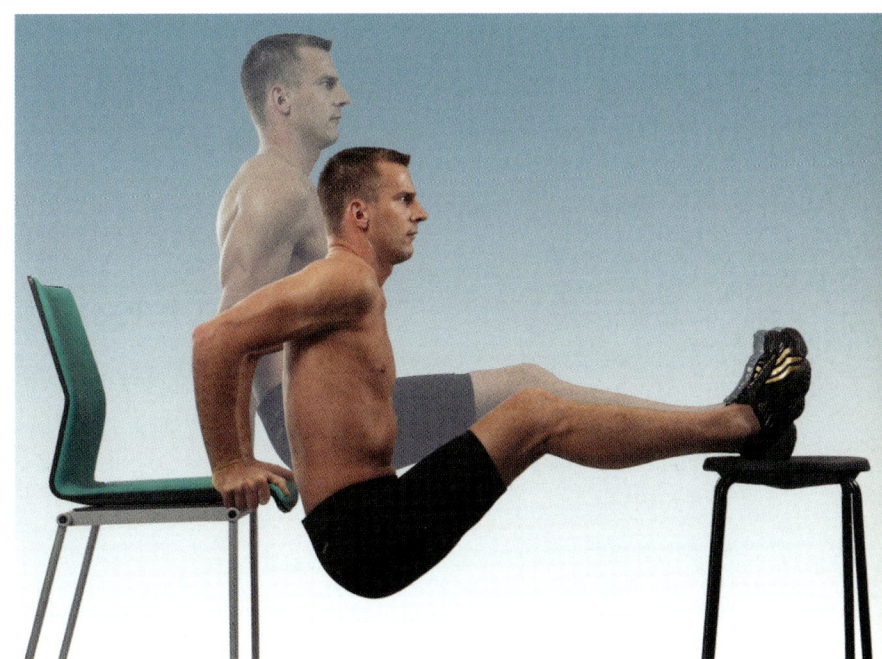

Schulter-Innenrotation

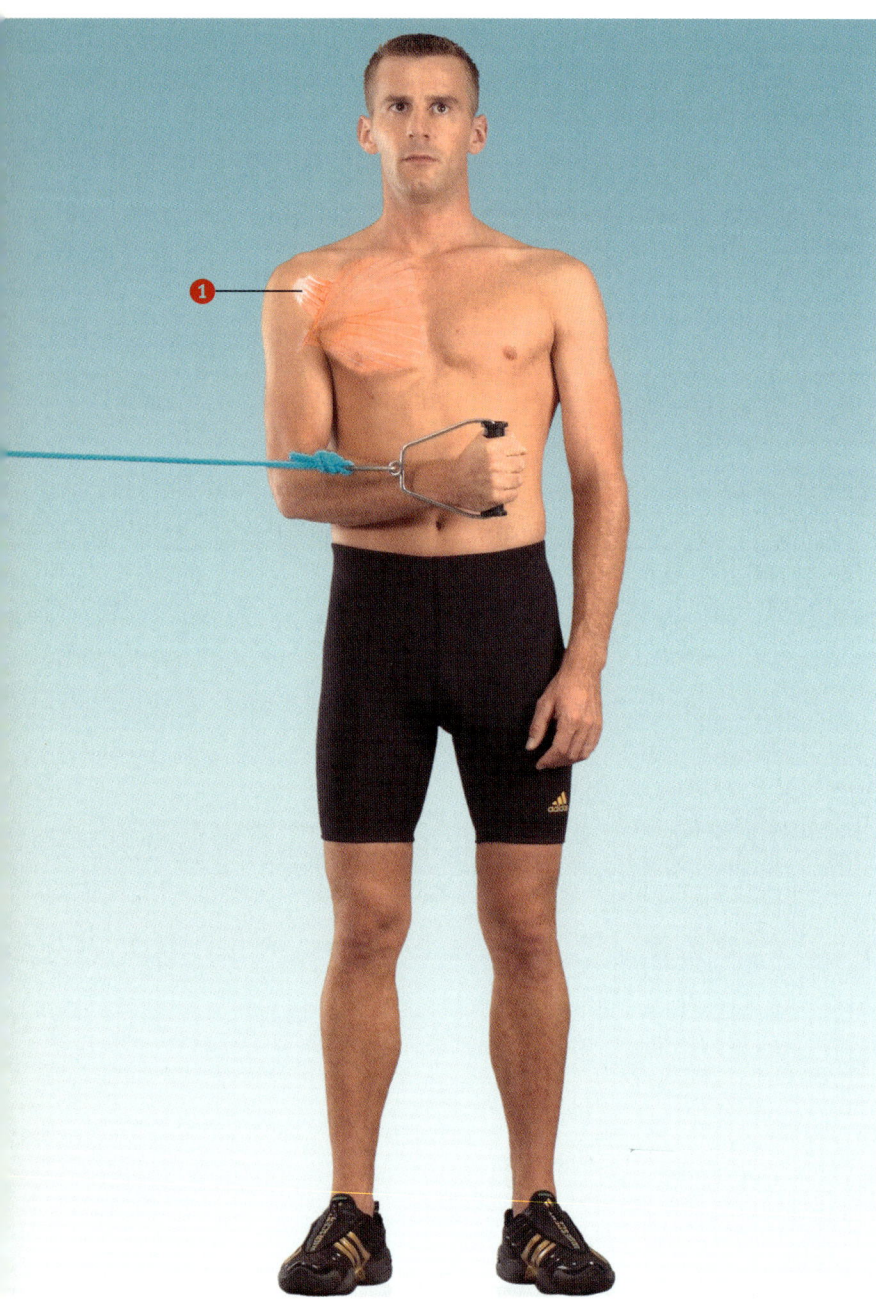

1 *Ansatz des Unter-*
schulterblattmuskels

Ziel

Kräftigung des Unterschulterblattmuskels
(*M. subscapularis*).

Bewegung

Einwärtsdrehen des Oberarmes – Schulter-
Innenrotation.

Muskelfunktion

Der Unterschulterblattmuskel ist ein wichtiger Bestandteil der so genannten Rotatorenmanschette, deren Hauptaufgabe es ist, den
Oberarmkopf in der Gelenkpfanne in der
richtigen Stellung zu halten. Die Rotatorenmanschette besteht aus vier verschiedenen
Muskeln mit verschiedenen Aufgaben.
Der Unterschulterblattmuskel hat zentrieren-
de Wirkung auf den Oberarmkopf und hält
dadurch das Schultergelenk aktiv in der richtigen Position. Diese Funktion des Muskels ist
sehr wichtig, da unser Schultergelenk nur
geringe Führung durch die Gelenksstruktur
erhält. Zusammen mit dem Training der
Außenrotatoren (→ Seite 52) dient diese
Übungsgruppe deshalb vorwiegend der
»Gelenkspflege« und hilft, Schulterproblema-
tiken zu vermeiden. Für eine ausgewogene
Muskelbalance sollten Sie beide Übungsgruppen regelmäßig trainieren. Diese Übungsfor-
men sind ein ideales Grundlagentraining für
Sportdisziplinen, welche die Schulter durch
intensive Bewegungen verstärkt belasten.

Styling-Effekt

Der Unterschulterblattmuskel setzt auf der
Innenseite des Schulterblattes an und hat
keine Oberflächenkontur. Er hat deshalb
keinen Einfluss auf die Optik. Als aktiver
»Beweger« ist der Unterschulterblattgräten-
muskel aber bei allen Wurfarten und Schlag-
bewegungen von großer Bedeutung. Bei der
Ausholbewegung wird der Muskel-Sehnen-
Apparat vorgedehnt, um anschließend den
Arm kraftvoll nach innen zu drehen.

Innenrotation

Im Fitnessbereich existieren für diesen Übungsbereich keine speziellen Geräte. Dennoch sollte das Training der Rotatorenmanschette aus funktioneller Sicht nicht vernachlässigt werden. Wir empfehlen das Training an Seilzügen, die zur Standardausstattung der meisten Fitnessstudios gehören.
Sie können diese Übung aber auch alternativ mit einem Gymnastikband durchführen.

→ **Ausgangsstellung**
1 Stellen Sie sich seitlich zum Seilzug. Der Seilzug wird auf Höhe des Ellbogens eingestellt.
2 Winkeln Sie den Arm an (90-Grad-Stellung), und halten Sie den Griff etwas neben dem Körper.

→ **Endstellung**
1 Ziehen Sie gegen den Widerstand des Seiles den Arm nach innen, und atmen Sie dabei gleichmäßig aus.
2 Verändern Sie dabei die Stellung des Ellbogenwinkels nicht, und drehen Sie auch den Oberköper nicht zur Seite.

→ **Darauf kommt es an**
Achten Sie währen der gesamten Übung auf eine aufrechte Körperhaltung, und ziehen Sie die Schulterblätter bewusst und aktiv nach unten.
Wichtig Vermeiden Sie beim Zurückführen in die Ausgangsstellung unbedingt eine übermäßige Außendrehung sowie die passive Überdehnung der Schulter. Es hat sich bewährt, die Übung vor dem Spiegel auszuführen oder sich immer wieder von einem erfahrenen Trainer kontrollieren und gegebenenfalls korrigieren zu lassen.

→ **Richtig atmen**
Atmen Sie beim Anziehen des Arms aus, beim Rückführen in die Ausgangsposition atmen Sie ein.

Tipp

Muskeltraining ist bis ins hohe Alter möglich und sinnvoll. Entgegen früheren Theorien haben Experten bewiesen, dass auch noch mit 70 Jahren ein Muskelaufbau möglich ist. Die Muskeln können bei gutem Fitnesszustand bis zu 45 Prozent des Körpergewichts ausmachen. Mangelnde Bewegung und fehlendes Training lassen den Anteil auf bis zu 25 Prozent sinken. Beginnen Sie also noch heute mit Ihrem Training!

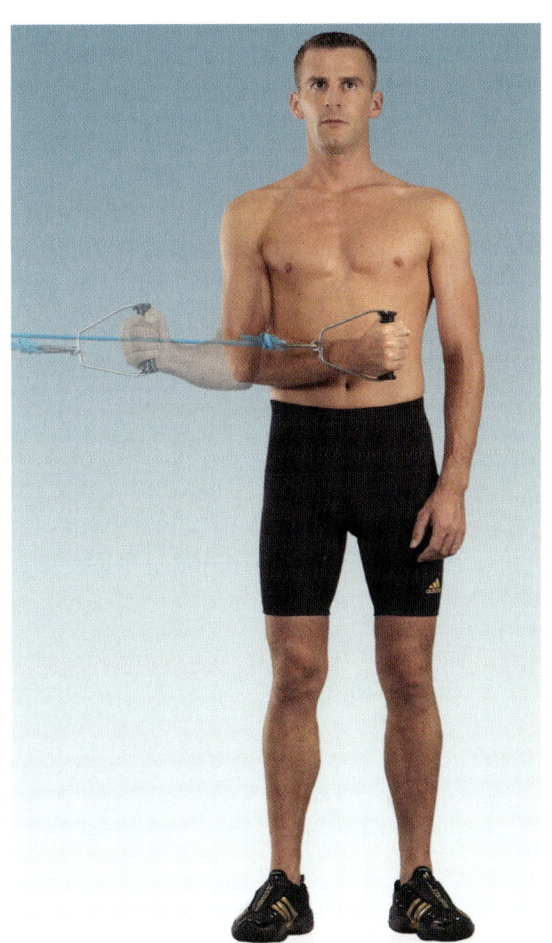

Achten Sie auf die richtige Führung der Schulterblätter.

Schulter-Außenrotation

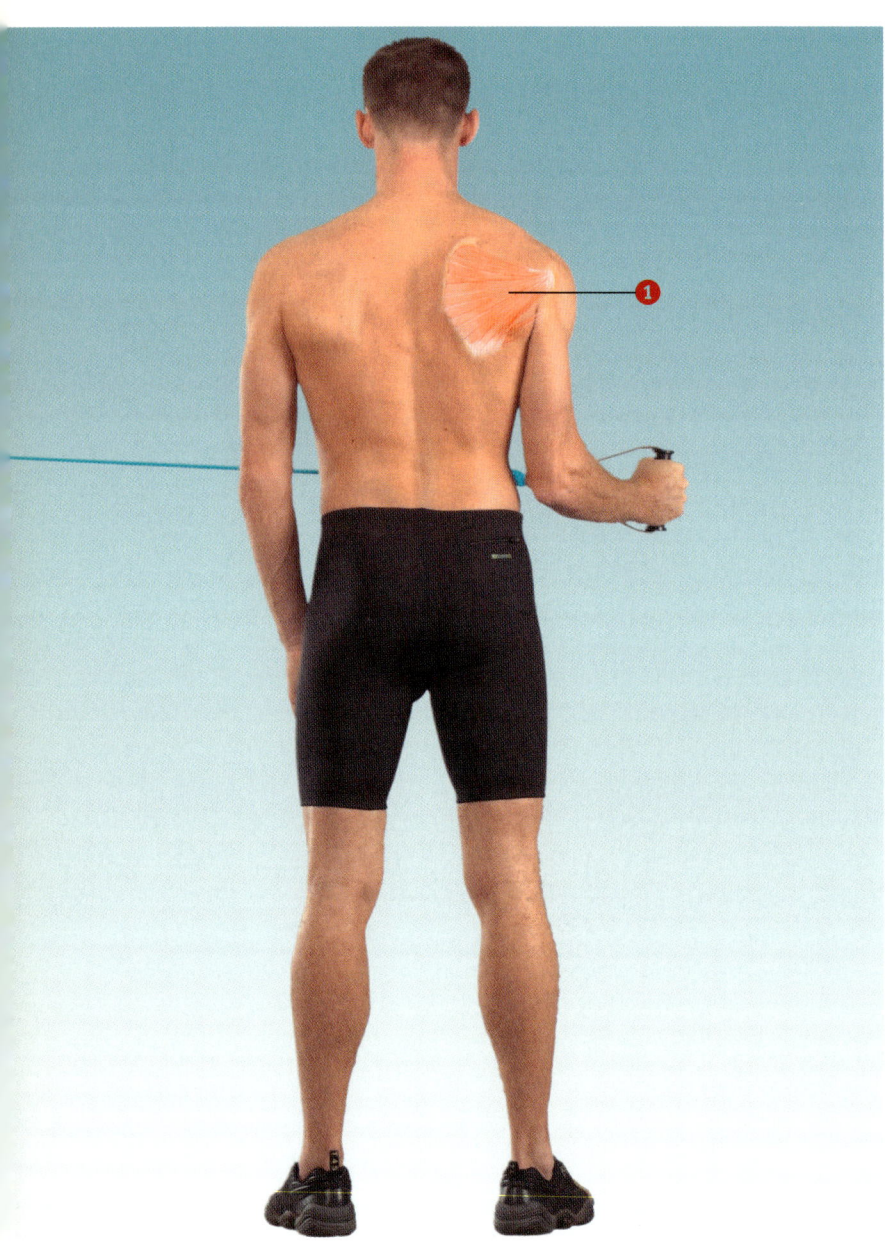

1 *Untergrätenmuskel*

Bewegung

Auswärtsdrehen des Oberarmes – Schulter-Außenrotation.

Muskelfunktion

Der Untergrätenmuskel gehört ebenso wie der Unterschulterblattmuskel (→ Seite 50) zur so genannten Rotatorenmanschette. Die Rotatorenmanschette besteht aus vier verschiedenen Muskeln, deren Hauptaufgabe es ist, den Oberarmkopf in der Gelenkpfanne in der richtigen Stellung zu halten (zentrieren) und dadurch dem Schultergelenk Festigkeit zu verleihen.
Diese Funktion der Muskeln ist sehr wichtig, da unser Schultergelenk sonst nur geringe Führung durch die Gelenksstruktur erhält. Zusammen mit dem Training der Innenrotatoren (→ Seite 50) dient diese Übungsgruppe vorwiegend dazu, die Führung der Schulter durch die Muskeln zu optimieren.
Diese Funktion ist besonders für Sportler mit hoher Gelenksbelastung der Schulter von großer Bedeutung.
In seiner Funktion als aktiver »Beweger« hat der Untergrätenmuskel aber den größten Kraftanteil bei der Außendrehung des Armes. Er ist daher ein wichtiger Muskel bei Rückschlagbewegungen wie zum Beispiel beim Tennis. Ein ausgewogenes Training der Innen- und Außenrotatoren ist eine sinnvolle Maßnahme, Schulterprobleme in jeder Sportart, aber auch im Alltag auf natürliche Weise zu vermeiden.

Ziel

Kräftigung des Untergrätenmuskels (*M. infraspinatus*).
Zusätzliche Kräftigung des Obergrätenmuskels (*M. Supraspinatus*).

Styling-Effekt

Der Untergrätenmuskels hat keinen wesentlichen Einfluss auf die Oberflächenkontur. Seine Hauptaufgabe liegt in der Stabilisation des Schultergelenks.

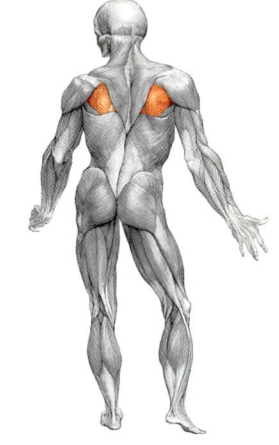

Die effektivste Übung

Im Fitnessbereich existieren für diesen Übungsbereich keine speziellen Geräte. Zusammen mit den Innenrotatoren erfüllen die Außenrotatoren jedoch wichtige Funktionen und sollten daher fester Bestandteil Ihres Trainings sein.
Ebenso wie beim Training der Außenrotatoren verwenden Sie am besten einen Seilzug.

➜ **Ausgangsstellung**
1 Stellen Sie sich seitlich zum Seilzug. Der Seilzug wird auf Höhe des Ellbogens eingestellt.
2 Achten Sie auf eine aufrechte Körperhaltung, und ziehen Sie die Schulterblätter aktiv nach unten.

➜ **Endstellung**
Ziehen Sie nun gegen den Widerstand des Seiles den Arm nach außen. Atmen Sie dabei gleichmäßig ein.

➜ **Darauf kommt es an**
Winkeln Sie in der Ausgangsstellung den Arm an, und halten Sie den Griff etwa vor der Körpermitte.
Verändern Sie in der Endstellung den Winkel nicht, in dem Sie den Ellbogen halten. Und halten Sie auch die Position des Oberkörpers.
Wichtig Drehen Sie den Arm nicht so weit nach außen, wie es möglich wäre! Bei einer solchen Überdrehung würden nur erhöhte Belastungen für das Schultergelenk entstehen.

➜ **Richtig atmen**
Sie unterstützen die Übung, indem Sie beim Ausstrecken des Arms ausatmen. Beim Rückführen in die Ausgangsposition atmen Sie ein.

➜ **Alternative**
Sie können diese Übung alternativ auch mit einem Gymnastikband absolvieren oder mit einer Kurzhantel. Legen Sie sich dazu seitlich auf den Boden, und drehen Sie den angewinkelten Arm nach oben.

Tipp

Das Kraftverhältnis Innen- zu Außendrehung liegt bei etwa 5:3. Für die Trainingspraxis bedeutet dies:
• Wenn Sie mit 15 kg nach innen trainieren, wählen Sie nach außen etwa 9 kg (15 x 3 : 5) als Trainingsgewicht.

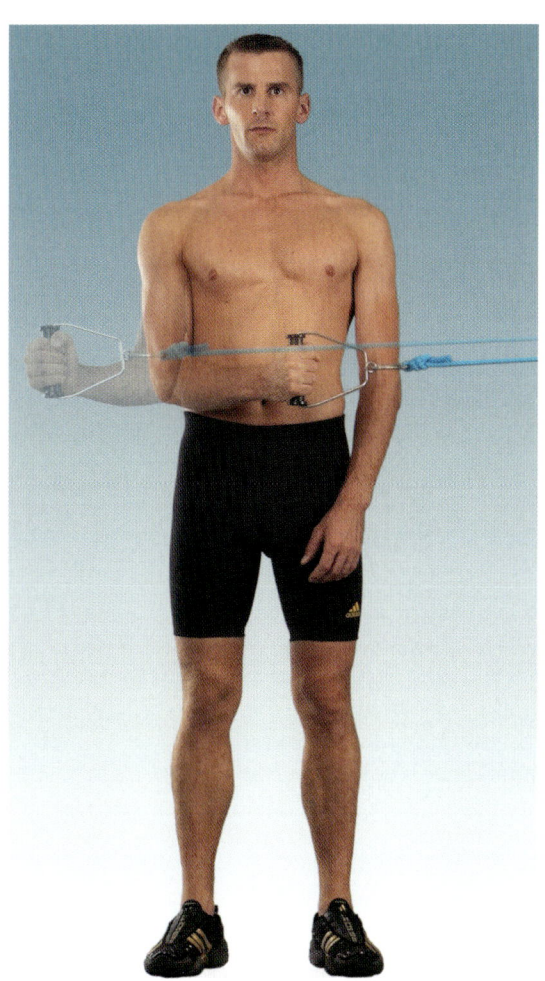

Den Arm ruhig nach außen drehen. Dabei den Arm nicht überstrecken, sonst schaden Sie der Schulter.

Arm-Seitheben

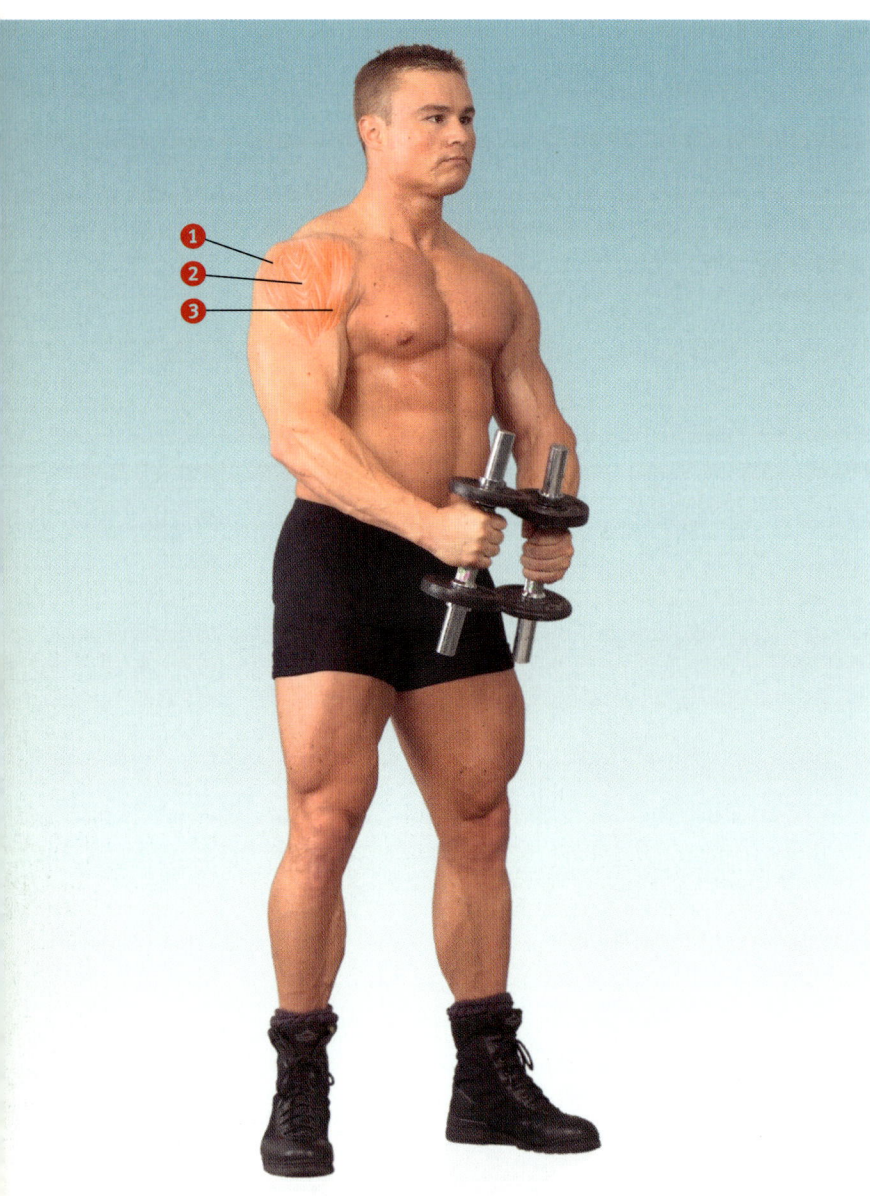

Deltamuskel
1 *Hinterer Anteil*
2 *Mittlerer Anteil*
3 *Vorderer Anteil*

Ziel

Kräftigung des Deltamuskels *(M. deltoideus)*. Der Muskel besteht aus einem hinteren, einem mittleren und einem vorderen Anteil. Alle drei Teile werden ausgewogen trainiert.

Bewegung

Seitwärtsheben/Hochstemmen der Arme – Schulterabduktion.

Muskelfunktion

Der Deltamuskel mit seinen drei Anteilen umschließt das Schultergelenk und ist an nahezu allen Bewegungen der Schulter beteiligt. Jede Aktivität im Schulterbereich wird durch den Deltamuskel unterstützt.
Er führt den Arm nach vorne, nach hinten, zur Seite, nach innen und nach außen.
Neben seiner Funktion als »Beweger« des Oberarmes erfüllt der Deltamuskel auch schützende Funktion.
Durch die kappenartige Form erhöht der Deltamuskel die Stabilität des Schultergelenks. Die Stabilität der Muskeln ist für die Mechanik der Schultern von großer Bedeutung. Aufgrund der großen Beweglichkeit und der geringen knöchernen Führung ist das Schultergelenk auf aktive Unterstützung durch den Muskelapparat angewiesen. Beachten Sie deshalb bitte auch die Übungsgruppen für die Innen- und Außenrotation der Schulter, die Sie auf den Seiten 50 bis 53 finden. Sie helfen Ihnen, Schulterprobleme zu vermeiden.

Styling-Effekt

Der Deltamuskel bildet die Kontur der Schulter und verleiht ihr eine runde Form. Der vordere, mittlere und hintere Anteil bilden die typische Dreiecksform des Deltamuskels. Ist der Deltamuskel gut ausgeprägte und gut geformt, verleiht er Ihnen breite Schultern. Ein schöner Trainingseffekt, der vor allem von männlichen Sportlern angestrebt wird. Kräftige Schultern erleichtern auch Hausfrauen und jungen Müttern Tragearbeiten.

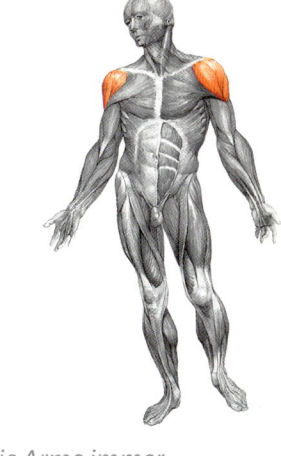

Hochstemmen der Arme am Gerät

Diese Form des Trainings des Deltamuskels verleiht dem mittleren und vorderen Anteil des Deltamuskels mehr Ausdruckskraft.

➔ **Ausgangsstellung**
1 Setzen Sie sich mit geradem Rücken ans Gerät, und greifen Sie mit den Händen die Übungsstange. Der Unterarm ist in senkrechter Stellung.
2 Stabilisieren Sie den Rumpf, indem Sie die Bauchdecke leicht einziehen.

➔ **Endstellung**
1 Stemmen Sie nun die Arme gegen den Widerstand nach oben.
2 Die Arme bleiben in der Endstellung leicht gebeugt. Halten Sie die Stabilität des Rumpfes.

➔ **Darauf kommt es an**
Vermeiden Sie in der Endstellung unbedingt das Überstrecken der Lendenwirbelsäule. Heben Sie auch die Ellbogen nicht über Schulterhöhe.

Tipp

Diese Übung können Sie in ähnlicher Weise auch mit der Langhantel ausführen.
Da das Hochstemmen der Arme die Muskulatur immer stark beansprucht, ist die gute Zentrierung des Oberarmkopfes im Schultergelenk eine unabdingbare Voraussetzung für die genaue Ausführung der Bewegung. Die geeigneten Übungen für eine optimale Schulterdrehung finden Sie auf Seite 50 bis 53.

Personen mit Schulterproblematik sollten diese Übung besser meiden oder die Bewegung nicht zu weit nach oben führen.

➔ **Richtig atmen**
Atmen Sie ruhig und gleichmäßig.

Die Arme immer leicht gebeugt halten.

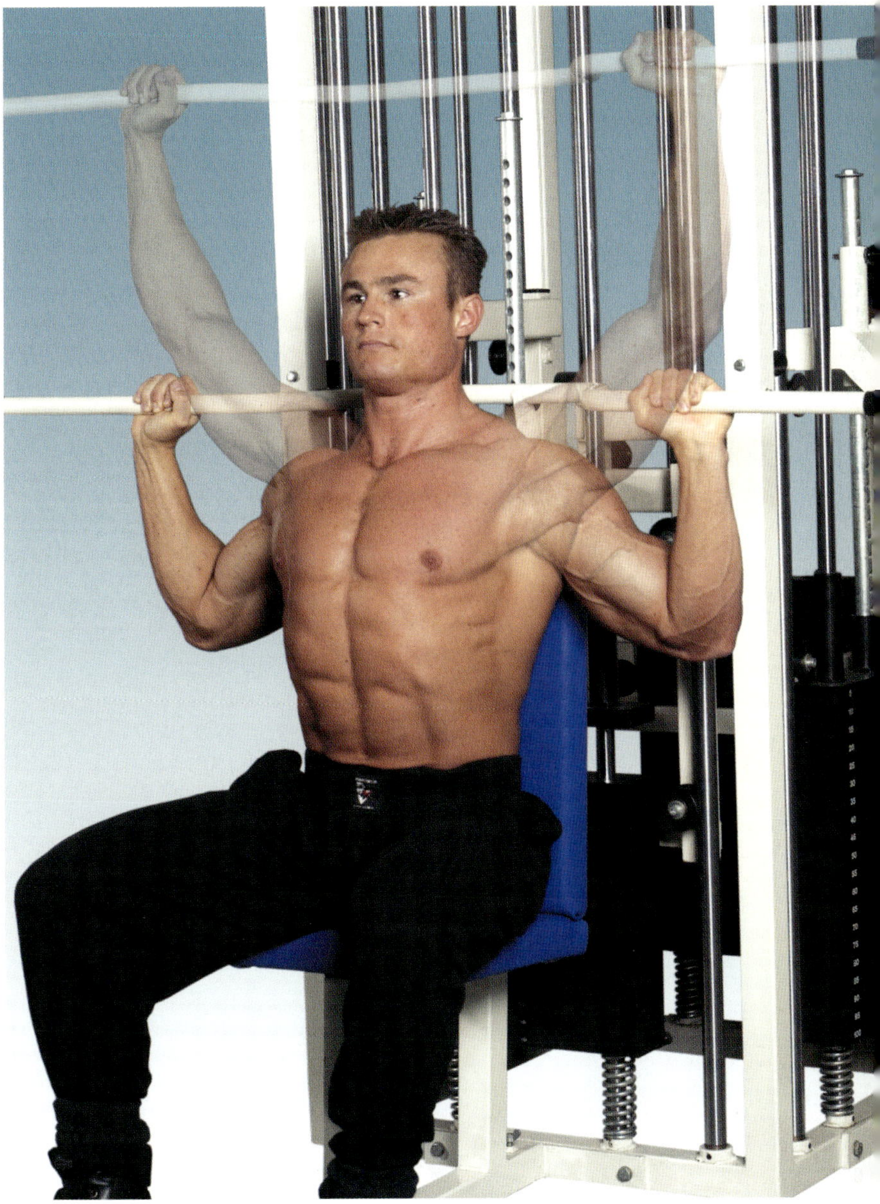

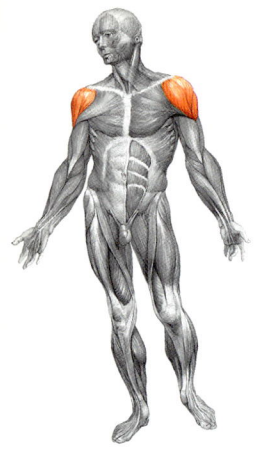

Seitwärtsheben der Arme mit Hantel

Grundübung für kräftige Arme.

Diese Übung ist ideal zur Betonung des mittleren Anteils des Deltamuskels. Üben Sie als Trainingseinsteiger zunächst vor einem Spiegel, um die Bewegung optimal zu erlernen.

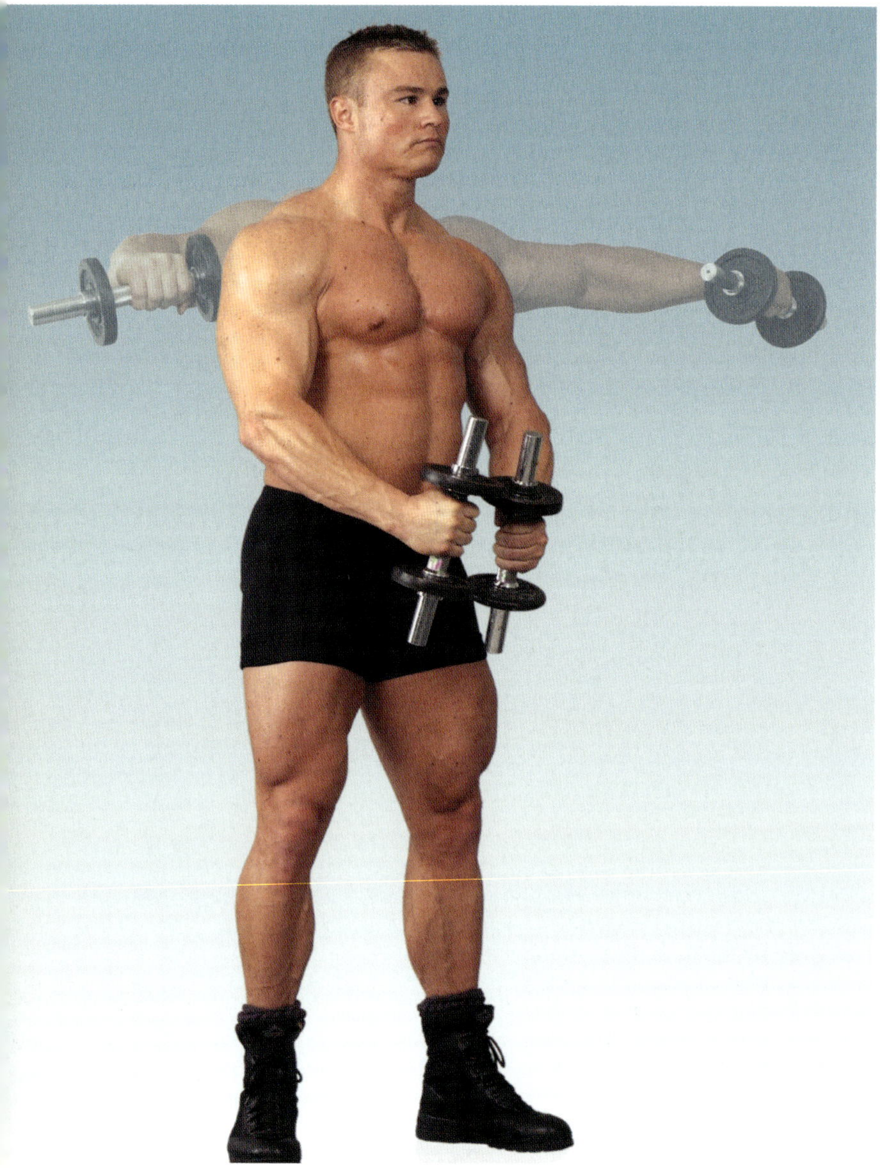

→ **Ausgangsstellung**
1 Stellen Sie sich hüftbreit mit leicht gebeugten Beinen und geradem Oberkörper auf.
2 Halten Sie die Hanteln mit leicht gebeugten Armen etwas vor dem Körper. Die Schultermuskulatur ist bereits unter Spannung.

→ **Endstellung**
1 Führen Sie die Arme gleichmäßig bis auf Schulterhöhe nach oben.
2 Vermeiden Sie eine Ausweichbewegung des Rumpfes. Ziehen Sie dazu die Bauchdecke leicht ein.

→ **Darauf kommt es an**
Wichtig ist es, dass der Rumpf nicht wegknickt.
Wenn Sie die Bauchdecke in der Endhaltung einziehen, vermeiden Sie außerdem eine passive Überstreckung der Lendenwirbelsäule.

→ **Richtig atmen**
Atmen Sie ruhig und gleichmäßig.

→ **Varianten**
1 Im Sitzen fällt es leichter, den Rumpf zu stabilisieren. Sind Sie im Hanteltraining wenig geübt, sollten Sie zunächst diese Variante wählen. Durch die Unterstützungsfläche des Stuhles sind weniger Ausweichbewegungen möglich.
2 Eine andere Möglichkeit, die Bewegung besser zu kontrollieren, ist die Wandstellung. Stellen Sie sich dazu mit dem Rücken zur Wand, und stützen Sie während des Trainings Ihre Wirbelsäule von hinten ab.
3 Wenn Sie die Bewegung gut beherrschen, können Sie die Übung freistehend durchführen.

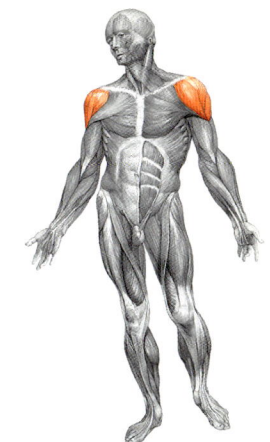

Seitliches Wegdrücken

Diese Übung ist ideal für ein effektives Trainingsprogramm in den eigenen vier Wänden. Alles, was Sie benötigen, ist eine Wand, an der Sie sich abstützen können. Trainiert wird vor allem der mittlere und vordere Anteil des Deltamuskels – und die Form der Taille durch die seitliche Rumpfmuskulatur.

→ **Ausgangsstellung**

1 Stellen Sie sich mit etwa einer Schrittlänge Abstand seitlich zur Wand.
2 Stützen Sie sich mit angewinkeltem Unterarm etwas von der Wand ab.
3 Halten Sie den gesamten Körper unter Spannung, und vermeiden Sie ein Abknicken in der Hüfte.

→ **Endstellung**

1 Drücken Sie sich nur durch die Kraft der Schulter seitlich von der Wand ab, und atmen Sie dabei gleichmäßig ein.
2 Atmen Sie beim anschließenden langsamen Absenken des Körpers aus.
3 Entscheidend für die Wirksamkeit des Trainings auf den Deltamuskel ist, dass Sie die Spannung während der ganzen Übung gleich halten. Setzen Sie auch nicht den Körper zur Seite ab.

→ **Darauf kommt es an**

Je weiter Sie in der Ausgangsstellung von der Wand Abstand halten, um so größer ist die Intensität des Trainings für den Deltamuskel.

→ **Richtig atmen**

Bei dieser Übung wirkt das richtige Atmen besonders unterstützend. Denn richtig ist es, die Bewegung nur aus reiner Körperkraft auszuführen und nicht durch Schwung, was zwar die

Mühe erleichtert, aber den Trainingseffekt mindert. Atmen Sie beim Abdrücken von der Wand tief ein, und atmen Sie aus, wenn Sie den Körper zur Wand zurückführen.

Tipp

Die Stellung der Beine hat Auswirkungen auf den Trainingseffekt. Heben Sie das innere Bein vom Boden ab, und steigern Sie dadurch die Muskelspannung und die Trainingswirkung.

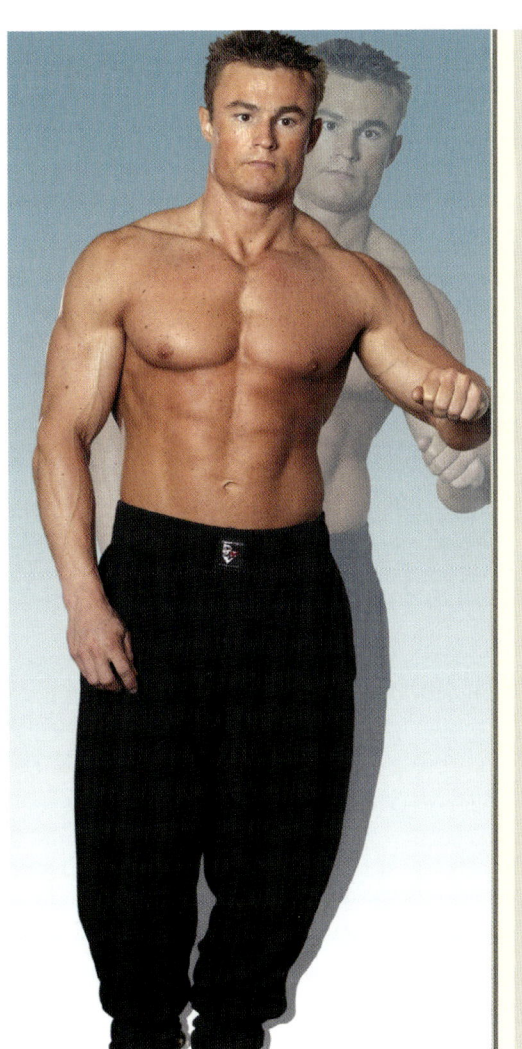

Sie drücken sich nur mit der Kraft des eigenen Arms von der Wand weg.

Pectoralistraining

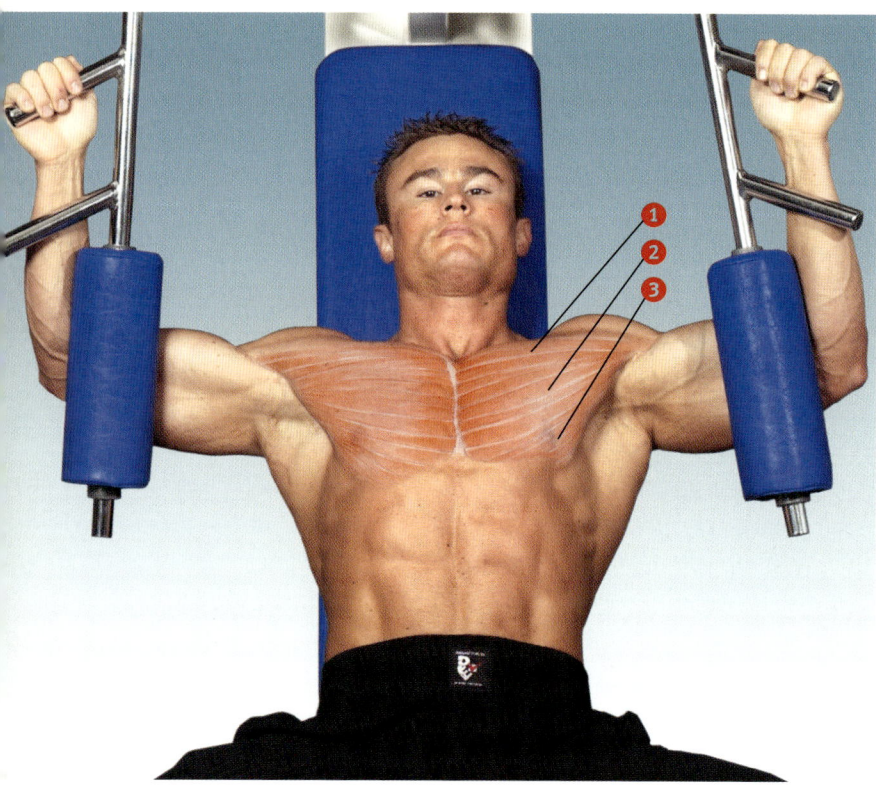

Großer Brustmuskel
1 Oberer abstei-
gender Anteil
2 Mittlerer, quer
verlaufender Anteil
3 Unterer, auf-
steigender Anteil

Ziel

Kräftigung des großen Brustmuskels
(M. pectoralis major).
Beim Training werden alle drei Anteile des
Muskels gekräftigt.

Bewegung

Arme nach vorne führen/drücken – Ante-
version.

Muskelfunktion

Mit ihren drei Anteilen bildet die Brustmuskulatur die vordere Abgrenzung der
Achselhöhle. Sie ist an allen Bewegungen
zur Beschleunigung des Armes nach vorne
beteiligt.

Eine Verletzung des Pectoralis sollte daher
immer sehr gut ausgeheilt werden, damit es
nicht zu bleibenden Einbußen der Bewe-
gungsfähigkeit der Schulter kommt.
Die Hauptfunktion des großen Brustmuskels liegt in der Bewegung des Armes.
Der Pectoralis ist an allen nach vorne und
nach innen geführten Bewegungen des
Armes beteiligt.
Aufgrund seiner Struktur und Anatomie ist er
in der Lage, hohe Kraft zu erzeugen, und gilt
deshalb als wichtiger Muskel im Sport bei
allen Wurf- und Schlagdisziplinen. Nicht nur
bei Diskus- oder Speerwerfen, sondern auch
beim Tennis oder Golf ist seine Stärke von
Bedeutung.
Bei Ausholbewegungen kommt es zur Vordehnung der Brustmuskulatur. Diese Energie
kann schnellkräftig in die Bewegung nach
vorne umgesetzt werden. Ein intensives
Training der Brustmuskulatur sollte durch
Übungen der rückwärtigen Muskulatur er-
gänzt werden.
Insbesondere das Training des breiten
Rückenmuskels und des Kapuzenmuskels
(mittlerer und unterer Anteil) bildet eine
sinnvolle Ergänzung der Rückenmuskulatur
zu den Brustmuskeln (→ Seite 64 ff.).
Dies ist ein wichtiger Faktor für den Haltungsaufbau des Oberkörpers.

Styling-Effekt

Der große Brustmuskel bedeckt nahezu den
gesamten oberen Teil des Brustkorbs, über
den er sich fächerförmig ausbreitet.
Seine Form dominiert beim Mann die Kontur
und Oberfläche der Brust. Ein ausgeprägter
und trainierter Pectoralis unterstützt den
athletischen Gesamteindruck des Körpers.
Der Mann mit breiter Brust wirkt stark und
klar – ein Eindruck, der selbst im Anzug nicht
verschwindet; im Gegenteil.

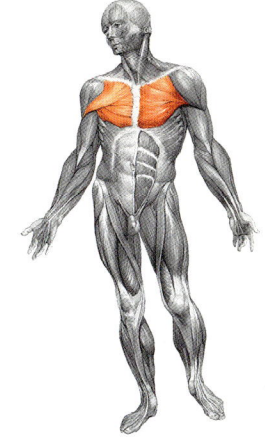

»Butterfly« am Gerät

Der Butterfly ist ein beliebter »Klassiker«, der in keinem Fitnessstudio fehlen darf. Er eignet sich für Anfänger ebenso wie für Könner zur Formung und Straffung der großen Brustmuskulatur. Das Gerät hält Sie in stabiler Sitzposition und erlaubt Ihnen eine sehr genaue Bewegungsführung. So können Sie eine hohe Trainingswirkung erzielen.

➔ **Ausgangsstellung**
1 Setzen Sie sich aufrecht mit geradem Rücken ins Gerät. Der Kopf ist an der Lehne abgestützt.
2 Schieben Sie das Kinn nach hinten, indem Sie versuchen, ein leichtes Doppelkinn zu machen (»Kinn-in«).
3 Die Hände sind so positioniert, dass die Ellbogen etwa auf Schulterhöhe sind. Heben Sie den Brustkorb nach oben an.

➔ **Endstellung**
Drücken Sie mit den Armen nach innen, ohne die Ausgangsstellung des Rückens zu verändern. Dies gilt besonders für die Stellung des Kopfes.

➔ **Darauf kommt es an**
Achten Sie darauf, dass die Muskulatur während der Übung möglichst gleichmäßig angespannt ist.
Wenn Sie das Gewicht absetzen oder mit Schwung beschleunigen, verringert sich die Muskelaktivität, und der Trainingseffekt wird gemindert.

➔ **Richtig atmen**
Am besten ist es, in einen Atemrhythmus zu kommen, bei dem Sie während des Drucks nach vorne ausatmen und anschließend beim Zurückführen der Arme wieder einatmen.

➔ **Variante**
Diese Übungsform trainiert gleichermaßen den oberen, mittleren und unteren Anteil der Brustmuskulatur. Könner und erfahrene Sportler können die gezeigte Übung durch folgende Trainingsvariante ergänzen, mit der sie die Aktivität des oberen Anteils des Brustmuskels verstärken:
• Strecken Sie die Arme, und drehen Sie die Arme nach innen (Handflächen zeigen nach hinten).

Tipp

Gute Geräte bieten eine Einstiegshilfe. Sie können dann die Bewegungsarme des Gerätes über ein Pedal zusammenführen. Es gibt auch Geräte, die ohne Außenrotation im Schultergelenk arbeiten.

Sie sollten in der Bewegung bleiben, aber nicht mit Schwung arbeiten.

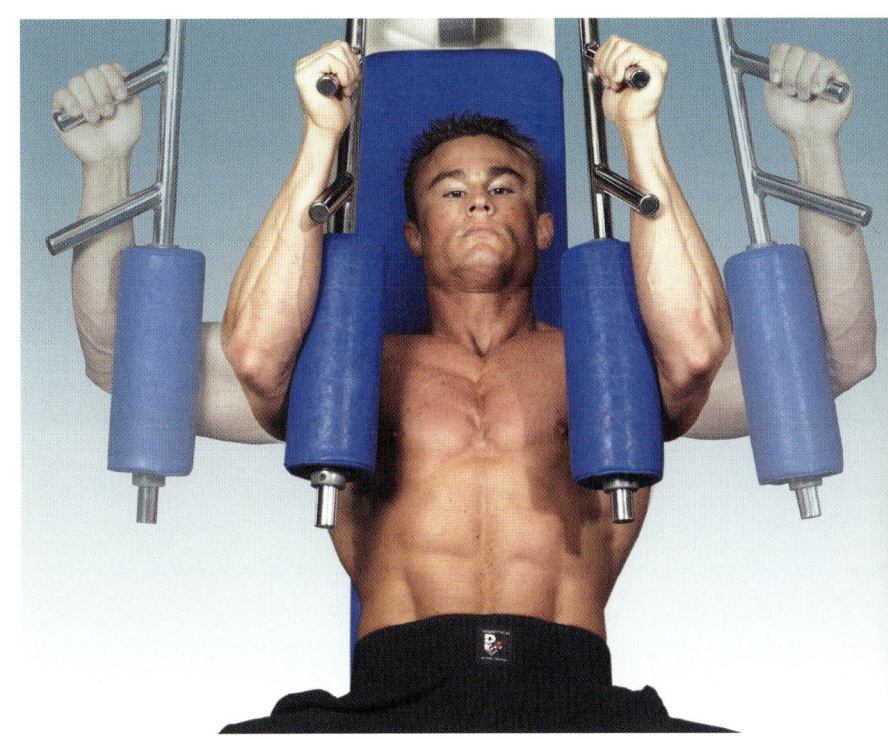

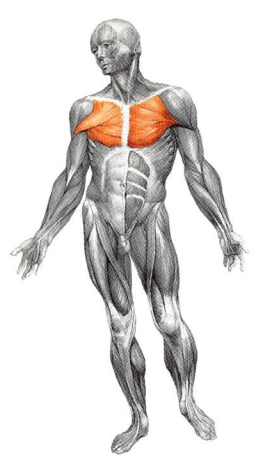

Bankdrücken mit der Langhantel

Das Bankdrücken ist für viele Sportler fester Bestandteil ihres Trainingsprogramms. Es ermöglicht eine funktionelle Kräftigung der großen Brustmuskulatur.
Bei allen Druckübungen trainieren Sie zusätzlich Ihren vorderen Anteil des Deltamuskels und die Armstrecker.

→ Ausgangsstellung

1 Legen Sie sich mit dem Rücken auf die Bank. Winkeln Sie die Beine ab.
2 Greifen Sie die Stange in weiter Stellung – deutlich außerhalb der Schultern. Je weiter außen Sie fassen, desto mehr wird der obere Anteil des Brustmuskels trainiert.
3 Beginnen Sie die Bewegung etwas oberhalb des Brustkorbs.

Die Arme sollten Sie oben nicht komplett durchdrücken.

→ Endstellung

Drücken Sie gleichmäßig das Gewicht nach oben, und atmen Sie dabei aus.

→ Darauf kommt es an

Durch das Anwinkeln der Beine in der Ausgangsstellung vermeiden Sie Fehlbelastungen des unteren Rückens. Achten Sie beim Halten der Stange auf stabile Handgelenke.
Maximales Absenken nach unten erhöht nur die Schulterbelastung und führt zu keiner wesentlichen Steigerung des Trainingseffektes.
Wichtig Gehen Sie beim Drücken der Hantel nach oben nicht in die absolute Endstreckung der Arme.

→ Richtig atmen

Atmen Sie beim Hochdrücken der Hantel aus, beim Absenken ein.

→ Varianten

• Durch Zug nach innen können Sie in der Endposition die Aktivität und die Ausschöpfung der Arbeit der Muskeln zusätzlich verstärken.
• Die gezeigte Schrägstellung der Bank bietet eine anatomisch günstige Ausgangsposition. Die Effektivität für alle drei Anteile der Brustmuskulatur kann durch das Absenken der Bank in Flachposition oder nach hinten (−15 Grad) gesteigert werden.

Tipp

Erfahrene Sportler werden die Übung lieber mit der freien Hantel ausführen als in einer entsprechenden Maschine. Das Bankdrücken mit Langhantel gilt als Top-Übung für den großen Brustmuskel.

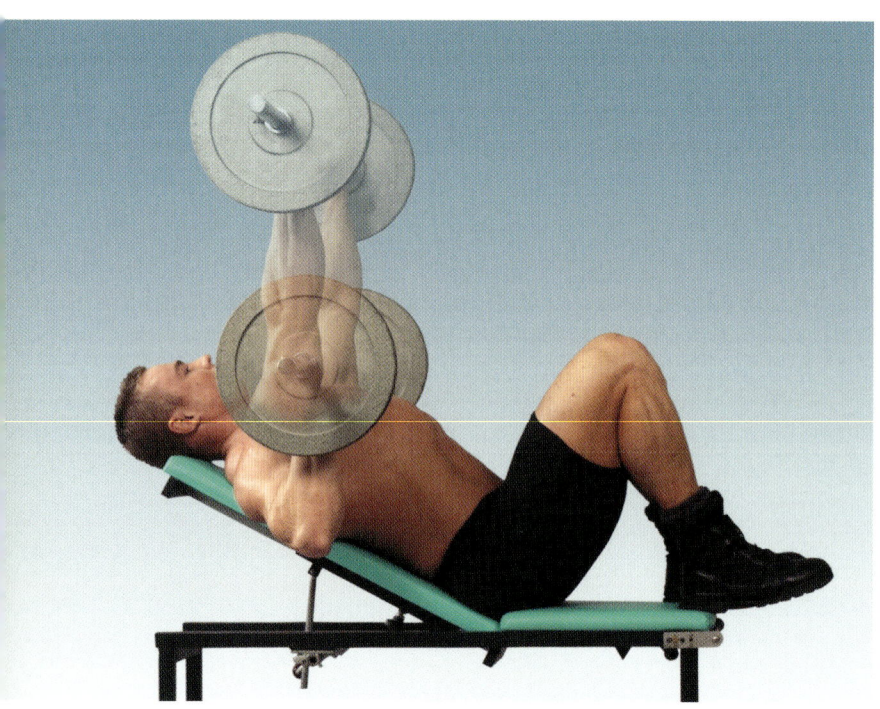

»Pull-over« am Seilzug

Diese Übung zählt zu den effektivsten Übungen der Brustmuskulatur. Die Funktion des Muskels wird optimal angesprochen. Der untere, mittlere und obere Anteil werden gleichermaßen ideal beansprucht. Ein Training zur Steigerung der Kraft und Formung des Pectoralis kann am Seilzug ideal umgesetzt werden. Dass ein Seilzug in der Regel fester Bestandteil jedes Fitnessstudios ist, ist ein weiterer Vorteil.

→ **Ausgangsstellung**

1 Stellen Sie sich mit geradem Rücken in Schrittstellung auf. Der Körper ist leicht nach vorne geneigt und bildet eine Linie mit dem gestreckten hinteren Bein.
2 Heben Sie den Brustkorb nach oben an, und ziehen Sie die Bauchdecke leicht ein. Die Zugrichtung kommt von »oben-hinten«.

→ **Endstellung**

Achten Sie auf eine aufgerichtete Körperhaltung, und ziehen Sie gegen Widerstand nach »innen-unten«. Atmen Sie dabei gleichmäßig aus.

→ **Darauf kommt es an**

Beginnen Sie die Übung in der Ausgangsstellung mit leicht gebeugten Armen und den Ellbogen etwa auf Schulterhöhe.
Wichtig Das Training aus starker Vordehnung ist nicht notwendig und erhöht nur die Gelenksbelastung.

→ **Richtig atmen**

Atmen Sie beim Ziehen nach innen-unten gleichmäßig aus. Führen Sie die Arme beim Einatmen anschließend wieder nach hinten.

→ **Variante**

Mit Teilbewegungen können Sie die Muskelspannung erhöhen, ohne das Gewicht zu steigern.
1 Beginnen Sie in der Ausgangsstellung aus leichter Dehnung.
2 Starten Sie mit drei kurzen und langsamen Wippbewegungen, und schließen Sie dann den gesamten Bewegungsablauf an.
Damit ist eine Steigerung der Spannung von über 30 Prozent möglich.
Orientieren Sie sich bei dieser Trainingsvariante nicht an der Wiederholungszahl, sondern an der Belastungsdauer.

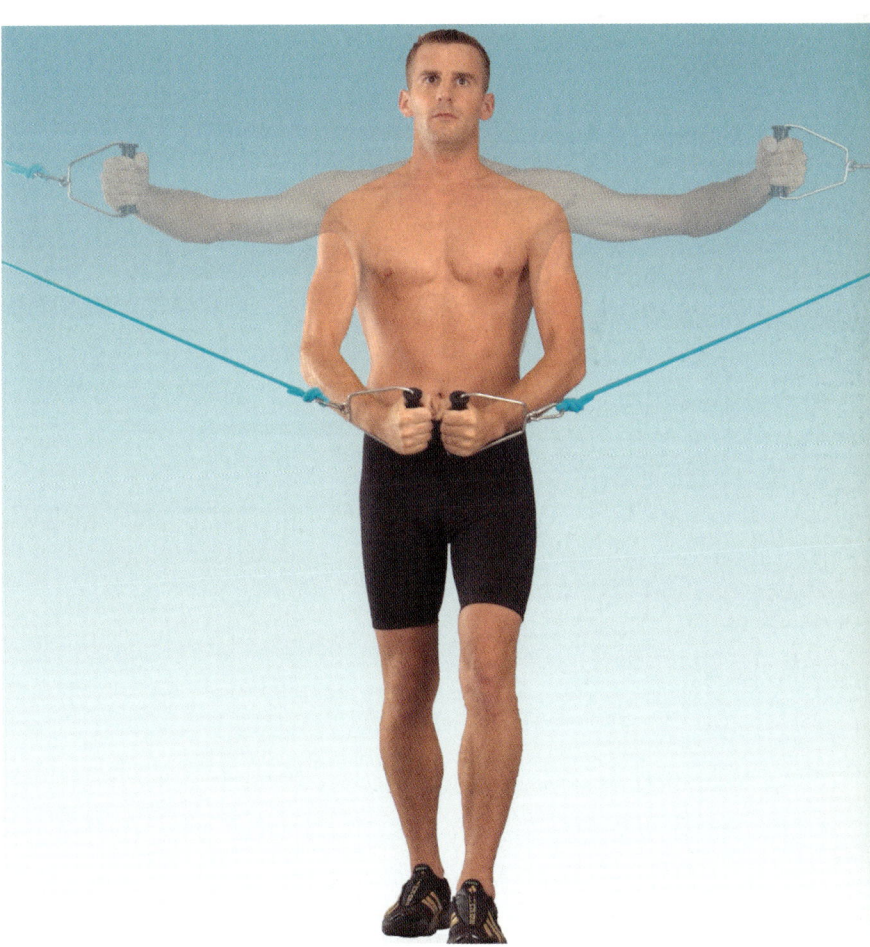

So wird die Brustmuskulatur intensiv gestärkt.

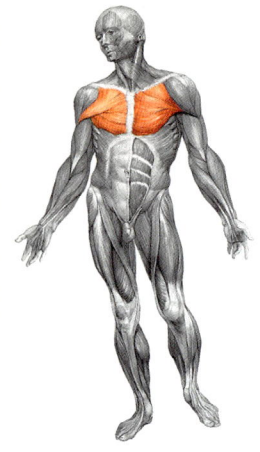

Liegestütz

Der Liegestütz ist der Klassiker unter den Gymnastikübungen und wird schon seit Jahrzehnten von vielen Sportlern genutzt, um den Körper zu kräftigen. Besonders intensiv wird dabei der große Brustmuskel beansprucht. Bei der Ausführung werden jedoch häufig Fehler gemacht. Voraussetzung für eine genaue Bewegung ist eine gute Körperspannung. Das heißt, die gesamte vordere Muskelkette muss gleichzeitig Haltearbeit verrichten, um den Körper zu stabilisieren. Bei richtiger Ausführung trainieren Sie intensiv Ihre Bauchmuskulatur und den Trizeps (Armstrecker).

Tipp

Halten Sie die Hände gerade und in schulterbreiter Stellung – das ist die beste Ausgangsposition, um alle drei Anteile der Brustmuskulatur anzusprechen.
Eine breite Stellung der Arme mindert dagegen die Wirkung auf die einzelnen Anteile. Das Gleiche gilt, wenn Sie die Hände nach innen drehen.
Die Intensität der Übung ist in erster Linie abhängig vom eigenen Körpergewicht. Elektronische Messungen der Muskelaktivität zeigen, dass der Fitnessklassiker Liegestütz eine ideale und effektive Trainingsmöglichkeit für den Brustmuskel ist.

➜ **Ausgangsstellung**
1 Legen Sie sich auf den Boden, und stützen Sie sich auf Ihre Hände und Fußspitzen.
2 Die Hände werden mit den Daumen zueinander gerichtet in Brusthöhe aufgesetzt.
3 Halten Sie Ihren Rücken gerade.
4 Beginnen Sie die Bewegung mit leicht gebeugten Armen.

➜ **Endstellung**
1 Senken Sie langsam den Körper, bis der Oberarm waagrecht zum Boden verläuft.
2 Vermeiden Sie Ausweich- und Schwungbewegungen des Rumpfes.

➜ **Darauf kommt es an**
Bei dieser Übung kommt es nicht auf Schnelligkeit an, sondern darauf, die Übung kontrolliert und geradlinig auszuführen. Achten Sie besonders darauf, den Rumpf gerade zu halten.

➜ **Richtig atmen**
Atmen Sie in der Endstellung beim Strecken der Arme aus, beim Beugen wieder ein.

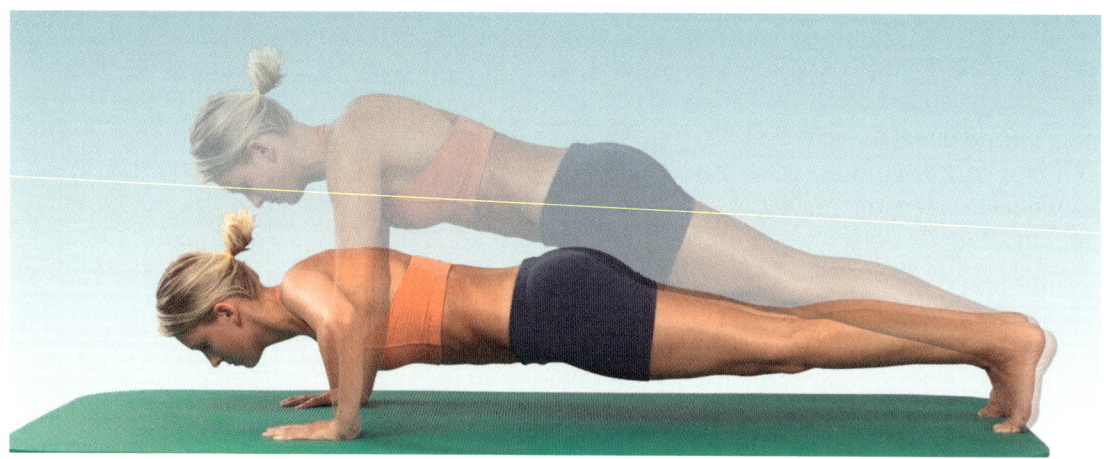

Liegestützen trainieren den ganzen Körper.

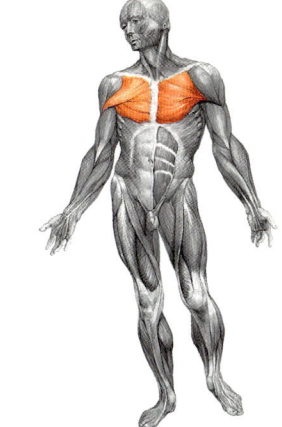

Einarmiger Liegestütz

Für sehr gut trainierte Sportler stellt der Liegestütz oftmals eine Art Pflichtübung dar. Ihnen möchten wir den einarmigen Liegestütz vorstellen.

➜ **Ausgangsstellung**
1 Sie legen sich auf den Boden und stützen sich auf Ihre Hände und Fußspitzen.
2 Der Rücken ist gerade, die Ellbogen leicht angewinkelt.

➜ **Endstellung**
1 Drücken Sie sich mit beiden Armen nach oben.
2 Versetzen Sie eine Hand so zur Körpermitte, dass Sie gut ausbalanciert sind, und legen Sie den anderen Arm an die Seite Ihres Körpers.
3 Lassen Sie sich nun nur mit der Kraft des einen Arms so weit nach unten sinken, wie es Ihnen möglich ist.
4 Drücken Sie sich nur mit der Kraft des einen Arms wieder nach oben.

➜ **Darauf kommt es an**
Die Bewegung sauber ausführen und beide Seiten gleich intensiv trainieren.

Liegestütz im Knien

Während der einarmige Liegestütz nur etwas für voll trainierte Sportler ist, die außerdem keinerlei Probleme mit der Schulter haben, ist die nun folgende Übung besonders gut für Anfänger geeignet.

➜ **Ausgangsstellung**
1 Knien Sie sich auf eine weiche Unterlage wie eine Gymnastikmatte oder eine dicke Decke.

2 Strecken Sie den Oberkörper nach vorne, und stützen Sie die Hände auf. Die Hände sind etwas über die Schulterbreite gesetzt. Die Fingerspitzen zeigen nach vorne.
3 Spannen Sie die Bauchmuskeln und die Gesäßmuskeln an.
4 Den Rücken halten Sie gerade und den Kopf in der Verlängerung des Rückens.

➜ **Endstellung**
1 Beugen Sie nun die Arme in den Ellbogen ab, und lassen Sie den Körper langsam nach unten sinken, bis Sie etwa fünf Zentimeter über dem Boden sind.
2 Drücken Sie nun die Arme langsam durch, bis Sie die Ausgangsstellung fast erreicht haben.

➜ **Darauf kommt es an**
Wichtig ist zunächst die richtige Ausgangshaltung, in der es vor allem darauf ankommt, den Rücken gerade zu halten, um ein Hohlkreuz zu vermeiden.
Beim Hochdrücken des Körpers in die Ausgangsstellung drücken Sie die Ellbogen nicht ganz durch. Sie starten zum erneuten Absenken, bevor die Arme ganz gestreckt sind.
Wichtig Arbeiten Sie nicht mit Schwung, sondern heben und senken Sie den Körper mit reiner Muskelkraft.

➜ **Richtig atmen**
Vor allem Anfänger machen den Fehler, beim Heben und Senken die Luft anzuhalten. Dadurch verspannt man sich nur unnötig.
Atmen Sie entweder während der gesamten Übung so ruhig und gleichmäßig wie möglich oder beim Hochdrücken ein und beim Absenken aus.

Tipp

Sie können die Übung etwas schwieriger gestalten, indem Sie sich nicht nur hinknien, sondern die Füße anheben, bis sie etwa in Gesäßhöhe sind.

Lat-Ziehen

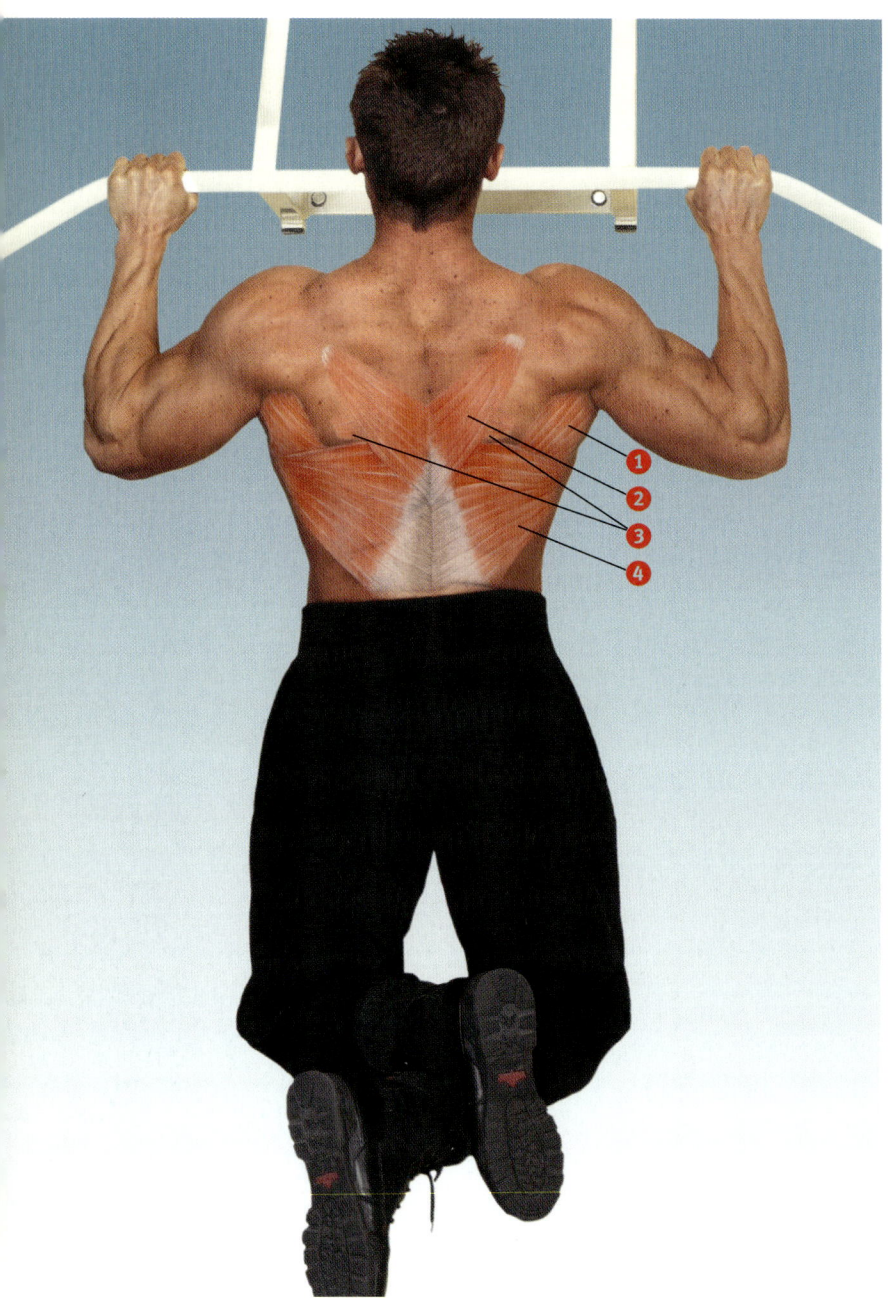

1 *Großer Rundmuskel*
2 *Kapuzenmuskel*
3 *Rautenmuskel*
4 *Breiter Rückenmuskel*

Ziel

Kräftigung des breiten Rückenmuskels *(M. latissimus dorsi)*.

Komplexübung

Zusätzliche Kräftigung des Kapuzenmuskels *(M. trapezius)*, des großen Rundmuskels *(M. teres major)*, der Rautenmuskeln *(Mm. rhomboidei)*, der Ellbogenbeuger (u. a. *M. biceps brachii)*, des hinteren Anteils des Deltamuskels *(M. deltoideus)* und des geraden Rückenstreckers *(M. errector spinae)*.

Bewegung

Seitliches Heranziehen der Arme – Schulteradduktion.

Muskelfunktion

Der breite Rückenmuskel übernimmt sowohl bewegende als auch stützende Funktion und ist daher nahezu an allen Bewegungen des Körpers im Alltag wie im Sport beteiligt. Er zieht den gehobenen Arm zum Körper. Er ist von großer Bedeutung bei allen Wurf- und Schlagbewegungen im Sport. Ein gezieltes Training steigert die spezifische Leistungsfähigkeit beim Klettern und beim Turnen. Aufgrund seines tiefen Ansatzes im Lendenwirbelsäulenbereich besitzt er neben der Bewegungsfunktion zusätzlich stabilisierende Wirkung auf die Wirbelsäule. Ein gezieltes Training dieser Muskelgruppe ist für jede Zielgruppe sinnvoll und interessant, egal ob Leistungs- oder Freizeitsportler.

Styling-Effekt

Ein gut trainierter Latissimus verleiht dem Körper eine athletische V-Form und ist deshalb vor allem bei männlichen Sportlern ein beliebter Trainingsinhalt. Durch die Komplexübung Lat-Ziehen kräftigen Sie zusätzlich Muskelgruppen, welche bei regelmäßigem Training Haltungsschwächen ausgleichen.

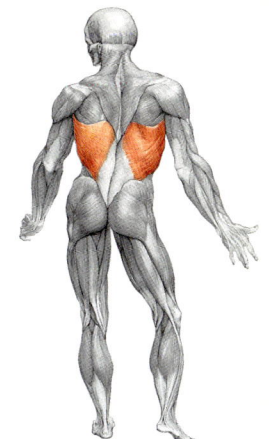

Lat-Ziehen am Gerät

Das Lat-Ziehen am Gerät ist ähnlich effektiv und wirkungsvoll wie das Training am Seilzug (→ Seite 66). Der Vorteil liegt in der kontrollierten und vorgegebenen Bewegung. Die Gefahr von Ausweichbewegungen ist dadurch geringer. Lat-Ziehen am Gerät ist daher besonders gut geeignet für Einsteiger zum Erlernen der Bewegung. Übrigens ist »Lat« natürlich die gängige Abkürzung für den Latissimus oder *Musculus latissimus dorsi,* den breiten Rückenmuskel (→ Seite 64).

➡ **Ausgangsstellung**
1 Setzen Sie sich mit geradem Rücken ins Gerät.
2 Beginnen Sie die Übung nicht mit ausgestreckten Armen. Die Arme sind deutlich gebeugt, die Ellbogen sind etwas über Schulterhöhe. Ziehen Sie Ihre Schulterblätter aktiv nach unten.

➡ **Endstellung**
1 Bewegen Sie nun das Gewicht gleichmäßig nach unten, und atmen Sie dabei ein und beim Zurückführen in die Ausgangsstellung gleichmäßig aus.
2 Halten Sie Ihren Oberkörper senkrecht.

➡ **Darauf kommt es an**
In der Endstellung müssen Sie, um den Oberkörper senkrecht zum Boden zu halten, zusätzlich Ihre Rumpfmuskulatur aktivieren, insbesondere die Bauchmuskulatur. Der Schultergürtel darf nicht passiv mitbewegt werden.
Wichtig Achten Sie deshalb immer auf die Stellung der Schulter.

➡ **Richtig atmen**
Bei dieser sehr anstrengenden Übung kommt es wieder aufs richtige Atmen

an, mit dessen Hilfe, man den Druck besser aushält. Atmen Sie tief ein und beim Herabziehen des Gewichts mit der Bewegung aus.

Tipp

Auch wenn Sie mit den Ellbogen weiter nach oben gehen könnten – bleiben Sie bei einem Winkel von etwa 90 bis 100 Grad. Es ist für das Training des breiten Rückenmuskels nicht sinnvoll, weiter nach oben zu reichen.
Mit dem vollen Ausschöpfen der Bewegungsmöglichkeit nach oben würden Sie außerdem das Schultergelenk unnötig überanstrengen.

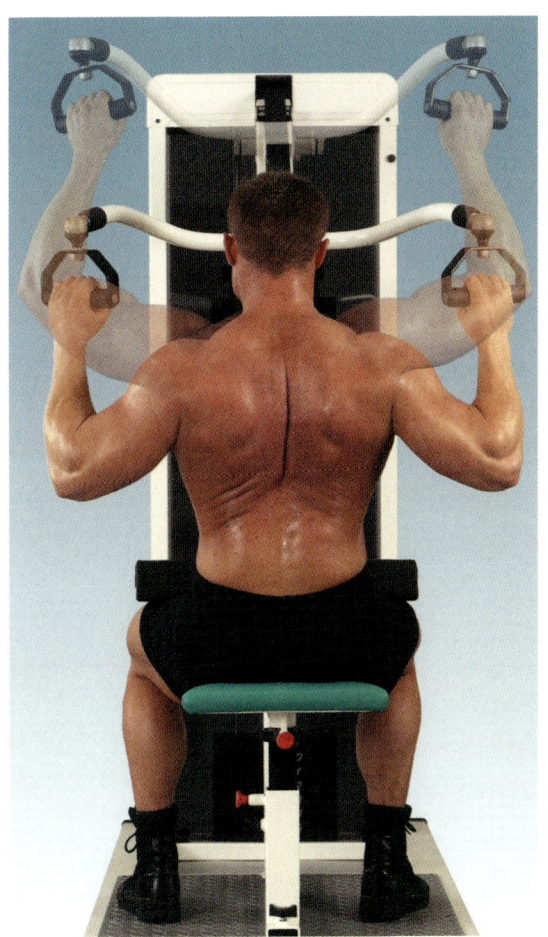

Diese Übung ist anstrengend, aber sehr wirksam.

Lat-Ziehen am Seilzug

Die Übungsausführung am Seilzug entspricht nahezu der Bewegung am Gerät. Der Bewegungsablauf wird selbst geführt und erfordert mehr Koordinationsvermögen. Einseitiges Ziehen ist am Seilzug nicht möglich.

Spannen Sie die Bauchmuskeln an.

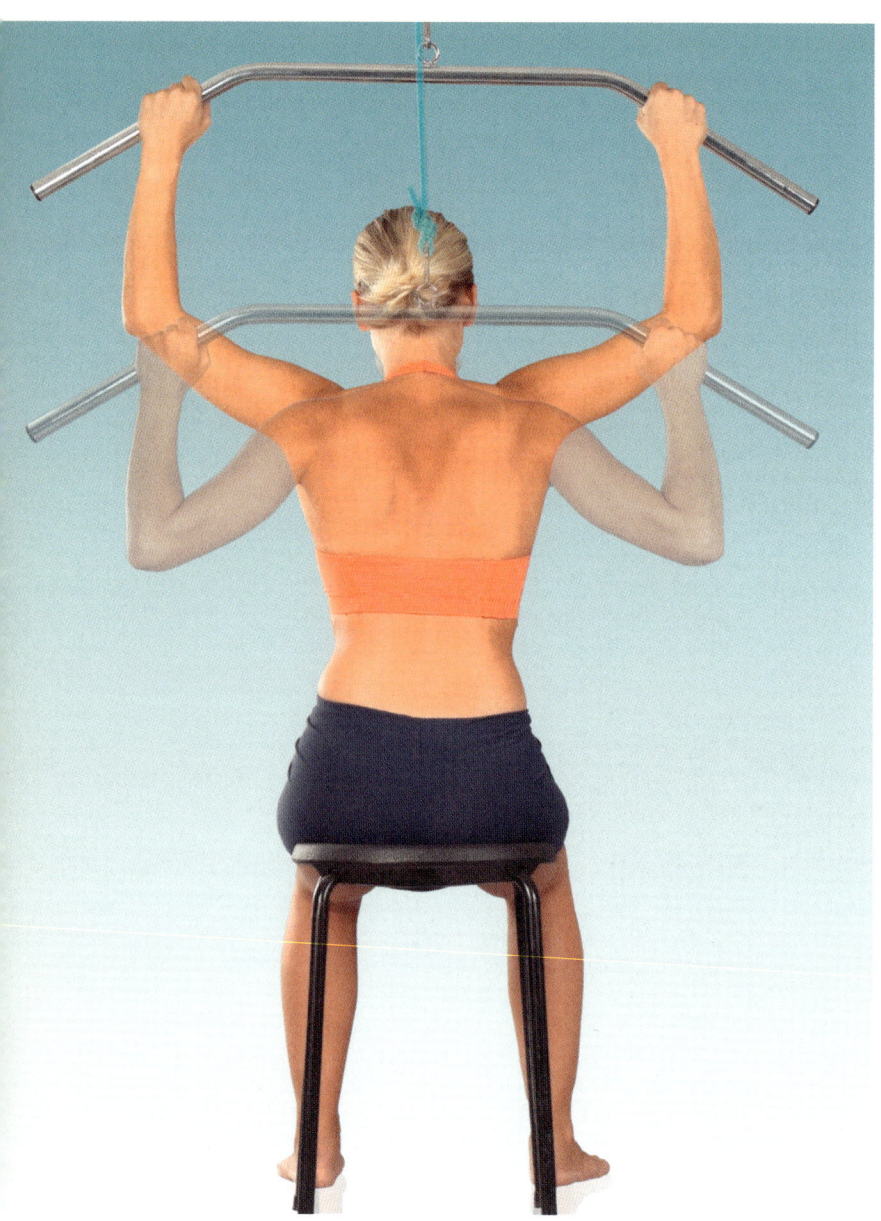

→ ## Ausgangsstellung
1 Setzen Sie sich mit geradem Rücken zum Seilzug. Greifen Sie die Stange im äußeren Bereich. Die Handflächen zeigen dabei nach vorne (Ristgriff).
2 Beginnen Sie die Bewegung mit deutlich gebeugten Armen. Die Ellbogen sind etwas über Schulterhöhe.

→ ## Endstellung
1 Ziehen Sie nun die Arme gleichmäßig nach unten, und atmen Sie gleichzeitig ein.
2 Halten Sie den Rumpf stabil, und vermeiden Sie das passive Mitbewegen der Wirbelsäule und des Schultergürtels.

→ ## Darauf kommt es an
Um den Rumpf in der Endposition zu stabilisieren, halten Sie die Bauchmuskulatur unter Spannung, indem Sie die Bauchdecke leicht einziehen. Die Schulterblätter sollten über den unteren Anteil des Kapuzenmuskels (→ Seite 68) aktiv nach unten gezogen werden.

→ ## Richtig atmen
Atmen Sie beim Zurückführen in die Ausgangsstellung gleichmäßig aus.

Tipp

Der Latissimus hat im mittleren Bewegungsbereich seine größte Aktivität. Deshalb ist es sinnlos, den Ellbogen bei der Übung so weit nach oben zu führen, wie es maximal möglich wäre. Die Bewegung mit einem Ellbogenwinkel von 90 bis 100 Grad steigert dagegen die Aktivität des Muskels bis zu 30 Prozent. Außerdem wird durch die geringere Bewegung das Schultergelenk weniger belastet.

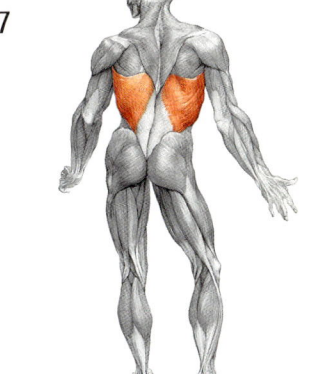

Klimmziehen zur Brust mit Ristgriff

Klimmzüge sind eine äußerst intensive Trainingsübung zur Formung eines athletischen Rückens. Alles, was Sie bei der folgenden Übung benötigen, ist eine stabile Stange und Ihren Körper. Sie werden schnell spüren, wie stark die Schwerkraft auf den Körper wirkt.

➜ **Ausgangsstellung**
1 Greifen Sie die Stange so, dass die Handfläche nach vorne zeigt (Ristgriff). Wählen Sie eine möglichst weite Griffhaltung. Dies erhöht die Wirkung auf den Latissimus.
2 Überkreuzen Sie die angewinkelten Beine.
3 Ziehen Sie den Körper etwas nach oben.

➜ **Endstellung**
1 Ziehen Sie nun gleichmäßig den Körper weiter nach oben. Vermeiden Sie dabei Schwungbewegungen der Beine und des Rumpfes.
2 Senken Sie anschließend langsam das Gewicht nach unten ab.

➜ **Darauf kommt es an**
Zur Steigerung der Effektivität des breiten Rückenmuskels strecken Sie die Arme in der Ausgangsstellung nicht ganz durch und unterbrechen die Bewegung nicht. Sind Sie nicht in der Lage, die gewählte Wiederholungszahl zu absolvieren, können Sie die Übung mit Unterstützung der Beine durchführen. Stellen Sie dazu eine Bank oder einen Stuhl unter die Stange. Bei regelmäßigem Training werden Sie diese Hilfe schon bald nicht mehr benötigen.

➜ **Richtig atmen**
Atmen Sie beim Hochziehen ein und beim langsamen Absenken des Körpers wieder aus.

Tipp

Auch für leichte Personen sind die Klimmzüge eine intensive Trainingsform. Denn entscheidend für die Trainingsintensität ist nicht das Gewicht, sondern die so genannte Relativkraft. Dies ist die individuelle Maximalkraft im Verhältnis zum Körpergewicht. Klimmzüge sind in verschiedenen Varianten ausführbar, die allesamt vergleichbare Wirkung auf den Latissimus haben.
• Klimmziehen zum Nacken und Klimmziehen mit engem Kammgriff (Handfläche zeigt zum Körper) sind effektive Alternativen zur obigen Übungsdurchführung.

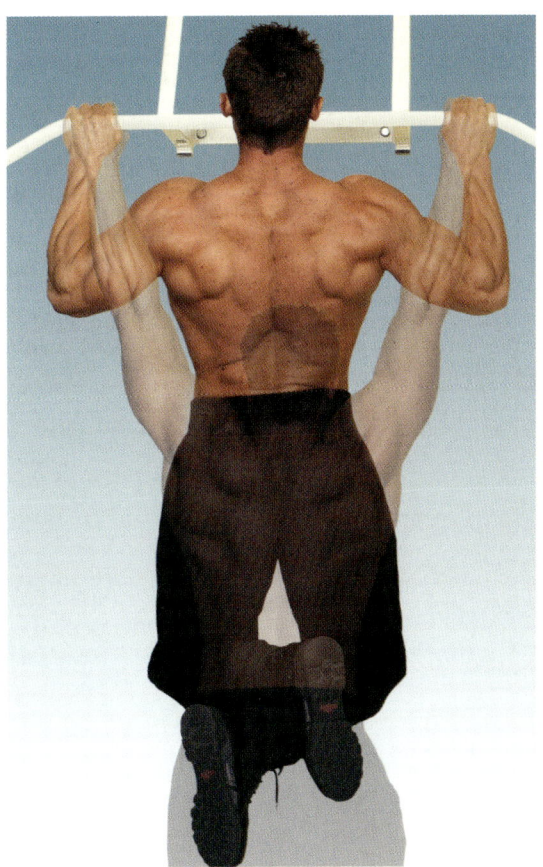

Klimmzüge sind Spitzentraining für die gesamte Rückenmuskulatur.

Haltungsstabilisation

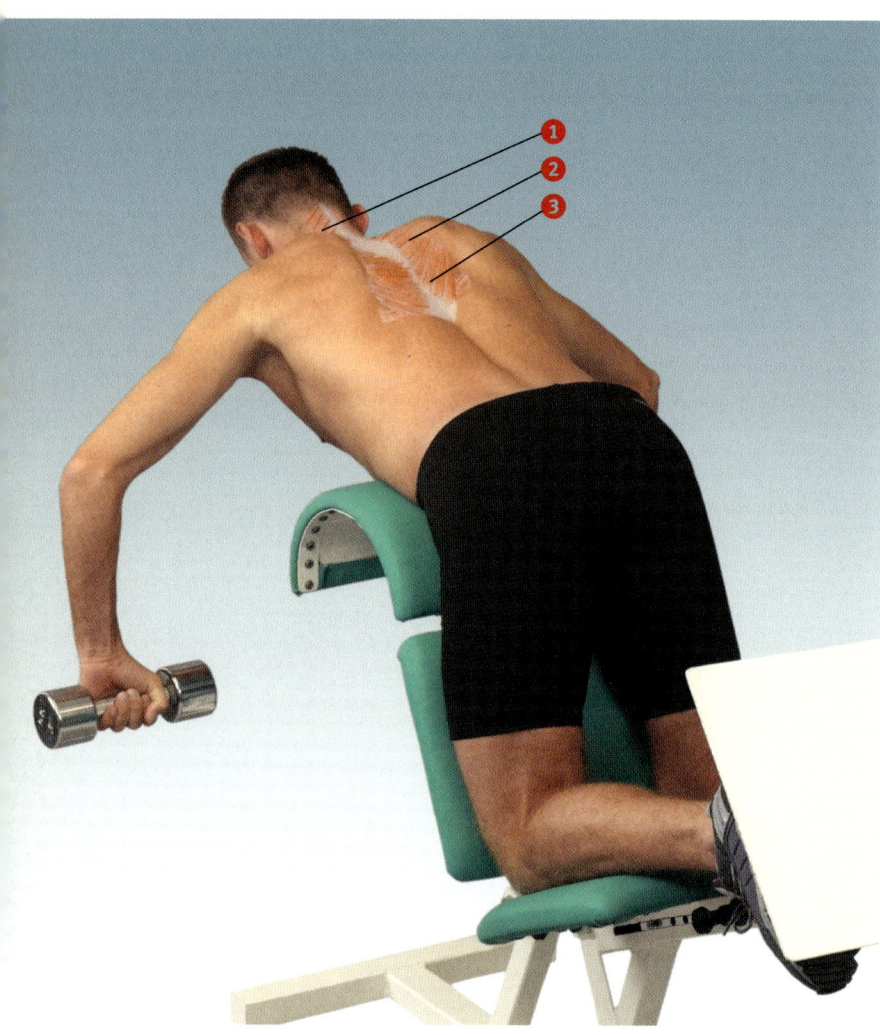

Bewegung

Rückführen der Arme in abgespreizter Position – horizontale Abduktion.

Muskelfunktion

Der Kapuzenmuskel erfüllt durch seine drei Anteile mit ihren unterschiedlichen Verlaufrichtungen eine Vielzahl von Aufgaben im Bereich der Schulter.
Er hebt und senkt die Schulter und zieht sie nach hinten. Neben der bewegenden Funktion hat der Kapuzenmuskel auch stabilisierende Wirkung auf die Wirbelsäule. Der mittlere Anteil des Kapuzenmuskels und die Rautenmuskeln unterstützen durch ihre Aktivität eine aufrechte Körperhaltung. Das Training dieser Muskelgruppen ist besonders sinnvoll für Sitzberufler mit Verspannung im Schulter-Nacken-Bereich. Durch regelmäßiges Training erhöht sich die Fähigkeit der Muskulatur, intensive oder einseitige Belastungen zu ertragen. Für die Harmonie Ihrer Muskulatur empfehlen wir Ihnen, begleitend auch die vorderen Anteile des Oberkörpers zu trainieren. Dazu gehört in erster Linie die Brustmuskulatur. Übungen dazu finden Sie ab Seite 58.

Styling-Effekt

Der Kapuzenmuskel überspannt den oberen Teil des Rückens. Der Styling-Effekt ist weniger das Relief und die Kontur des Muskels. Die optische Wirkung wird durch die Funktion des Muskels erreicht. Ziel ist die Formung einer schönen und harmonischen Körperhaltung. Diese leidet vor allem bei großen Menschen die viel Zeit am Schreibtisch oder vor dem Computer verbringen, ganz erheblich. Bleibende Verspannungen stellen sich ein – Fehlhaltungen und Abnutzungserscheinungen sind die Folge.

Kapuzenmuskel
1 Oberer, absteigender
Anteil
2 Mittlerer, quer
verlaufender Anteil
3 Unterer,
aufsteigender Anteil

Ziel

Kräftigung des Kapuzenmuskels *(M. trapezius)* – drei Anteile.

Komplexübung

Zusätzliche Kräftigung des großen Rundmuskels *(M. teres major)*, der Rautenmuskeln *(Mm. rhomboidei)*, des hinteren Anteils des Deltamuskels und des geraden Rückenstreckers *(M. errector spinae)*.

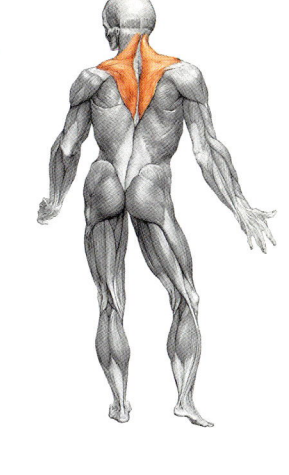

Haltungsstabilisation am Gerät – »Reverse-Flys«

Der »Haltungsstabilisator« ist ein ideales Übungsgerät für Sitzberufler zur Kräftigung der aufrichtenden Muskulatur.

→ **Ausgangsstellung**
1 Setzen Sie sich mit geradem Rücken ins Gerät. Positionieren Sie die Ellbogen etwas unterhalb der Schulterhöhe, und achten Sie auf einen geraden Rücken.
2 Halten Sie den Kopf in »Kinn-in«-Stellung an der Rückenlehne. Blicken Sie nach vorne, und schieben Sie das Kinn nach hinten.
3 Wählen Sie eine relativ tiefe Sitzposition, in der die Hüfte minimal 90 Grad gebeugt sein sollte. Auf diese Weise fixieren Sie das Becken und vermeiden eine Überstreckung der Lendenwirbelsäule in der Endstellung der Bewegung.

→ **Endstellung**
1 Führen Sie nun die Arme gleichmäßig nach hinten.

→ **Darauf kommt es an**
Vermeiden Sie es, in der Endposition die Schulter mit Schwung zu überdehnen. Dadurch entstehen nur schädigende Belastungen, und der Trainingserfolg wird gehemmt. Die Stellung des Rumpfes bleibt während der gesamten Übung unverändert.
Wichtig Kippen Sie nicht ins Hohlkreuz! Ziehen Sie die Bauchdecke leicht ein.

→ **Richtig atmen**
Atmen Sie beim Zurückführen der Arme in der Endposition gleichmäßig ein – beim Zurückführen wieder aus.

→ **Variante**
Die gezeigte Stellung der Oberarme ist die ideale Ausgangsstellung zur Betonung des mittleren Anteils des Kapuzenmuskels. Durch Erhöhung der Ellbogen-Stellung über die Schulter verstärkt sich die Belastung auf den unteren Anteil des Kapuzenmuskels. Nachteil dieser Variante ist eine erhöhte Schulterbelastung. Personen mit Neigung zu Schulterproblemen sollten diese Ausführung meiden und zunächst eine tiefere Stellung bei geringer Intensität wählen.

Passen Sie das Training Ihrer Kondition an.

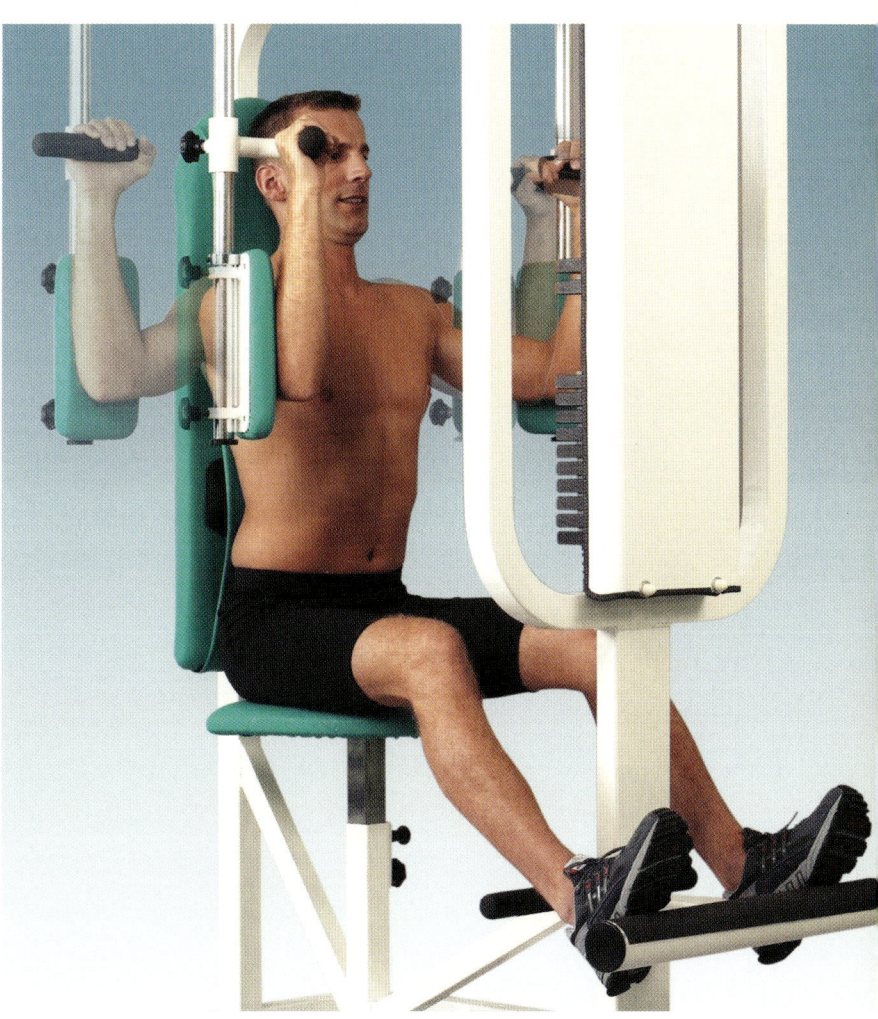

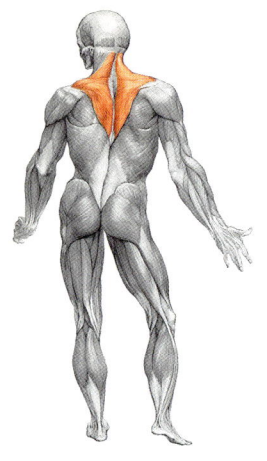

Haltungsstabilisation mit Kurzhanteln

Diese Übung trainiert den mittleren Anteil des Kapuzenmuskels besonders stark und unterstützt zusätzlich die Funktion des Rautenmuskels. Die gezeigte Position auf dem Rückentrainer erfordert hohe Haltearbeit des unteren Rückens. Zur Isolierung der Belastung auf den oberen Rücken kann die Übung auch abgestützt in Bauchlage auf einer Bank durchgeführt werden.

Beginnen Sie mit leichten Gewichten.

➡ ## Ausgangsstellung

1 Legen Sie sich mit gerader Wirbelsäule auf den Rückentrainer. Durch die gebeugte Haltung der Hüfte wird in diesem Gerät die Aktivität der Hüftmuskulatur gehemmt. Die Haltearbeit erfolgt ausschließlich über die Muskulatur der Rückenstrecker.

2 Halten Sie den Kopf in Verlängerung des Rückens. Die gesamte Rückenmuskulatur stabilisiert den Rumpf.

3 Die Arme sind etwa 90 Grad vom Oberkörper abgehoben, und die Ellbogen zeigen nach außen.

➡ ## Endstellung

Ziehen Sie nun die Ellbogen nach hintenoben, bis die Oberarme waagrecht zum Boden sind.

➡ ## Darauf kommt es an

Die Position des Rückens bleibt während der gesamten Bewegung unverändert. Senken Sie das Gewicht anschließend nach unten, ohne die Muskulatur zu entlasten.

➡ ## Richtig atmen

Atmen Sie beim Zurückziehen der Ellbogen gleichmäßig ein.

➡ ## Variante

Die entgegengesetzte Bewegung zu dieser Zugübung ist das bekannte Bankdrücken. (→ Seite 60). Oftmals wird bei der Trainingsgestaltung die rückwärtige Bewegung vernachlässigt. Für ein harmonisches Gleichgewicht sollten beide Bereiche trainiert werden. Das Kräfteverhältnis von Druck- zu Zugbewegungen liegt im Durchschnitt bei 3 : 2.

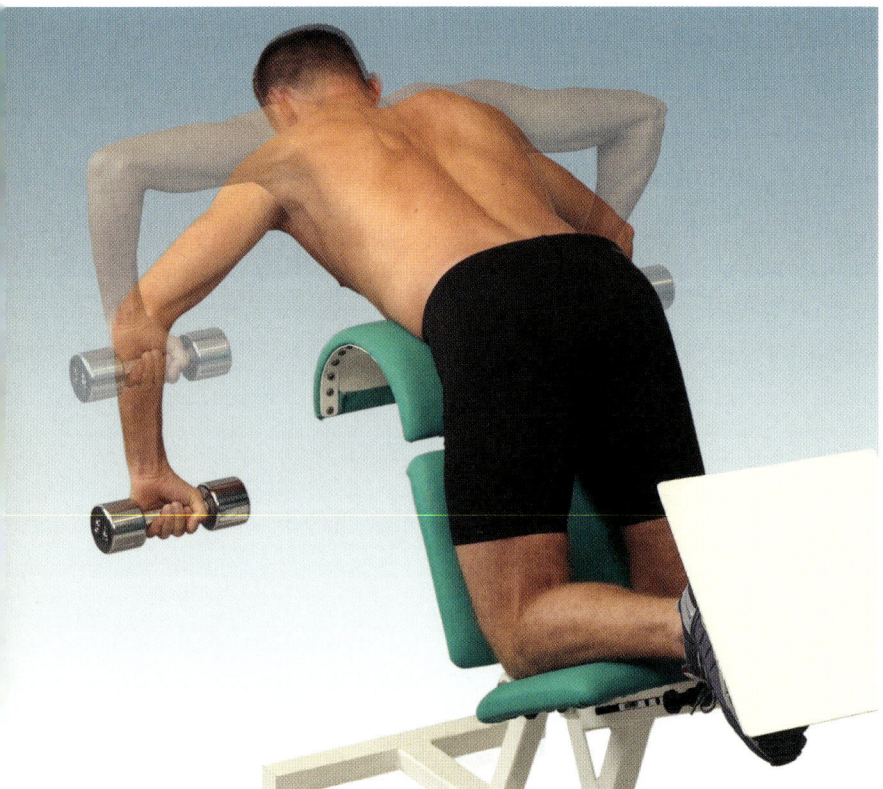

Tipp

Beginnen Sie das Training nicht mit der höchsten, möglichen Belastung. Trainieren Sie zunächst mit kleinen Gewichten.

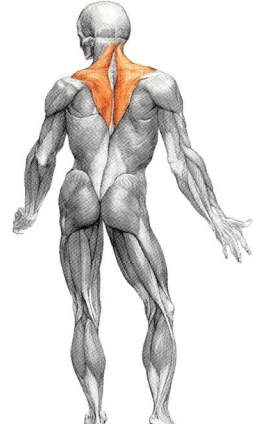

Haltungsstabilisation ohne Gerät

Diese Übungsposition trainiert neben dem Kapuzenmuskel die gesamte rückwärtige Muskelkette. Dazu gehören vor allem die Gesäß- und die Rückenstrecker-Muskulatur. Die Übung ist ideal für alle, die in kurzer Zeit möglichst viele Muskeln gleichzeitig trainieren wollen.

➜ Ausgangsstellung

1 Legen Sie sich in Bauchlage auf den Boden. Heben Sie den Kopf mit Blick zur Unterlage etwas ab.
2 Halten Sie die Ellbogen auf Schulterhöhe, und heben Sie die Hände nach unten geneigt etwas an.
3 Spannen Sie zusätzlich Ihre Bauch- und Gesäßmuskulatur an, um eine übermäßige Streckung der Lendenwirbelsäule zu vermeiden.

➜ Endstellung

Ziehen Sie die Ellbogen möglichst weit nach oben.

➜ Darauf kommt es an

Das Bewegungsausmaß der Übung ist relativ klein. Der Oberkörper wird dabei nicht angehoben. Achten Sie deshalb auf die Spannung der Bauch- und Gesäßmuskulatur.
Wichtig Halten Sie während der Übung permanente Muskelspannung, um den Trainingseffekt zu optimieren.

➜ Richtig atmen

Atmen Sie beim Zurückziehen der Arme ein und anschließend wieder aus.

Tipp

Achten Sie bei den Übungen immer auf eine richtige und langsame Bewegungsausführung. Sind Sie in Zeitnot, dann reduzieren Sie lieber die Anzahl der Übungen. Versuchen Sie nicht auf Kosten der Übungsqualität Zeit einzusparen. Entscheidend für die optimale Belastung ist nicht nur die Wiederholungszahl, sondern die Belastungsdauer. Eine Wiederholung sollte in der Regel etwa zwei bis drei Sekunden dauern.
Haben Sie in der Ausgangsstellung und in der gestreckten Position der Wirbelsäule Probleme, können Sie den Bauch zusätzlich mit einem Kissen oder einer Handtuchrolle unterlagern.

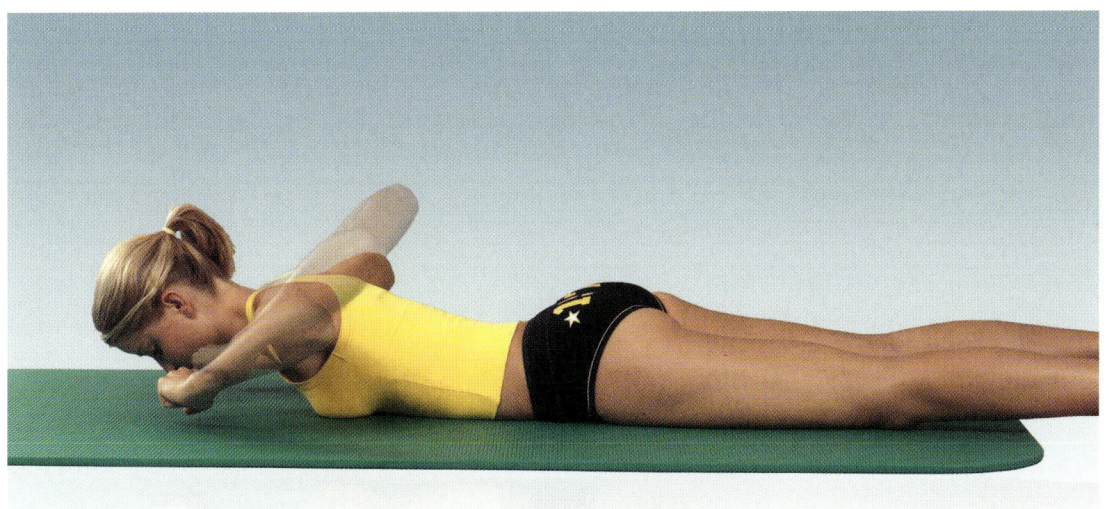

Konzentrieren Sie sich darauf, die Bewegung optimal auszuführen – nicht auf viele Wiederholungen.

Rudern

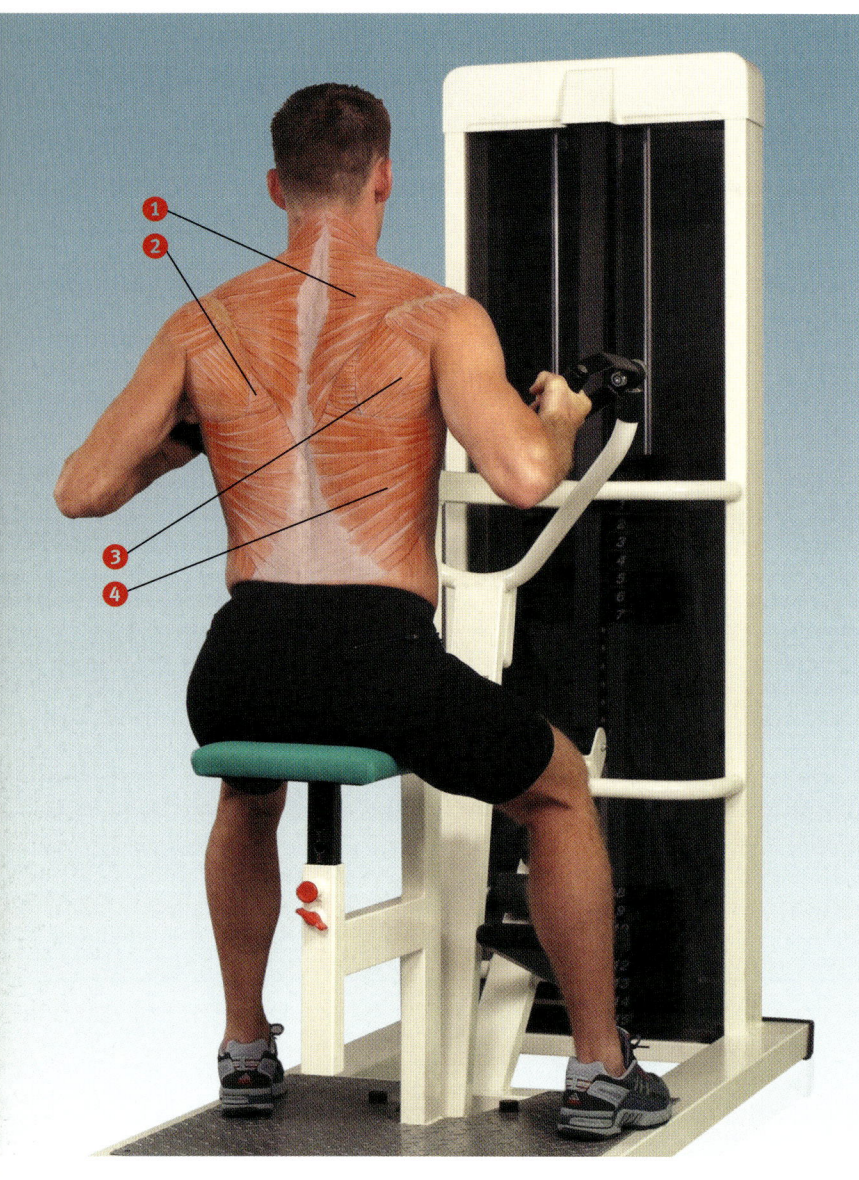

1 Kapuzenmuskel
2 Rautenmuskel
3 Großer Rundmuskel
4 Breiter Rückenmuskel

Ziel

Kräftigung des breiten Rückenmuskels
(M. latissimus dorsi).
Zusätzliche Kräftigung des Kapuzenmuskels
(M. trapezius), des großen Rundmuskels
(M. teres major), der Rautenmuskeln
(Mm. rhomboidei), der Ellbogenbeuger

(u. a. biceps brachii), des hinteren Anteils
des Deltamuskels (M. deltoideus) und des
geraden Rückenstreckers (M. errector spinae).

Bewegung

Rückführen der Arme – Retroversion.

Muskelfunktion

Der breite Rückenmuskel ist einer der größten
Muskeln des Körpers. Er hat verspannende
und stabilisierende Wirkung auf die Wirbel-
säule. Er ist an fast allen Bewegungen im
Sport und im alltäglichen Leben beteiligt. Der
breite Rückenmuskel senkt den erhobenen
Arm, führt ihn zurück und ist an der Innen-
rotation der Schulter beteiligt.
Das Rudern mit seinen unterschiedlichen
Varianten ist eine besonders gute Übung zur
Festigung und Kräftigung des gesamten
Rückens. Bei genauer Ausführung wird die
gesamte rückwärtige Muskelkette aktiviert.
Ein gezieltes Training dieser Muskelgruppe ist
für jede Zielgruppe sinnvoll und interessant,
egal ob Leistungs- oder Freizeitsportler.

Styling-Effekt

Ein gut trainierter Latissimus zeigt deutliche
Kontur und prägt die Rückenansicht unseres
Körpers. Die optische Wirkung ist nicht nur
mit nacktem Oberkörper deutlich zu erken-
nen. Der breite Rückenmuskel verleiht dem
Körper eine athletische V-Form und ist des-
halb vor allem bei männlichen Sportlern ein
beliebter Trainingsinhalt.
Durch das Training kräftigen Sie zusätzlich
Muskelgruppen, welche bei regelmäßigem
Training Haltungsschwächen ausgleichen.
Eine aufrechte Körperhaltung signalisiert
Selbstbewusstsein und Durchsetzungs-
vermögen.

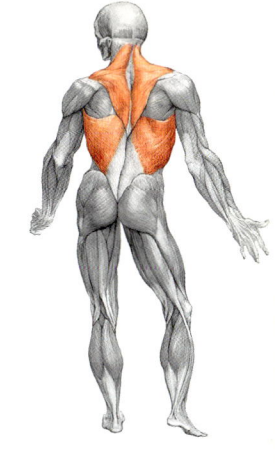

Rudern am Gerät

Das Rudern am Gerät ist eine besonders effektive Komplexübung für die gesamten Muskelanteile des Rückens. Die Ausgangsstellung der Schulter ist wenig belastend für das Gelenk und daher ideal für Trainingseinsteiger zur Eingewöhnung an ein regelmäßiges Krafttraining.

→ Ausgangsstellung
1 Setzen Sie sich mit geradem Rücken ans Gerät, und stützen Sie sich mit dem Oberkörper an der Auflagefläche ab. Der Oberkörper hat in dieser Stellung eine minimale Vorlage.
2 Ziehen Sie die Bauchdecke ein, und beugen Sie die Arme leicht an.
3 Achten Sie auf die Stellung Ihrer Schultern. Ziehen Sie die Schulterblätter aktiv nach unten, und heben Sie den Brustkorb leicht an.

→ Endstellung
1 Ziehen Sie das Gewicht gleichmäßig nach hinten, und atmen Sie dabei ein.
2 Führen Sie anschließend das Gewicht langsam zurück, ohne die Muskulatur zu entlasten.

→ Darauf kommt es an
Die Arme bleiben während der Übung immer gebeugt. Dies gilt vor allem für die Ausgangsstellung. Bleiben Sie in Kontakt mit der Auflagefläche, und verändern Sie nicht die Position Ihres Rückens und Ihrer Schultern.

→ Richtig atmen
Beim Zurückziehen des Gewichtes atmen Sie ruhig und gleichmäßig ein. Beim Rückkehren in die Ausgangstellung atmen Sie aus.

Tipp

Werden die Arme am Körper geführt, entsteht ein maximaler Trainingseffekt. Sind die Arme weiter nach außen abgespreizt, verlagert sich die Aktivität weiter nach oben in Richtung Kapuzenmuskel (mittlerer Anteil).

Achten Sie auf Ihre Haltung.

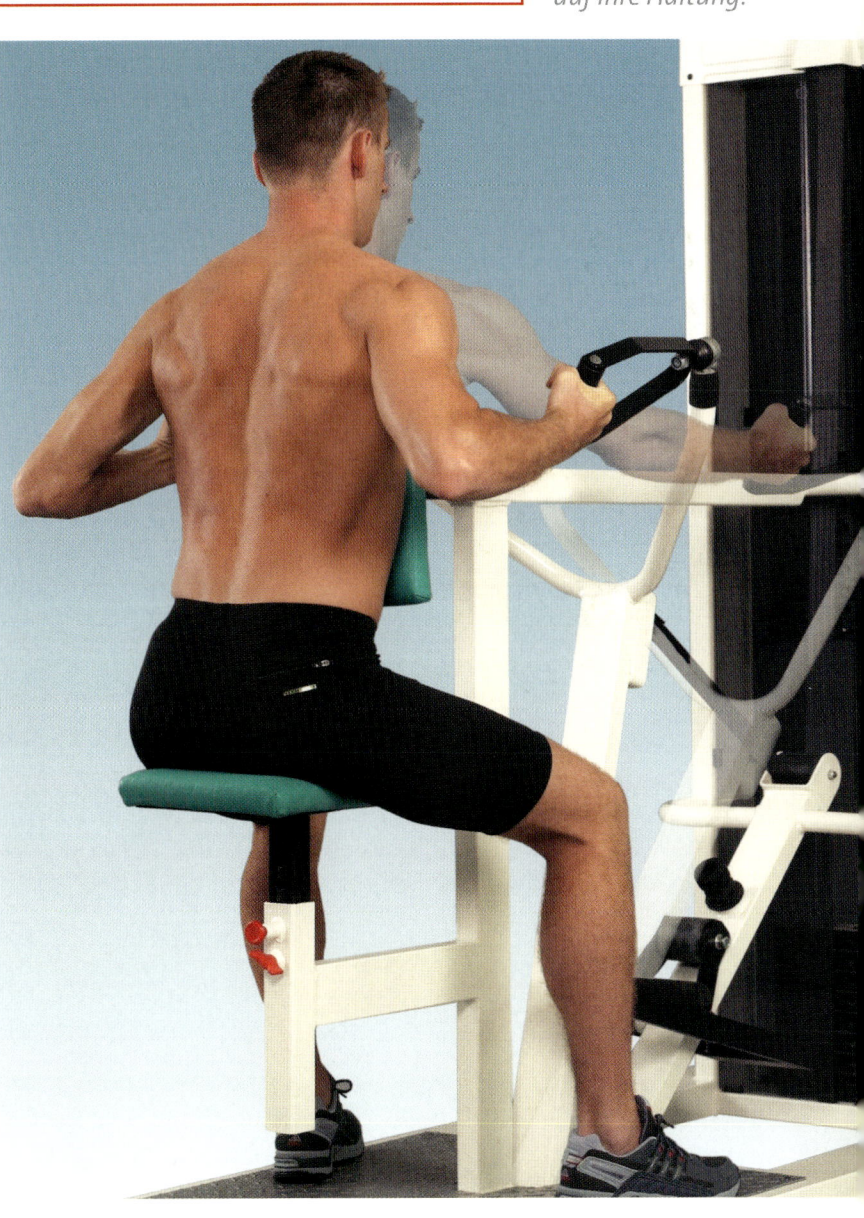

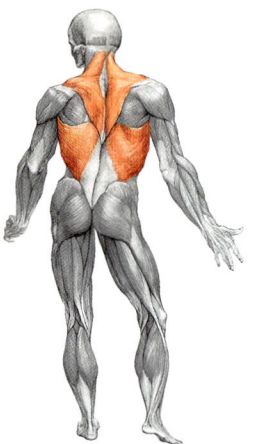

Rudern mit Kurzhanteln

Das Rudern ist ein Basiselement im Übungsprogramm vieler Kraftsportler. Der Körper ist
in der gezeigten Stellung gut stabilisiert,
wodurch hohe Lasten bewältigt werden
können.

Das einarmige Rudern erfordert gegenüber
dem symmetrischen Armeinsatz am Gerät
zusätzliche Aktivität der Rückenmuskulatur
zur Stabilisierung der Wirbelsäule.

Tipp

Das Abspreizen
des Armes zur
Seite senkt die
Aktivität des
breiten Rücken-
muskels und
steigert die
Beteiligung des
Kapuzenmuskels
(mittlerer Anteil).
Um den Latissi-
mus maximal zu
beanspruchen,
sollten Sie des-
halb den Arm
möglichst nah
am Körper füh-
ren. Je nach
Trainingsziel
kann dadurch die
Übung·unter-
schiedlich gestal-
tet und verän-
dert werden.

➡ **Ausgangsstellung**
1 Knien Sie sich mit einem Bein auf die
Bank. Das Knie bleibt während der ganzen Übung angewinkelt.
2 Beugen Sie sich mit geradem Rücken
nach vorne, und stützen Sie sich mit dem
gleichseitigen Unterarm ab.
3 Halten Sie den Kopf in Verlängerung
der Wirbelsäule.

4 Greifen Sie die Hantel mit der Handfläche nach innen oder nach oben, und
beugen Sie den Arm etwas an.

➡ **Endstellung**
1 Ziehen Sie nun die Hantel in Richtung
Brust, atmen Sie dabei gleichmäßig ein.
2 Senken Sie das Gewicht anschließend
wieder nach unten ab, ohne den Arm
dabei ganz zu strecken und damit zu
entlasten.

➡ **Darauf kommt es an**
Halten Sie in der Endstellung den Rücken
gerade, und vermeiden Sie Ausweichbewegungen zur Seite durch Drehung des
Oberköpers.

➡ **Richtig atmen**
Beim Heranziehen der Hantel zur Brust
atmen Sie ruhig und gleichmäßig ein.

*Der Arm sollte
während der
Übung nicht
gestreckt werden.*

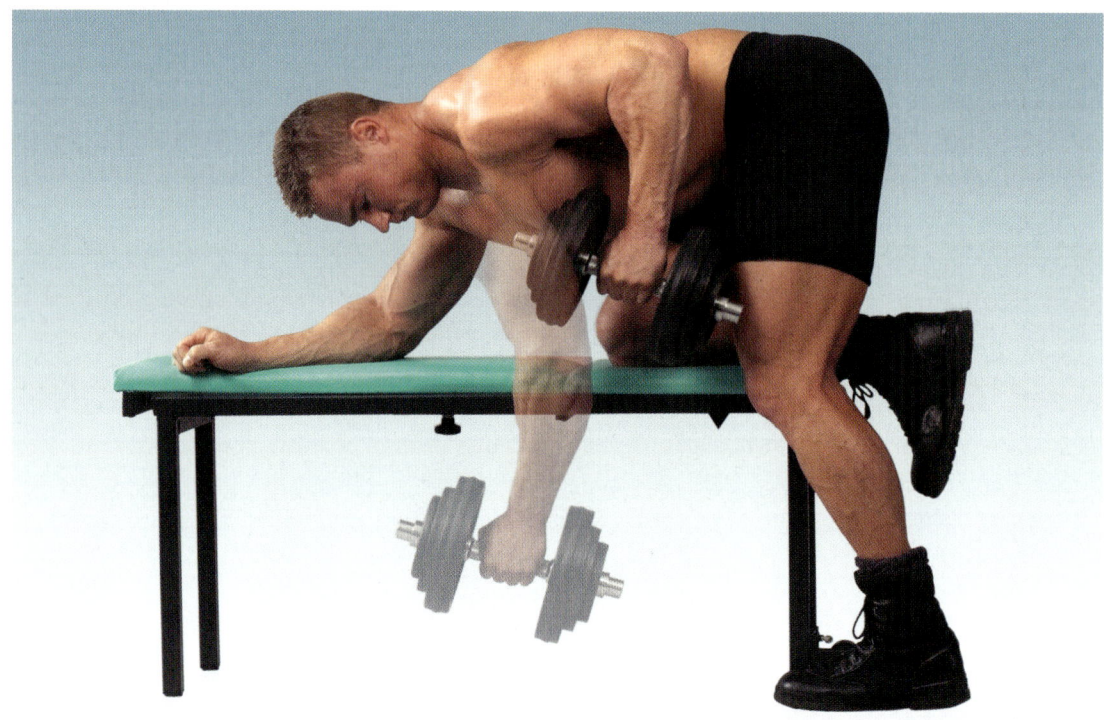

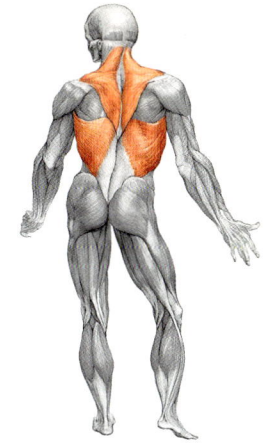

Rudern gegen die Schwerkraft

Für das Rudern ohne Zusatzgerät benötigen Sie lediglich einen Tisch. Dieser sollte möglichst stabil und schwer sein, damit er nicht wegkippt. Die gezeigte Übung ist sehr anspruchsvoll und intensiv, kann jedoch wie unten beschrieben im Schwierigkeitsgrad etwas entschärft werden (→ Tipp). Voraussetzung für eine richtige Ausführung sind Kraft in den Händen und Stabilität im Hals- und Nackenbereich. Personen mit Problemen an der Halswirbelsäule sollten diese Übung nicht durchführen.

➜ **Ausgangsstellung**
1 Legen Sie sich mit dem Kopf unter einen stabilen Tisch. Winkeln Sie die Beine etwas an, und greifen Sie von unten an die Tischkante.
2 Heben Sie Ihren Körper etwas vom Boden ab, und halten Sie Ihren Kopf stabil. Machen Sie ein Doppelkinn, indem Sie das Kinn nach hinten schieben.

➜ **Endstellung**
1 Ziehen Sie sich nun weiter nach oben, und atmen Sie dabei ein.
2 Senken Sie das Körpergewicht nach unten wieder ab.

➜ **Darauf kommt es an**
Halten Sie in der Endstellung die Muskelspannung, und setzen Sie den Körper nicht am Boden ab.
Wichtig Achten Sie auf einen geraden Rücken, und vermeiden Sie vor allem Ausweichbewegungen des Kopfes.

➜ **Richtig atmen**
Beim Absenken ausatmen.

Tipp

Der Schwierigkeitsgrad der Übung hängt ab vom eigenen Körpergewicht und von der Stellung der Beine. Je mehr Sie Ihre Beine anwinkeln, um so geringer ist die Belastung. Einsteigern kann die Belastung erleichtert werden, indem sie nur den Oberkörper vom Boden abheben und das Gesäß am Boden lassen. Bleibt die Übung dennoch zu schwer, empfehlen wir Ihnen mit der Übung »Haltungsstabilisation ohne Gerät« (→ Seite 71) zu beginnen.

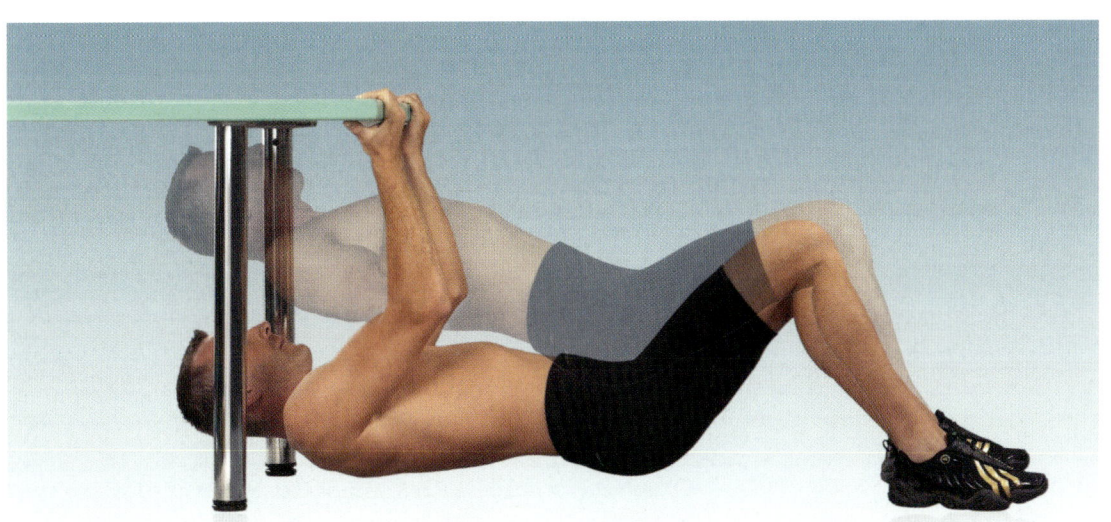

Diese leicht aussehende Übung ist hoch wirksam.

Rückenstreckung

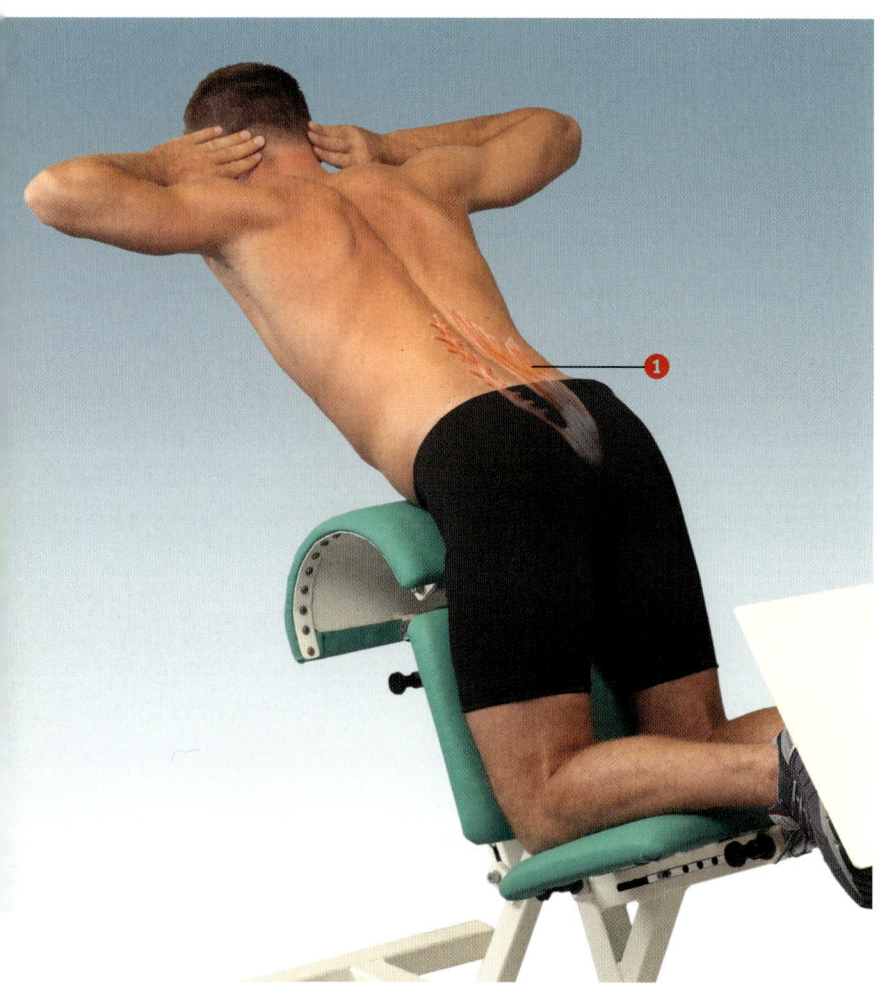

1 Rückenstrecker

mit vielfältigen und sehr unterschiedlichen Aufgaben. Ihre Aufgabe ist es, die Wirbelsäule aufrecht zu halten und die aktive Bewegung des Rückens wie das Aufrichten, Seitneigen und Drehen zu ermöglichen – Bewegungen, die im Alltag oder im Sport ununterbrochen erforderlich sind. Diese Muskeln besitzen damit eine herausragende Bedeutung für den menschlichen Bewegungsapparat.

Eine gut ausgebildete Rückenmuskulatur unterstützt den Haltungsaufbau und verbessert die Belastbarkeit der einzelnen Bewegungssegmente der Wirbelsäule. Ohne die entsprechende Bewegungsmöglichkeit der Muskulatur ist die Wirbelsäule nur sehr gering belastbar. Wiederholte Druck- und Scherbelastungen, die beim Bücken oder Heben entstehen, können bei einer mangelhaft ausgeprägten Rückenmuskulatur zu dauerhaften Schäden an der Wirbelsäule führen. Mit einem gezielten Rückenprogramm können Sie das Risiko für Rückenprobleme senken. Wichtig ist dabei jedoch ein ausgewogenes Kräfteverhältnis zur restlichen Rumpfmuskulatur, insbesondere der Bauchmuskulatur. Zusammen mit den Bauchmuskeln (→ Seite 80 ff.) bildet die Rückenmuskulatur ein Stützkorsett aus Muskeln für die Wirbelsäule. Trainieren Sie deshalb regelmäßig beide Bereiche.

Ziel

Kräftigung des Rückenstreckers *(M. errector spinae)*.

Bewegung

Streckung der Wirbelsäule – Rumpfextension.

Muskelfunktion

Die Rückenmuskulatur ist ein System zahlreicher kleinerer und größerer Muskelgruppen

Styling-Effekt

Der Rückenstrecker verläuft in zwei Strängen vom Hinterhaupt zum Becken. Seine Konturen sind im Bereich der Lendenwirbelsäule (→ Abbildung) gut erkennbar. Durch regelmäßiges Training werden hier Muskeln gekräftigt, die unsere Haltung festigen und damit schweren Bandscheibenproblemen im Bereich der Lendenwirbelsäule vorbeugen. Sollten Sie beim Training oder nach starker Belastung Schmerzen bekommen, gehen Sie zum Arzt.

Rückenstrecken am Gerät

Die Positionierung im Gerät wird so gewählt, dass die Hilfsmuskulatur der Hüft- und Beinmuskulatur ausgeschaltet ist und dadurch die Rückenmuskulatur maximal angesprochen werden kann.

➡ **Ausgangsstellung**
1 Setzen Sie sich mit aufgerichtetem Oberkörper ins Gerät, und halten Sie die Arme gestreckt neben sich.
2 Die Sitzhöhe sollte dabei so gewählt sein, dass die Drehachse des Gerätes etwa auf Höhe des Beckenkamms liegt.
3 Der Körper ist in der Ausgangsstellung deutlich nach vorne geneigt.
4 Bauen Sie eine Grundspannung des Rückens auf, indem Sie die Handflächen nach vorne drehen und die Schulterblätter aktiv nach unten ziehen.
5 Heben Sie nun das Gewicht etwas nach hinten an.

➡ **Endstellung**
Strecken Sie nun den Oberkörper bis zur Vertikalen nach hinten.

➡ **Darauf kommt es an**
Eine kontrollierte Überstreckung der Lendenwirbelsäule gegen Widerstand erhöht die Aktivität der unteren Rückenmuskulatur deutlich und steigert die Effektivität der Übung. Beschwerden sollten während und nach dem Üben nicht auftreten, ansonsten muss die Übungsausführung oder die Gewichtsbelastung überprüft werden.
Wichtig Wer Beschwerden im unteren Rücken hat, sollte diese Übung nicht mit maximalem Bewegungsausmaß ausführen. Beginnen Sie selbst bei gesundem Rücken zunächst im kleinen

Bewegungsbereich, und steigern Sie die Bewegung erst nach und nach – sowohl nach vorne als auch nach hinten.

➡ **Richtig atmen**
Sie unterstützen die Bewegung durch das gleichmäßige, tiefe Einatmen in den Bauchraum beim Rückwärtsstrecken. Wenn Sie in die nach vorn geneigte Ausgangsposition zurückkehren, atmen Sie bewusst aus.

Führen Sie die Bewegungen behutsam aus.

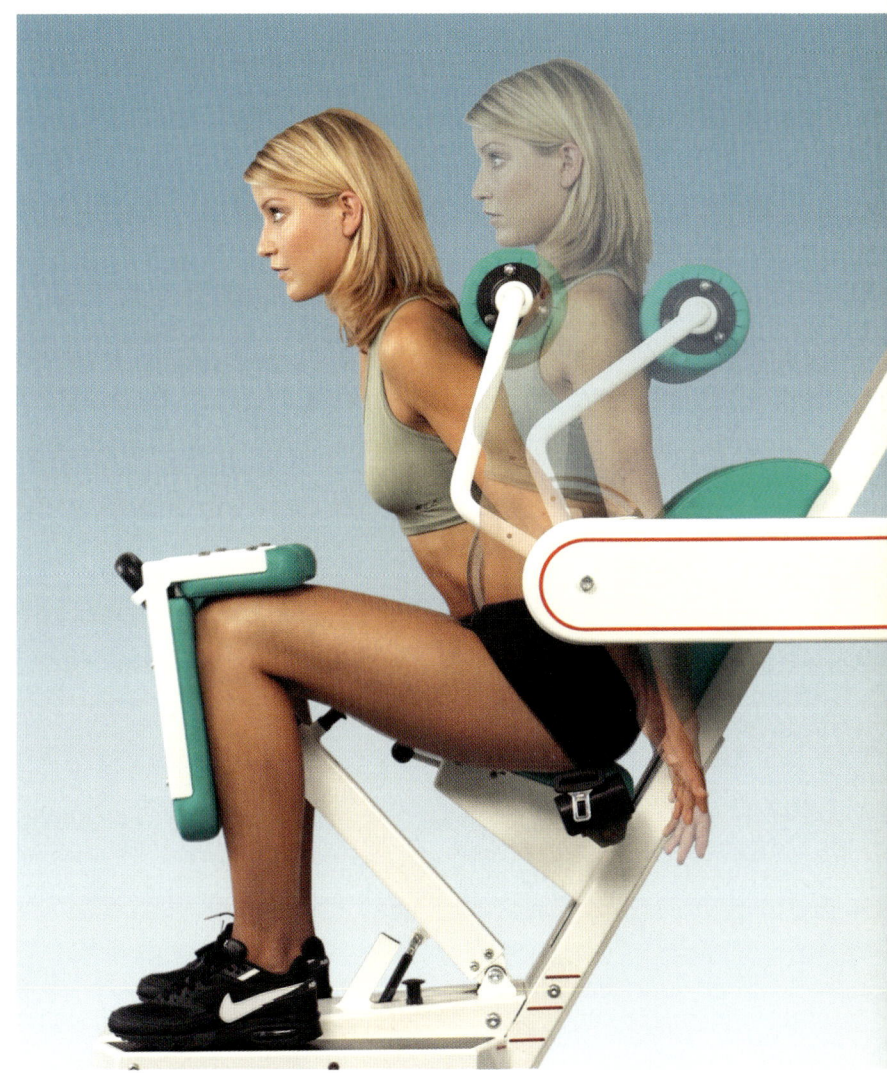

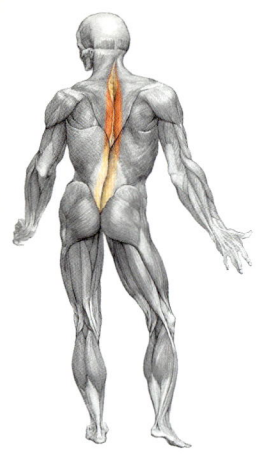

Rücken-Crunch

Der »Rückenstrecker« ist ein bewährtes Gerät zur Kräftigung der Rückenmuskulatur und gehört zum Grundinventar jedes Fitnessstudios. Die Wirkung der Übung wird durch das Anheben des Körpers gegen die Schwerkraft erzielt.

Entscheidend für den Trainingseffekt ist die Stellung der Beine. Durch die Beugung des Hüftgelenks kann die Hüft- und Beinmuskulatur nicht wirkungsvoll eingesetzt werden. Die Hauptarbeit muss nun durch die Rückenmuskulatur erfolgen. Die Positionierung und Fixierung ermöglicht ein effektives und gelenkschonendes Training.

Den Rücken nicht überanstrengen.

Zahlreiche Hersteller bieten diese Geräte bereits relativ günstig für den Hometraining-Bereich an.

➜ **Ausgangsstellung**
1 Knien Sie sich in das Gerät, und beugen Sie sich nach vorne. Das Becken liegt auf der Auflagefläche.
2 Berühren Sie mit den Fingerkuppen den Hinterkopf, und drücken Sie die Ellbogen nach hinten.
3 Machen Sie ein Doppelkinn, und halten Sie den Kopf in Verlängerung der Wirbelsäule.

➜ **Endstellung**
1 Richten Sie nun den Oberkörper nach oben auf.
2 Achten Sie darauf, dass Ihr Becken nicht von der Auflage abhebt.
3 Senken Sie das Körpergewicht anschließend wieder nach unten, und atmen Sie dabei aus.

➜ **Darauf kommt es an**
Beim Aufrichten in der Endstellung muss der Drehpunkt der Bewegung im Bereich des Beckenkamms liegen – nicht auf Höhe der Hüfte!
Wichtig Sie werden sehen, dass im Endbereich der Bewegung die untere Rückenmuskulatur die höchste Aktivität zeigt. Nur wer keinerlei Rückenbeschwerden hat, kann die Übung bis in die Endstreckung der Lendenwirbelsäule durchführen.

➜ **Richtig atmen**
Das richtige Atmen unterstützt die Bewegung ganz entscheidend. Beim Aufrichten atmen Sie gleichmäßig in den Bauchraum ein, das erleichtert das Strecken. Beim Absenken ausatmen.

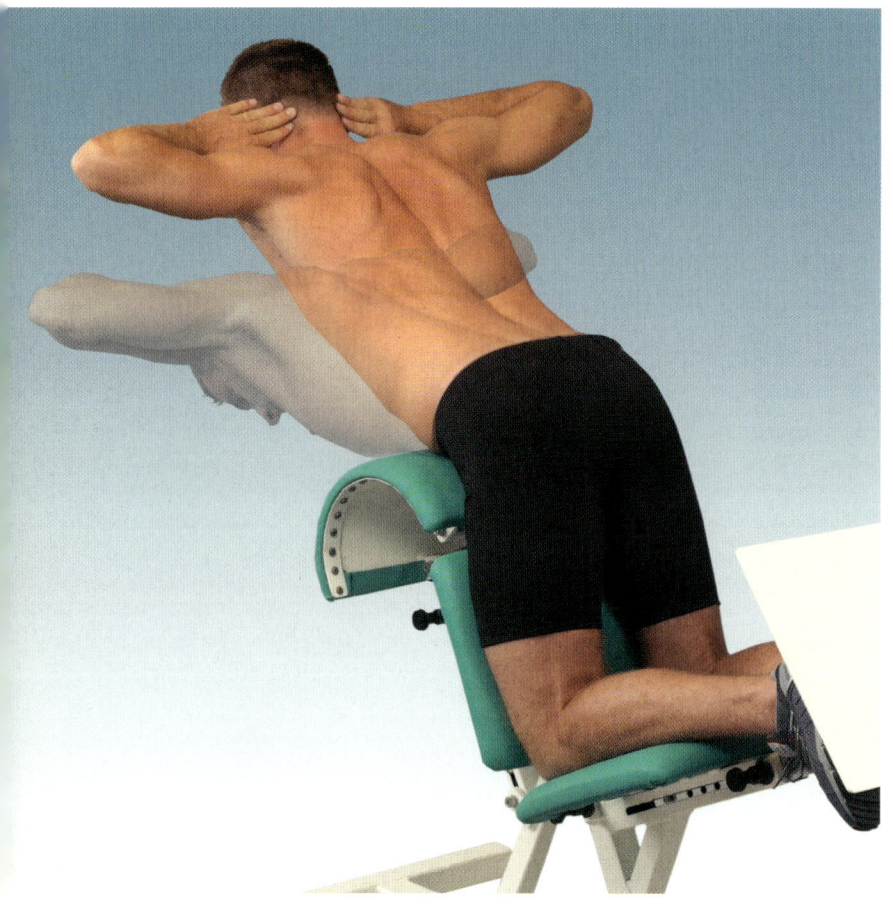

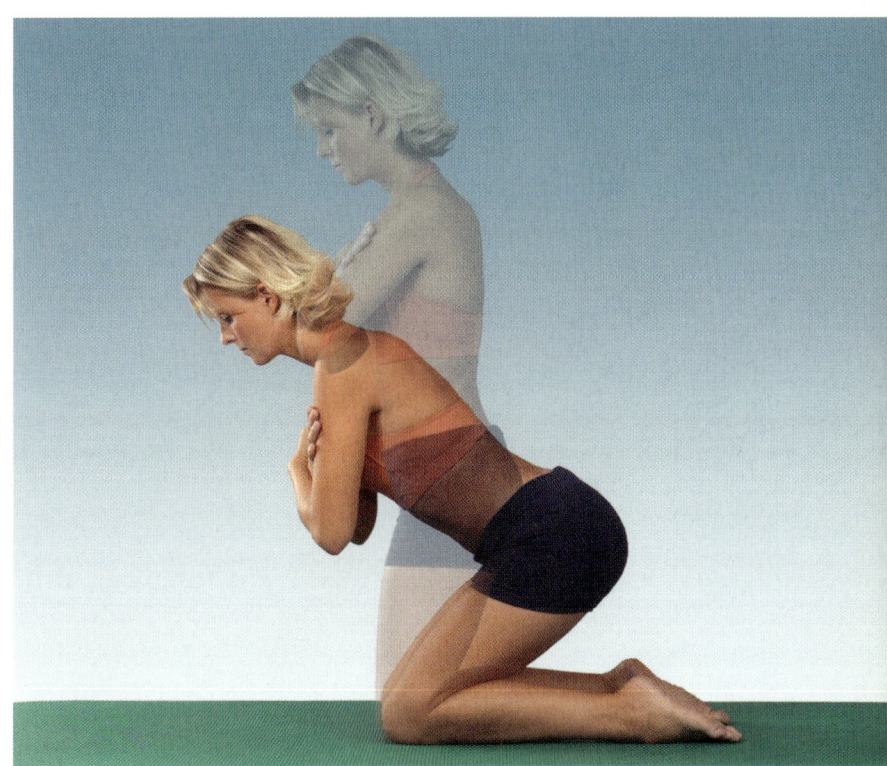

Rumpfheben

Das Rumpfheben ist eine einfache Möglichkeit, ohne Zusatzgerät die Rückenmuskulatur zu kräftigen. Die Wirkung wird vor allem durch die Haltearbeit des Rückens erzielt. Unterstützt wird die Arbeit der Rückenmuskulatur durch die Gesäßmuskulatur. Die Bewegung entspricht im Becken- und Rückenbereich einer rückengerechten Bückbewegung. Der Trainingseffekt lässt sich dadurch gut in den Alltag beim Heben von Lasten wie einem Getränkekasten einsetzen.

→ Ausgangsstellung
1 Knien Sie sich auf den Boden, und verschränken Sie die Arme vor dem Körper. Die Knie sind etwa im rechten Winkel gebeugt.
2 Der Oberkörper ist gerade und in der Ausgangsstellung leicht nach vorne geneigt.
3 Stabilisieren Sie Ihren Rumpf, indem Sie die Bauchdecke etwas einziehen.
4 Halten Sie den Kopf in Verlängerung der Wirbelsäule.

→ Endstellung
Senken Sie nun das Gesäß nach hinten-unten, und beugen Sie gleichzeitig den geraden Rücken deutlich nach vorne. Auch die Beine werden dabei gebeugt.

→ Darauf kommt es an
Halten Sie die Rückenmuskulatur unter möglichst gleichmäßiger Spannung. Nur wenn Kopf und Wirbelsäule eine Linie bilden, ist der Rücken gezwungen, Haltearbeit gegen die Schwerkraft zu verrichten.
Zum Erlernen der korrekten Haltung und Übungsausführung kann ein Partner einen geraden Stab an den Rücken halten. Kopf, Schulterblätter und Gesäß müssen während der gesamten Bewegung in Kontakt zum Stab bleiben.

→ Richtig atmen
Atmen Sie in der Endstellung beim Absenken aus, beim anschließenden Aufrichten wieder ein.

→ Varianten
Die Übung wird schwerer, je weiter Sie sich nach vorne neigen. Durch die Stellung der Arme kann die Belastung zusätzlich variiert werden.
• Strecken Sie die Arme in Verlängerung der Wirbelsäule nach vorne, erhöht sich die Intensität.
• Überkreuzen Sie die Arme vor dem Körper, verringert sich die Belastung auf die untere Rückenmuskulatur.

Kopf, Nacken und Wirbelsäule bilden während der Übung eine gerade Linie.

Crunch

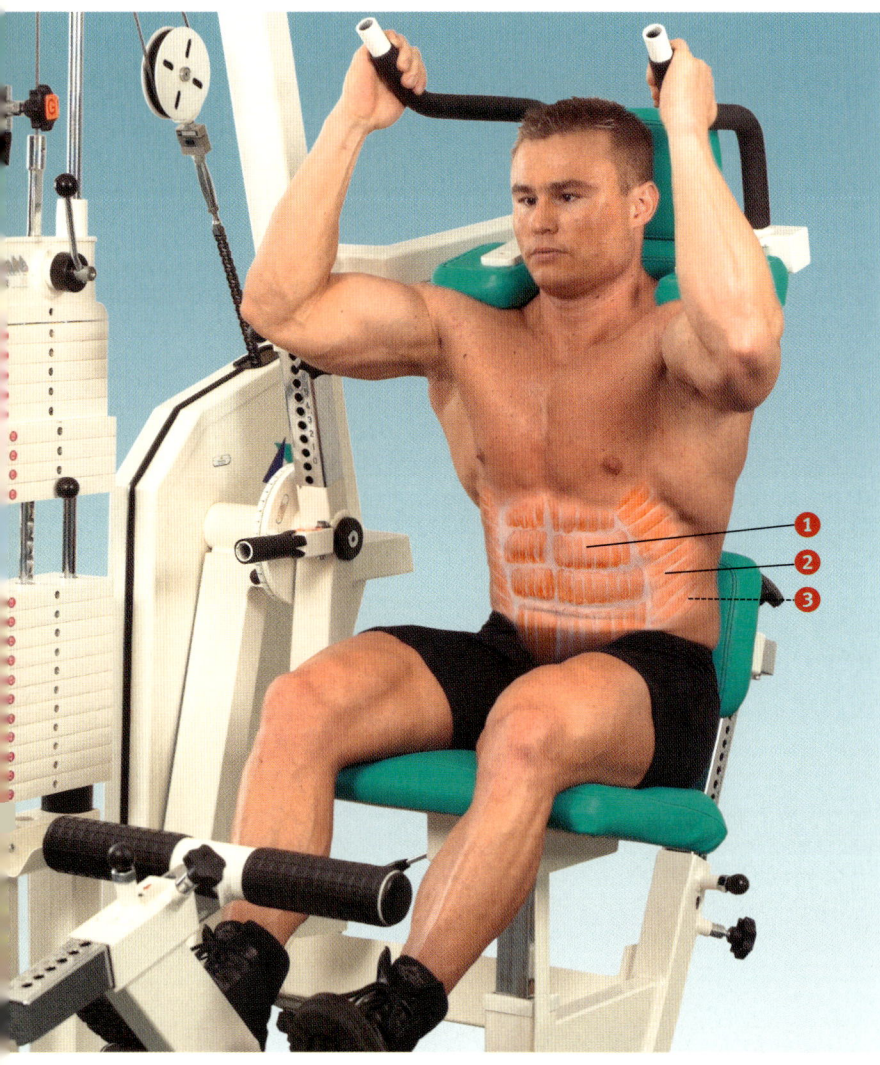

Muskelfunktion

Die Funktion der Bauchmuskulatur ist sehr vielfältig. Als aktiver »Beweger« ermöglicht die Bauchmuskulatur, insbesondere der gerade Anteil, das Anheben des Rumpfes aus der Rückenlage gegen die Schwerkraft. Unterstützt wird diese Funktion durch die gleichzeitige Aktivität der schrägen Bauchmuskulatur. Diese wird unterteilt in eine obere und eine untere Schicht. Zusammen mit ihrem Gegenspieler, den Rückenmuskeln (→ Seite 64 ff.), bildet die Bauchmuskulatur ein Stützkorsett aus Muskeln für die Wirbelsäule. Dieses aktive Korsett stabilisiert und schützt aktiv unseren Rücken vor Überlastungen. Trainieren Sie beide Muskelgruppen in einem ausgewogenen Verhältnis. Im Regelfall ist die Rückenmuskulatur deutlich stärker als die Bauchmuskulatur. Das Kräfteverhältnis liegt etwa bei 1,5 : 1 Rücken- zur Bauchmuskulatur. Das System aus Muskeln und Sehnenplatten im Bauchraum ist auch eine Art Schutzwall für unsere inneren Organe wie Magen, Darm oder Leber. Die Bauchmuskulatur hat zudem eine wichtige Funktion für die Statik der Wirbelsäule. Eine Schwäche der Bauchmuskulatur kann zu einer ausgeprägten Beckenkippung führen und dadurch die (Über-)Streckung der Lendenwirbelsäule verstärken (Hyperlordose).

1 Gerader Bauchmuskel
2 Äußerer schräger Bauchmuskel
3 Tiefe Schicht: Innerer schräger Bauchmuskel

Ziel

Kräftigung der geraden Bauchmuskulatur (M. rectus abdominis). Zusätzliche Kräftigung der inneren und äußeren schrägen Bauchmuskulatur (M. obliquus internus abdominis / M. obliquus externus abdominis).

Bewegung

Beugung des Oberkörpers – Rumpfflexion.

Styling-Effekt

Der Waschbrettbauch ist im sprachlichem Gebrauch ein fester Begriff. Er beschreibt die Kontur einer durchtrainierten und ausgeprägten Bauchmuskulatur. Besonders gut sichtbar ist die Muskelstruktur, die in Längs- und Querstreifen unterteilt ist, bei durchtrainierten Sportlern mit niedrigem Körperfettanteil. Der Waschbrettbauch ist ein angestrebtes Ziel für Männer und Frauen.

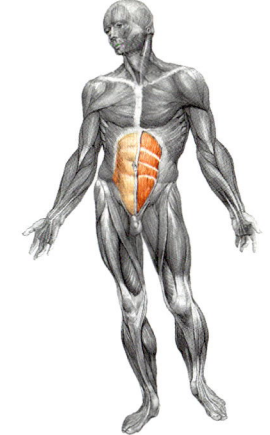

Crunch am Gerät

Der Crunch am Gerät ist besonders wirksam, um die gerade Bauchmuskulatur gezielt zu trainieren. Denn dabei kann die Belastung durch die Gewichtsbestimmung in idealer Weise auf die individuelle Leistungsfähigkeit abgestimmt werden. Ein weiterer Vorteil dieser Übung ist die Ausgangsposition. Im Sitzen wirken keine wesentlichen Kräfte auf die Halswirbelsäule, und die Übung konzentriert sich in erster Linie auf die Bauchmuskulatur. Das Training am Gerät ist deshalb vor allem für Personen mit Problemen im Nackenbereich eine ideale Lösung.

➜ **Ausgangsstellung**
1 Setzen Sie sich aufrecht ins Gerät, und achten Sie dabei auf eine gute Unterstützung der unteren Wirbelsäule durch das Lendenkissen.
2 Beginnen Sie die Übung mit geradem Rücken, das Gewicht ist bereits minimal angehoben.

➜ **Endstellung**
1 Beugen Sie nun den Oberkörper gegen Widerstand nach vorne, und atmen Sie dabei gleichmäßig aus. Halten Sie den Kopf in Verlängerung der Wirbelsäule.
2 Führen Sie das Gewicht anschließend in die Ausgangsstellung zurück. Hier ist eine leichte Vordehnung der Bauchmuskulatur erlaubt.

➜ **Darauf kommt es an**
Während der Ausführung der Endstellung dürfen das Becken und der untere Rücken nicht ausweichen. Passen Sie die Übung ans Gerät an: Je nach Gerätetyp befindet sich der Widerstand zum Greifen über den Schultern oder als Polster vor der Brust.

Für isoliertes Bauchtraining stellen Sie die Füße auf die Auflagefläche. Durch Einhacken unter den Holm wird die Hüftbeugemuskulatur angesprochen.

➜ **Richtig atmen**
Atmen Sie ruhig und gleichmäßig.

Tipp

Vermeiden Sie eine passive Überstreckung der Lendenwirbelsäule in der Ausgangsstellung durch zu viel Gewicht. Wenn Sie die Übung unsauber ausführen, können schädigende Kräfte auf die Wirbelsäule entstehen. Achten sie deshalb darauf, die Bewegung gleichmäßig und ohne Schwungbewegungen zu machen. Entscheidend für den Erfolg ist in erster Linie die Qualität der Übung und nicht die Anzahl der Gewichtsscheiben!

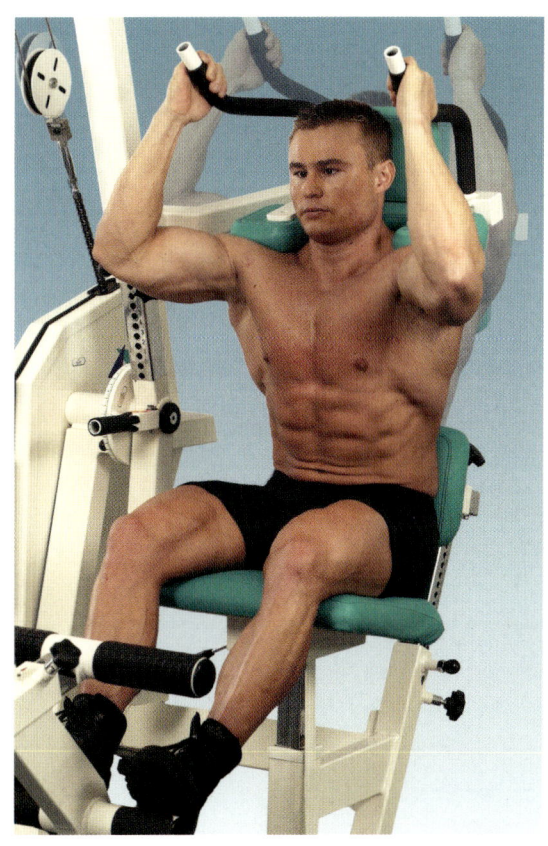

Mit dem Crunch am Gerät trainieren Sie die Bauchmuskeln gezielt.

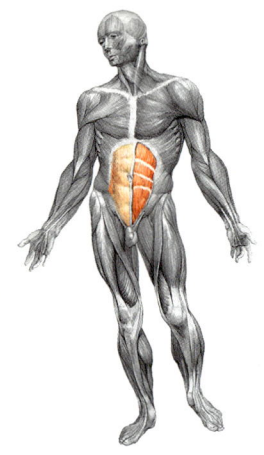

Crunch auf der Bank

Der »Bauchtrainer« ist ein klassisches Übungsgerät, welches in jedem Fitnessstudio zu finden ist. Die Übungsausführung – das Anheben des Oberkörpers in Rücklage gegen die Schwerkraft – ist zielgenau für die natürliche Funktion der Bauchmuskulatur entwickelt worden. Bei allen Crunch-Übungen ist neben der Aktivität der Bauchmuskulatur eine starke Haltearbeit der vorderen Halsmuskulatur notwendig, um die Halswirbelsäule zu stabilisieren.

→ Ausgangsstellung

1 Legen Sie sich mit dem Rücken auf das Gerät, und stellen Sie die Unterschenkel auf die Auflagefläche. Geben Sie dabei leichten Druck nach unten gegen die Auflage.

Diese Übung sollten Sie nicht bei Beschwerden im Bereich der Halswirbelsäule ausführen.

2 Legen Sie die Fingerkuppen an Ihr Hinterhaupt, und drücken Sie die Ellbogen nach außen.
3 Heben Sie nun den Oberkörper etwas an, und bringen Sie die Bauchmuskulatur auf Spannung.

→ Endstellung

1 Rollen Sie nun den Oberköper nach vorne ein. Atmen Sie dabei gleichmäßig aus.
2 Senken Sie anschließend den Körper langsam nach unten, und atmen Sie wieder ein.

→ Darauf kommt es an

Es kommt bei dieser Übung wesentlich auf Ihre Kopfhaltung an.
Schon in der Ausgangsstellung halten Sie den Kopf gerade und in der Verlängerung der Wirbelsäule. Ändern Sie diese Stellung des Kopfes auch während der Übung nicht.
Wichtig Ziehen Sie nicht mit den Händen am Kopf. Die Finger dürfen aber die Halswirbelsäule etwas unterstützen.

→ Richtig atmen

Sie verstärken die entspannende Wirkung der Übung, wenn Sie beim Abrollen nach vorne ausatmen – beim Senken nach unten einatmen.

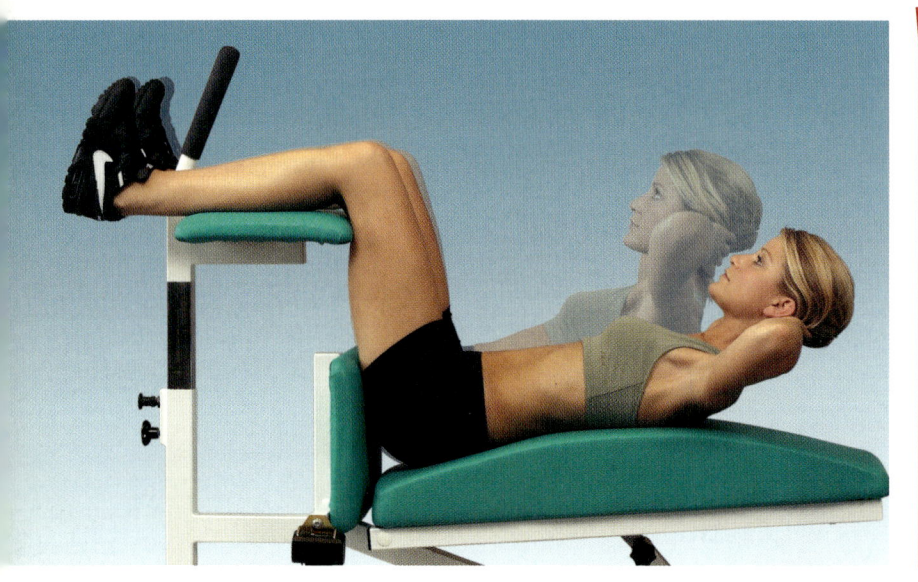

Tipp

Die Übung kann auch ohne Gerät ausgeführt werden. Der Vorteil des »Bauchtrainers« ist u. a. die gewölbte Unterlage. Diese unterstützt die Lendenwirbelsäule und ermöglicht eine Bewegungsausführung aus einer leichten Vordehnung der Bauchmuskulatur. Damit wird die Trainingswirkung zusätzlich erhöht. Je nach Gerätetyp kann zudem die Stellung der Liegefläche verändert werden.
• Stellen Sie die Neigung nach unten, erhöht sich die Intensität der Übung.
• Kippen Sie die Liegefläche nach oben, wird die Durchführung erleichtert.

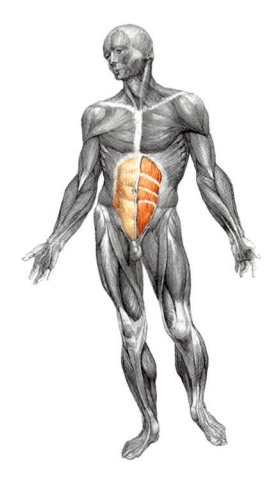

Crunch am Boden

Der Crunch ist die beliebteste und einfachste Übung, um die Bauchmuskulatur zu kräftigen. Ohne Zusatzgerät kann die Bauchmuskulatur allein durch die Wirkung der Schwerkraft gut belastet werden. Zusätzlich kann man über die Stellung der Arme und Beine die Wirkung der Schwerkraft an die individuellen Anforderungen anpassen. Bei allen Crunch-Übungen ist neben der Aktivität der Bauchmuskulatur eine starke Haltearbeit der vorderen Halsmuskulatur notwendig, um die Halswirbelsäule zu stabilisieren.

→ **Ausgangsstellung**
1 Legen Sie sich auf den Rücken, und heben Sie die überkreuzten Beine angewinkelt vom Boden ab.
2 Strecken Sie die Arme nach hinten, und legen Sie die Hände aufeinander.
3 Heben Sie den Oberkörper leicht an. Halten Sie den Kopf stabil, indem Sie ein Doppelkinn machen.

→ **Endstellung**
Rollen Sie nun den Körper weiter nach vorne ein.

→ **Darauf kommt es an**
Halten Sie während der gesamten Übung die Spannung der Bauchmuskulatur, und setzen Sie den Körper in der Ausgangsstellung nicht ab. Die Stellung der Beine und des Kopfes bleiben unverändert und werden nicht mitbewegt.
Wichtig Vermeiden Sie ruckartige und schwungvolle Ausholbewegungen.

→ **Richtig atmen**
Atmen Sie in der Endstellung beim Vorrollen des Körpers aus und erst beim Absenken wieder ein.

→ **Varianten**
Die Stellung der Beine und der Arme ermöglicht es Ihnen, die Intensität der Übung an Ihre Leistungsfähigkeit anzupassen. In der gezeigten Stellung ist die Anstrengung am größten.
• Stellen Sie die Beine angewinkelt am Boden auf, verringert sich die Intensität. Die gleiche Wirkung lässt sich über die Stellung der Arme regulieren.
• Legen Sie die Hände an den Hinterkopf, überkreuzen Sie die Arme vor dem Körper, oder strecken Sie die Arme nach vorne. Schrittweise wird die Belastung verringert.
Eine weitere Möglichkeit, die Belastung zu optimieren, sind die so genannten Endkontraktionen.
• Wippen Sie dazu in der Endstellung der Bewegung mit langsamer und kleiner Amplitude drei- bis viermal nach.
Mit dieser Methode kann zusätzliche Muskelspannung aufgebaut werden, welche die Trainingseffizienz erhöht.

Bauchmuskeln lassen sich auch ohne Geräte gut trainieren.

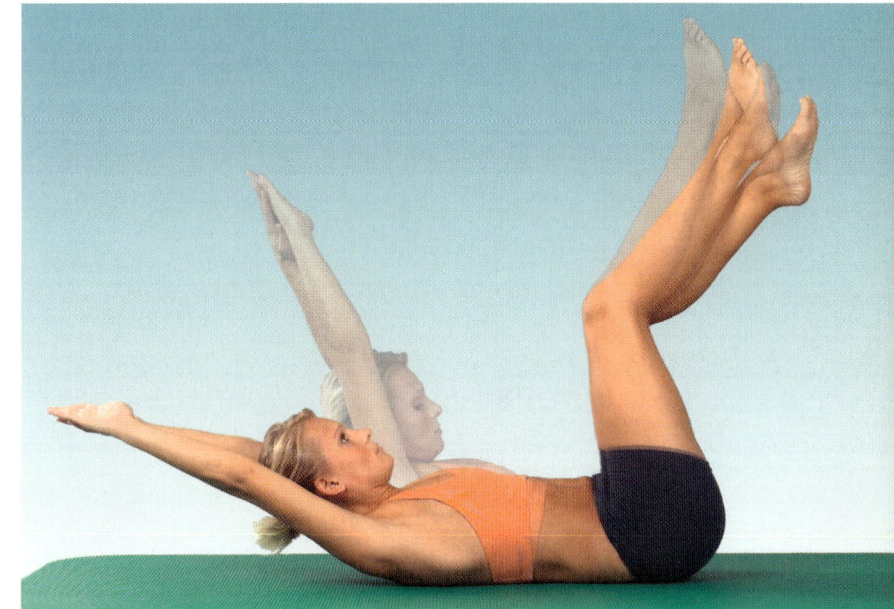

Rumpfrotation

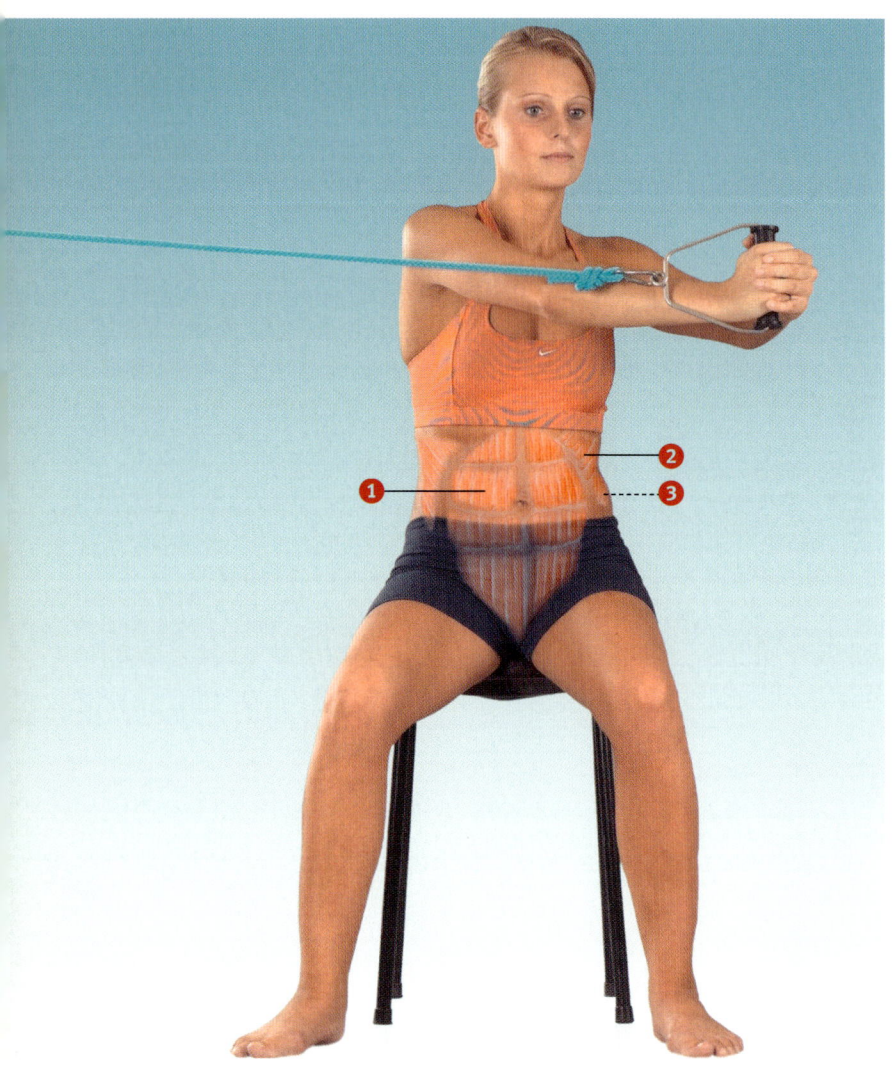

1 Gerader Bauch-
muskel
2 Äußerer schräger
Bauchmuskel
3 Tiefe Schicht:
Innerer schräger
Bauchmuskel

Bewegung

Drehung des Oberkörpers – Rumpfrotation.

Muskelfunktion

Die schrägen Bauchmuskeln unterstützen die Funktion der geraden Bauchmuskulatur. Als aktive Beweger ermöglichen sie zusätzlich die Drehung des Rumpfes. Dabei arbeitet der innere schräge Anteil der einen Seite mit dem äußeren Anteil der anderen Seite synchron. Die schräge Bauchmuskulatur ist bei nahezu allen Bewegungen des Rumpfes aktiv. Im Sport sind die diagonalen Anteile bei allen Wurf- und Schlagbewegungen beteiligt und beeinflussen die Leistungsfähigkeit. Durch Verwringung des Oberkörpers wird der Bewegungsimpuls vom Rumpf auf die Arme übertragen. Kajakfahrer und Kanuten profitieren ebenfalls von dieser Übungsgruppe. Die erste Übung Rumpfdrehung (Rumpfrotation) am Gerät wird von Michael Senft demonstriert, Vizeweltmeister und Bronze-Olympiagewinner im Kanadier-Zweier. Zusammen mit Ihrem Gegenspieler, den Rückenmuskeln (→ Seite 64), bildet die gesamte Bauchmuskulatur ein Stützkorsett aus Muskeln für die Wirbelsäule und stabilisiert das Becken. Ein regelmäßiges Training der Rumpfmuskulatur hilft Ihnen, Rückenproblemen vorzubeugen.

Ziel

Kräftigung der inneren und äußeren schrägen Bauchmuskulatur (M. obliquus internus abdominis / M.obliquus externus abdominis). Zusätzliche Kräftigung der geraden Bauchmuskulatur (M. rectus abdominis) und der Rückenmuskeln des Schrägsystems. Diese kleinen Muskelgruppen setzen an den Dornfortsätzen der Wirbelkörper an und stabilisieren diese (M. multifidus, Mm. rotatores brevis).

Styling-Effekt

Die schräge Bauchmuskulatur hat neben den vielen funktionellen Aspekten auch eine beliebte sichtbare Nebenwirkung. Eine gut trainierte schräge Bauchmuskulatur unterstützt die Formung der Taille. Voraussetzung für diesen Effekt ist natürlich ein niedriger Körperfettanteil. Die beste Maßnahme zur Verringerung des Körperfettanteils ist ein regelmäßiges Ausdauertraining.

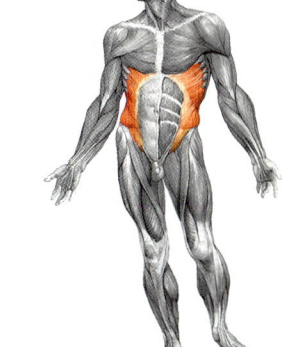

Rumpfrotation am Gerät

Die Rumpfrotation am Gerät ist eine ideale Übung, um die schräge Bauchmuskulatur zu trainieren. Der Körper kann in diesen speziellen Geräten gut fixiert werden, so dass keine Ausweichmöglichkeiten entstehen. Dadurch sind beste Auflastungen der Muskulatur möglich. Auch Anfänger profitieren von der genauen Bewegungsführung und der guten Dosierbarkeit der Belastung.

→ Ausgangsstellung
1 Setzen Sie sich aufrecht ins Gerät. Je nach Gerätetyp kann der untere Rücken zusätzlich durch ein Lendenkissen gestützt werden.
2 Stellen Sie den Hüftwinkel annähernd auf 90 Grad. Dadurch erhöhen Sie die Stabilität der Lendenwirbelsäule.
3 Fixieren Sie den Widerstand mit den Händen, und heben Sie das Gewicht leicht an.

→ Endstellung
Drehen Sie gleichmäßig zur Gegenseite, und atmen Sie dabei aus.

→ Darauf kommt es an
Der Ausgangswinkel der Bewegung sollte so gewählt sein, dass Sie die Drehbewegung aus leichter Vordehnung auf der anderen Körperseite ausführen. Die Drehbewegung in der Endstellung erfolgt in erster Linie im oberen Bereich der Wirbelsäule, vor allem im Bereich der Brustwirbelsäule. Sie halten den unteren Rücken stabil, indem Sie die Bauchdecke leicht einziehen.
Wichtig Achten Sie auf die Stellung des Beckens und der Beine. Deren Position darf sich während der Übung auf keinen Fall verändern! Wesentlich ist eine kon-

trollierte Bewegungsausführung in der Druck- und in der Bremsphase.

→ Richtig atmen
Atmen Sie während der gesamten Übung ruhig und gleichmäßig.

Tipp

Das Ausmaß der Drehbewegung der Wirbelsäule ist anatomisch begrenzt und liegt bei etwa 30 bis 40 Grad nach rechts und nach links. Weitere Bewegungen, die mit Schwung und Ausweichbewegungen erzielt werden, erzeugen unnötig Fehlbelastungen, vor allem im Bereich der Lendenwirbelsäule. Beginnen Sie zunächst die ersten Trainingseinheiten mit geringem Bewegungsausmaß, und steigern Sie erst nach und nach die Gesamtrotation.

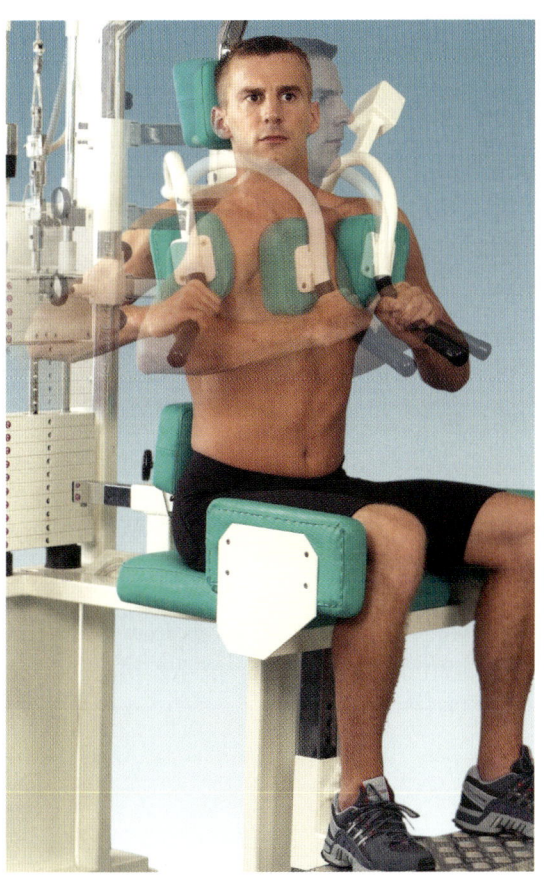

Arbeiten Sie vor allem in der Druck- und Bremsphase sehr sauber, sonst belasten Sie Ihren Körper ungleichmäßig.

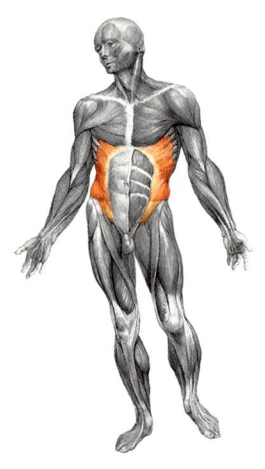

Rumpfrotation am Seilzug

Da Geräte für Drehübungen (Rotation) oft nicht zur Ausstattung von Fitnessstudios gehören, zeigen wir Ihnen hier das Training gegen Widerstand am Seilzug.

Die richtige Bewegung ist eine reine Drehbewegung.

➜ **Ausgangsstellung**
1 Setzen Sie sich aufrecht auf einen Stuhl, und stellen Sie die Füße weit auseinander auf.
2 Greifen Sie mit gestreckten Armen und beiden Händen den Griff des Seilzugs.

Die Höhe der Seilrolle sollte etwa auf Schulterhöhe eingestellt sein. Der Ausgangswinkel der Bewegung sollte so gewählt sein, dass Sie aus leichter Vordehnung auf die andere Seite rotieren.
3 Halten Sie die Arme während der Bewegung auf Schulterhöhe vor dem Körper.

➜ **Endstellung**
1 Drehen Sie sich nun gleichmäßig zur Gegenseite, und atmen Sie dabei aus.
2 Führen Sie den Oberkörper anschließend zurück in die Ausgangsstellung, ohne die Spannung der Bauchmuskulatur zu verlieren.

➜ **Darauf kommt es an**
Führen Sie die Drehbewegung vor allem im Bereich der Brustwirbelsäule aus. Ziehen Sie den Bauch etwas ein, um den unteren Rücken stabil zu halten. Vermeiden Sie in der Druck- und der anschließenden Bremsphase Ausweichbewegungen zur Seite.
Wichtig Richten Sie den Blick auf Ihre Hände, und drehen Sie den Kopf nicht mit. In der Endstellung dürfen Sie Becken und Beine nicht ändern.

➜ **Richtig atmen**
Ruhig und gleichmäßig ein- und ausatmen.

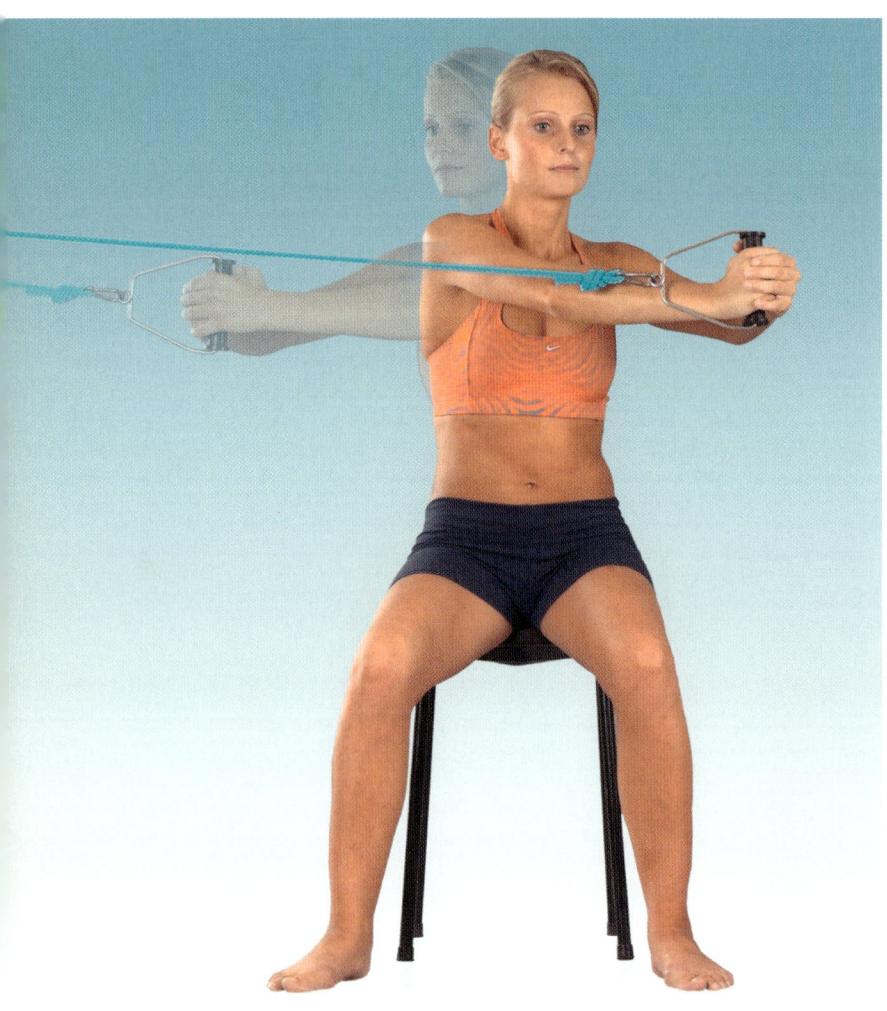

Tipp

Vermeiden Sie starke Drehungen, mit denen die Lendenwirbelsäule belastet wird. Beginnen Sie das Training mit geringen Drehbewegungen nach rechts und nach links, und steigern Sie erst nach und nach die Gesamtdrehung auf 30 bis 40 Grad.

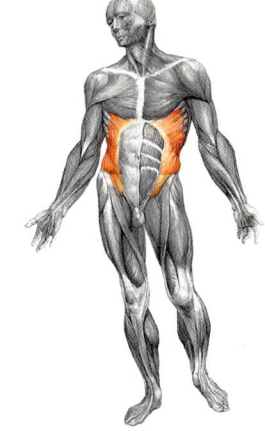

Käfer

Diese Übung trainiert neben den diagonalen Bauchmuskeln vor allem den unteren Anteil der geraden Bauchmuskulatur. Die gesamte Bewegung sollte gut einstudiert werden, um einen flüssigen und kontrollierten Ablauf zu erzielen. Lesen Sie dazu genau die Übungsbeschreibung mit den Hinweisen für mögliche Fehlerquellen.

→ **Ausgangsstellung**

1 Legen Sie sich flach auf den Rücken. Heben Sie beide Beine angewinkelt vom Boden ab.

2 Spannen Sie den Bauch an, und heben Sie den Oberkörper nach oben an.

3 Ziehen Sie nun das rechte Bein zum Körper, und strecken Sie das linke Bein nach vorne-oben. Strecken Sie gleichzeitig den rechten Arm nach hinten, und schieben Sie die linke Hand zum rechten Fuß. Drehen Sie dabei den Oberkörper etwas nach rechts.

→ **Endstellung**

1 Wechseln Sie nun die oben beschriebene Position in die entgegengesetzte Richtung. Strecken Sie das rechte Bein nach vorne, während Sie das linke Bein zum Körper ziehen.

2 Die Arme und der Oberkörper wechseln ebenfalls die Ausgangsstellung.

3 Drehen Sie den Oberkörper nach links, während der linke Arm nach hinten und der rechte nach vorne geführt wird.

→ **Darauf kommt es an**

Je weiter Sie das Bein nach vorne strecken, um so intensiver wird die Belastung der Muskeln.

→ **Richtig atmen**

Atmen Sie in den Endpositionen aus.

Tipp

Maximale Intensität erzielen Sie mit ganz gestrecktem Bein, nahezu horizontal zum Boden. Die Lendenwirbelsäule muss jedoch fest am Boden aufliegen, um Fehlbelastungen der Wirbelgelenke zu vermeiden. Dieser Hinweis gilt natürlich für die erste bis zur letzten Wiederholung. Dabei ist es entscheidend für den Erfolg des Trainings, dass Sie die Bewegung sauber und richtig ausführen.

Je öfter Sie diese Übung machen, desto leichter fällt sie Ihnen. Sie ist übrigens auch gut für die tägliche Morgengymnastik geeignet.

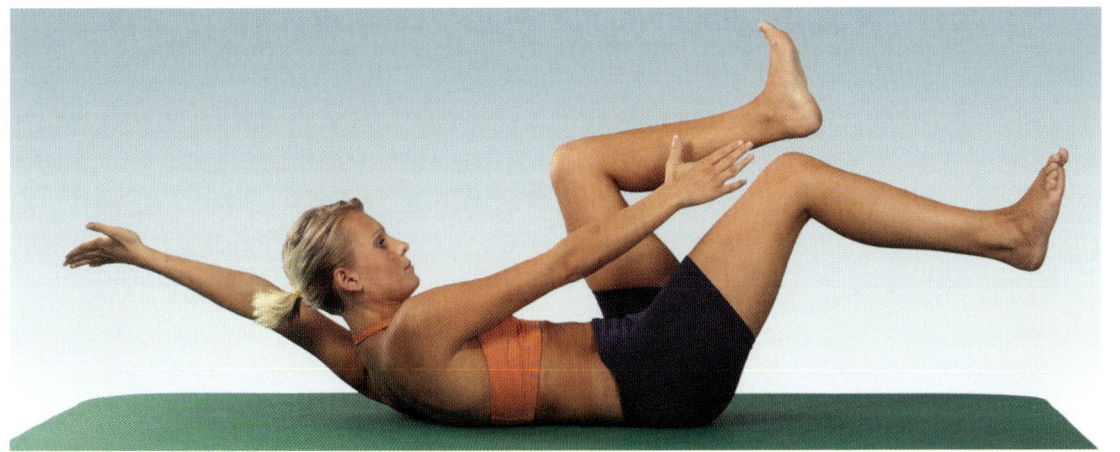

Führen Sie die Übung nicht hastig aus, sondern mit Kraft und Gefühl.

Rumpf-Seitneigen

Ziel

Kräftigung der inneren und äußeren schrägen Bauchmuskulatur *(M. obliquus internus abdominis / M.obliquus externus abdominis)*. Zusätzliche Kräftigung der Rumpfvorderseite – gerade Bauchmuskulatur *(M. rectus abdominis)* und auf der Rumpfrückseite des Viereckigen Lendenmuskels *(M. quadratus lumborum)* und des Rückenstreckers *(M. errector spinae)*.

Bewegung

Seitneigung des Oberkörpers – Rumpflateralflexion.

Muskelfunktion

Die schrägen Bauchmuskeln unterstützen die Funktion der geraden Bauchmuskulatur. Sie sind unterteilt in eine äußere und eine innere, tiefere Schicht, die darunter liegt. Als aktive »Beweger« ermöglichen sie zusätzlich die Drehung und das Zur-Seite-Neigen des Rumpfes. Dabei arbeitet der innere schräge Anteil der einen Seite mit dem äußeren Anteil der anderen Seite synchron. Zusammen mit ihrem Gegenspieler, den Rückenmuskeln (→ Seite 64) bildet die gesamte Bauchmuskulatur ein Stützkorsett aus Muskeln für die Wirbelsäule und stabilisiert das Becken. Diese Funktion ist entscheidend für die aktive Unterstützung der Wirbelsäule.

Ohne Unterstützung der Muskeln liegt die Belastbarkeit der Wirbelsäule bei nur etwa zwei bis drei Kilogramm. Ein trainiertes und ideal aufeinander abgestimmtes Muskelsystem des Rumpfes ist dagegen in der Lage, das Zigfache an Belastung zu ertragen und den passiven Bewegungsapparat zu schützen.

Styling-Effekt

Die schräge Bauchmuskulatur hat außerdem auch einen beliebten Styling-Effekt. Eine gut trainierte schräge Bauchmuskulatur unterstützt die Formung der Taille. Voraussetzung für diesen Effekt ist allerdings ein niedriger Körperfettanteil.

Die schrägen Bauchmuskeln, die hier trainiert werden, ermöglichen die seitliche Beugung und Drehung des Rumpfes. Zudem unterstützen sie die Funktion der geraden Bauchmuskeln, und damit auch die Wirbelsäule.

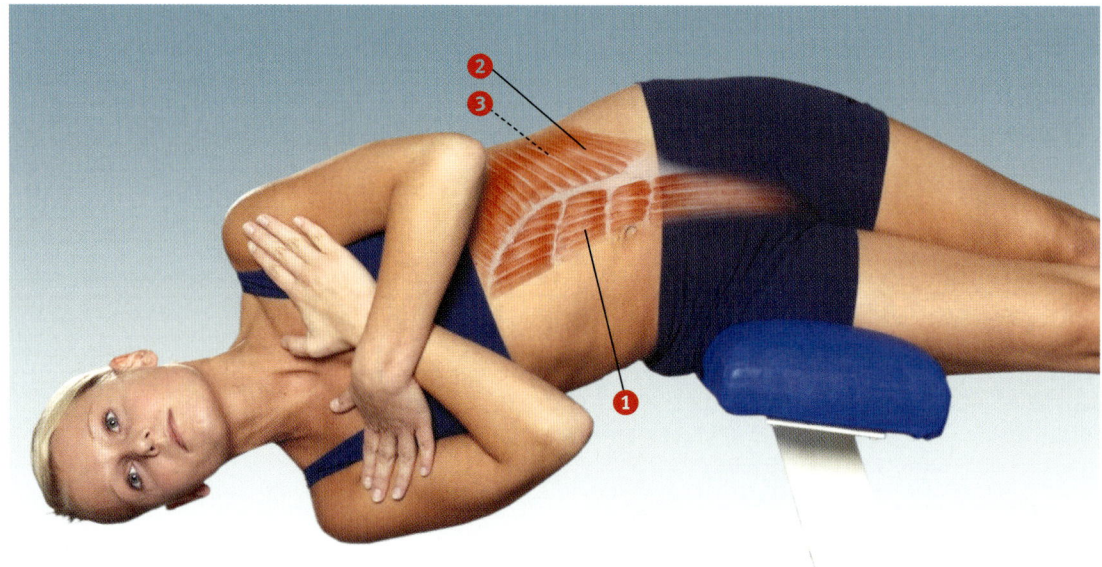

1 Gerader Bauchmuskel
2 Äußerer schräger Bauchmuskel
3 Tiefe Schicht: Innerer schräger Bauchmuskel

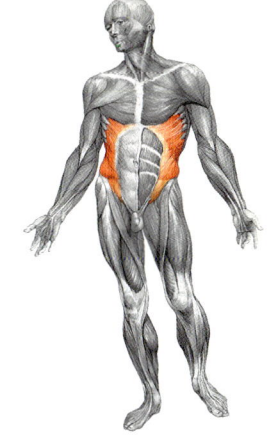

Seitneigen am Gerät

Geräte zum Training der Seitneigung mit verstellbaren Gewichten gehören nicht zur Standardausstattung der Fitnessstudios. Sie werden häufig im Rahmen spezieller Aufbauprogramme für die Rücken- und Rumpfmuskulatur in Therapiezentren eingesetzt. Der Wirkungsgrad dieser Übungen ist sehr hoch und die Belastung für die Wirbelsäule sehr gering. Die gute Fixierung des Beckens ermöglicht ein isoliertes Training der Rumpfmuskulatur, insbesondere der schrägen Bauchmuskulatur.

→ **Ausgangsstellung**
1 Setzen Sie sich aufrecht von vorne ins Gerät. Je nach Gerätetyp kann das Becken zusätzlich fixiert werden, um Ausweichbewegungen zu vermeiden und die Muskelaktivität der Rumpfmuskulatur zu isolieren.
2 Der Ausgangswinkel der Bewegung sollte so gewählt sein, dass Sie sich aus leichter Vordehnung auf die andere Seite neigen. Die Seitbewegung erfolgt vor allem im mittleren Wirbelsäulenabschnitt, speziell im Bereich der Brustwirbelsäule.
3 Halten Sie den unteren Rücken stabil, indem Sie den Bauch etwas einziehen. Die Drehachse wird über die Sitzhöhe eingestellt. Der Drehpunkt sollte etwa auf Höhe des Beckenkamms liegen.

→ **Endstellung**
Neigen Sie sich nun gleichmäßig zur Gegenseite, und atmen Sie dabei aus.

→ **Darauf kommt es an**
Achten Sie in der Endstellung auf die Stellung des Beckens und der Beine. Deren Position darf sich während der Übung auf keinen Fall verändern! Wichtig ist eine kontrollierte Bewegungsausführung in der Druck- und Bremsphase.

→ **Richtig atmen**
Sie intensivieren die Übung, wenn Sie bei der Neigung ausatmen und beim Zurückgehen in die Ausgangsposition einatmen.

Tipp

Sie können sich aus der Wirbelsäule jeweils etwa 30 bis 40 Grad nach rechts und nach links beugen. Weitere Bewegungen, die mit Schwung und Ausweichbewegungen erzielt werden, erzeugen unnötig Scherbelastung, vor allem im Bereich der Lendenwirbelsäule. Beginnen Sie zunächst die ersten Trainingseinheiten als Eingewöhnungsphase mit geringem Bewegungsausmaß. Steigern Sie die Bewegung erst nach und nach.

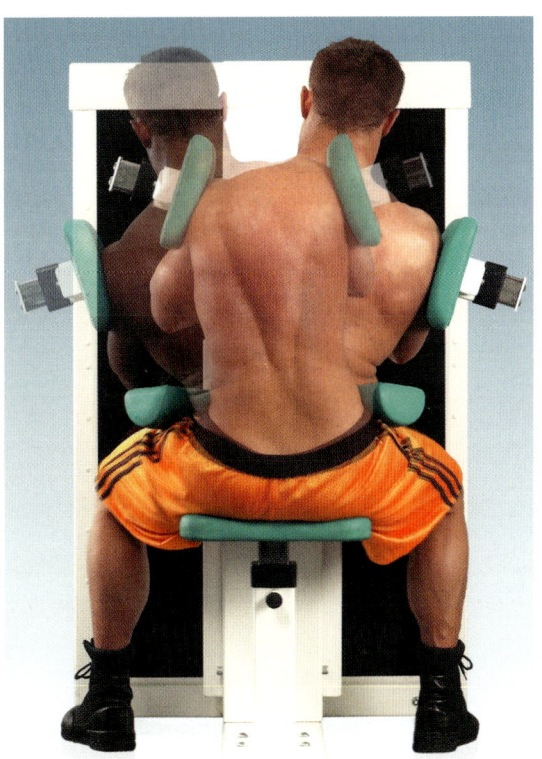

Neigen Sie sich gleichmäßig zu jeder Seite. Etwa 30 Grad Neigung sind optimal.

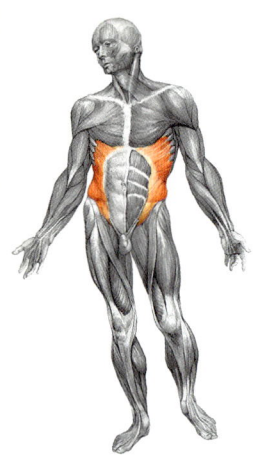

Rumpf-Seitheben

Das Rumpf-Seitheben gilt als eine der intensivsten und effektivsten Übungen für die schräge Bauchmuskulatur, da hierbei der Oberkörper wie ein langer Lastarm wirkt, auf den die Schwerkraft einwirkt. Zusätzlich unterstützt die Gesäßmuskulatur die Bewegung noch, die sehr anspruchsvoll ist und für Trainingseinsteiger zu intensiv sein kann.

➡ **Ausgangsstellung**
1 Legen Sie sich seitlich mit dem Becken auf die Auflagefläche. Fixieren Sie sich über die Polster an den Beinen.
2 Setzen Sie das untere Bein etwas nach vorne versetzt auf. Halten Sie die Arme überkreuzt vor dem Körper.

3 Der Kopf befindet sich in gerader Verlängerung der Wirbelsäule.
4 Beginnen Sie die Bewegung etwas unterhalb der Auflagefläche.

➡ **Endstellung**
1 Heben Sie den Oberkörper bis oberhalb der Auflagefläche nach oben an.
2 Senken Sie den Oberkörper anschließend nach unten ab, ohne die Spannung zu verlieren.

➡ **Darauf kommt es an**
Nehmen Sie zunächst die Ausgangsstellung richtig und stabil ein, und halten Sie die Belastung auch in der Ausgangsstellung, wenn Sie wieder dorthin zurückkehren! **Wichtig** Vermeiden Sie während der Übung ruckartige Schwungbewegung, und drehen Sie den Körper nicht nach vorne oder hinten.

➡ **Richtig atmen**
Atmen Sie beim Heben des Oberkörpers gleichmäßig aus, beim Senken ruhig ein.

Tipp

Der Schwierigkeitsgrad dieser Übung kann über die Stellung der Arme an die individuellen Anforderungen angepasst werden.
• Legen Sie die Arme seitlich an den Körper. Das verringert die Hebelwirkung, und die Übung wird leichter.

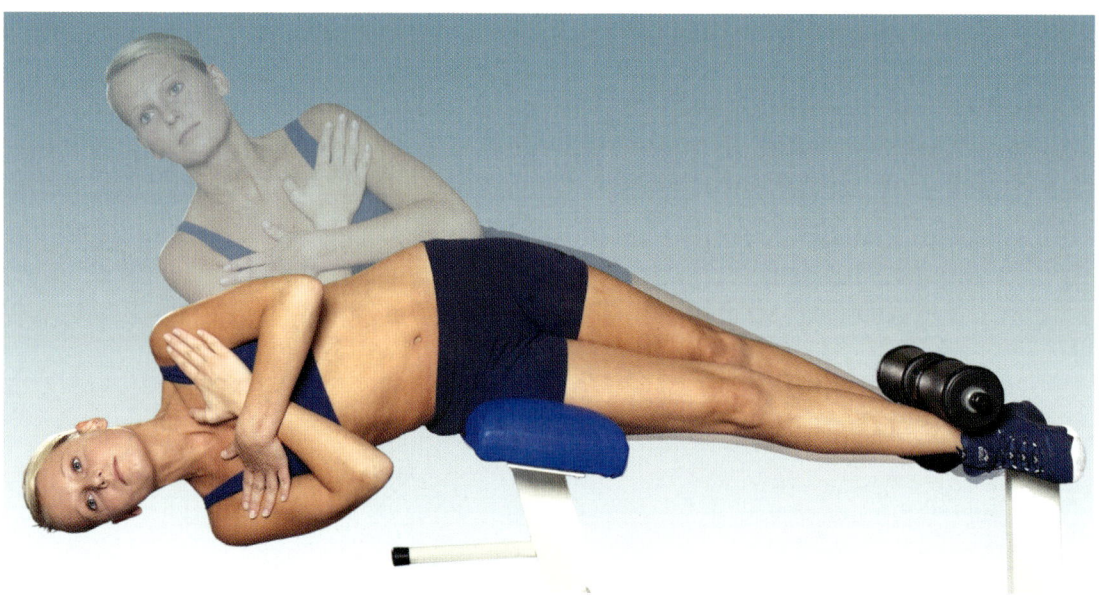

Halten Sie während der ganzen Übung die Spannung aufrecht, und lassen Sie sich nicht »wegkippen«.

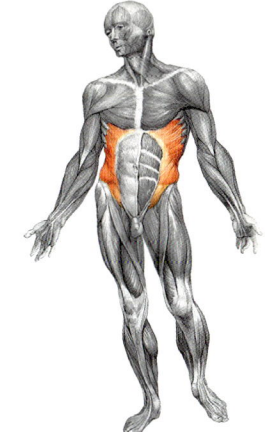

Seitstütz

Beim Seitstütz werden vor allem die schräge Bauchmuskulatur sowie die Gesäßmuskulatur intensiv trainiert. Wer unter Kniebeschwerden leidet, sollte die Übung nur mit angewinkelten Beinen durchführen.

➡ **Ausgangsstellung**
1 Gehen Sie in Seitlage, und stützen Sie sich auf den Ellbogen.
2 Den anderen Arm auf die Hüfte legen oder eventuell vor dem Oberkörper abstützen, um das Gleichgewicht zu halten.
3 Die Beine und die Hüfte sind gerade ausgestreckt.
4 Gehen Sie in eine Schrittstellung mit dem oberen Bein nach vorne.
5 Heben Sie das Becken und das Bein etwas von der Unterlage ab.

➡ **Endstellung**
1 Heben Sie nun das Becken gleichmäßig nach oben an, und atmen Sie dabei ein.

Ein kleines Bewegungsausmaß ist ausreichend.
2 Senken Sie das Becken wieder nach unten, und atmen Sie dabei aus.

➡ **Darauf kommt es an**
Halten Sie während der Belastung die Spannung, und setzen Sie das Becken in der Ausgangsposition nicht am Boden ab.
Wichtig Drehen Sie den Körper auch nicht zur Seite, und vermeiden Sie ruckartige Ausholbewegung.

Tipp

Fällt Ihnen diese Übung so zur schwer, können Sie den Schwierigkeitsgrad erleichtern.
• Winkeln Sie die Beine an. Dadurch verlagern Sie die Unterstützungsfläche auf das Kniegelenk und den Unterschenkel. Die Hüfte bleibt gestreckt.
• Können Sie die Übung mühelos absolvieren, sollten Sie die Belastung erhöhen. Halten Sie mit der freien Hand ein Gewicht auf der Hüfte, oder heben Sie das obere Bein zusätzlich nach oben an.

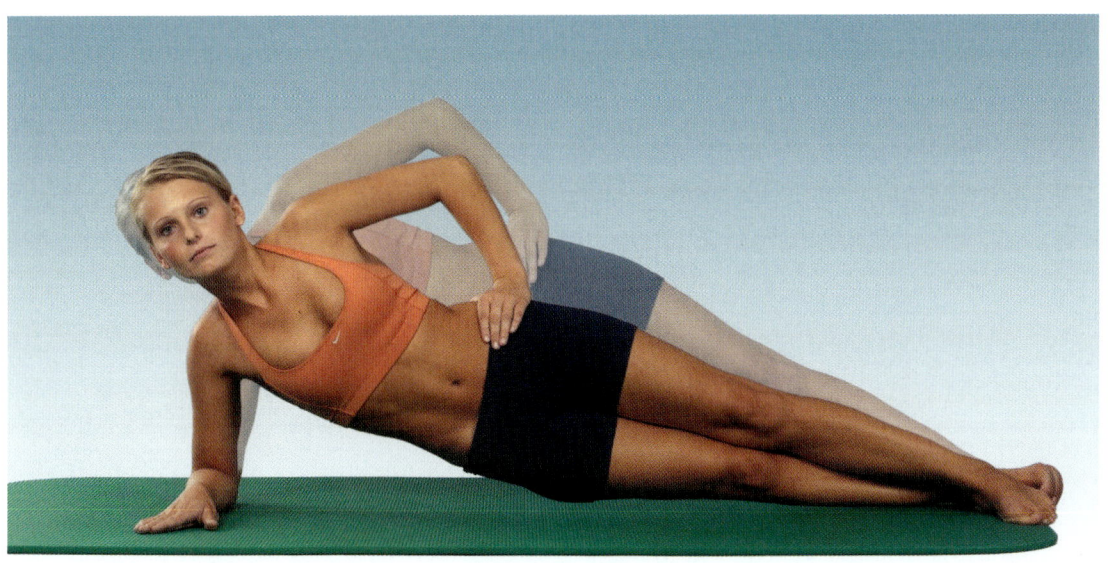

Diese Übung trainiert die schräge Bauchmuskulatur und gleichzeitig die Gesäßmuskulatur.

Hüftstrecken

Ziel

Kräftigung des großen Gesäßmuskels
(*M. glutaeus maximus*).

Bewegung

Streckung des Beines im Hüftgelenk – Hüft-
extension.
Stabilisierung des Beckens und der Lendenwirbelsäule.

Muskelfunktion

Der große Gesäßmuskel ist der größte und
kräftigste aller Hüftmuskeln. Er streckt das
Bein im Hüftgelenk und ist für viele Sport-
arten an der Leistungsentwicklung beteiligt.
Vor allem in Lauf- und Sprungsportarten wie
Tennis, Fußball, Volleyball oder Leichtathletik
ist er wichtig. Darüber hinaus stabilisiert der
große Gesäßmuskel die Lendenwirbelsäule.
Er verhindert ein Nach-vorn-Kippen des
Beckens und wirkt damit dem Hohlkreuz

*1 Mittlerer
Gesäßmuskel
2 Großer
Gesäßmuskel*

entgegen. Der Gegenspieler des großen Gesäßmuskels ist die Hüftbeugemuskulatur
(→ Seite 96). Auch für Menschen mit Hüftproblemen hat der große Gesäßmuskel eine
besondere Bedeutung, da er das Hüftgelenk
stabilisiert.

Styling-Effekt

Der große Gesäßmuskel formt im Wesentlichen das Gesäß und macht einen knackigen
Po. Sowohl für Männer als auch für Frauen ist
das oftmals ein Grund, überhaupt mit einem
Fitnesstraining zu beginnen. Entscheidend ist
es, den großen Gesäßmuskel in seinem Umfang zu vergrößern. Damit erhöht sich auch
gleichzeitig die Muskelspannung. Beide
Zielsetzungen werden durch das so genannte
Muskelaufbautraining erreicht, das ab Seite 18
beschrieben ist. Diese Trainingsmethode
zeichnet sich dadurch aus, dass bei hohen,
aber nicht maximalen Widerständen etwa
acht bis maximal 15 Wiederholungen absolviert werden.

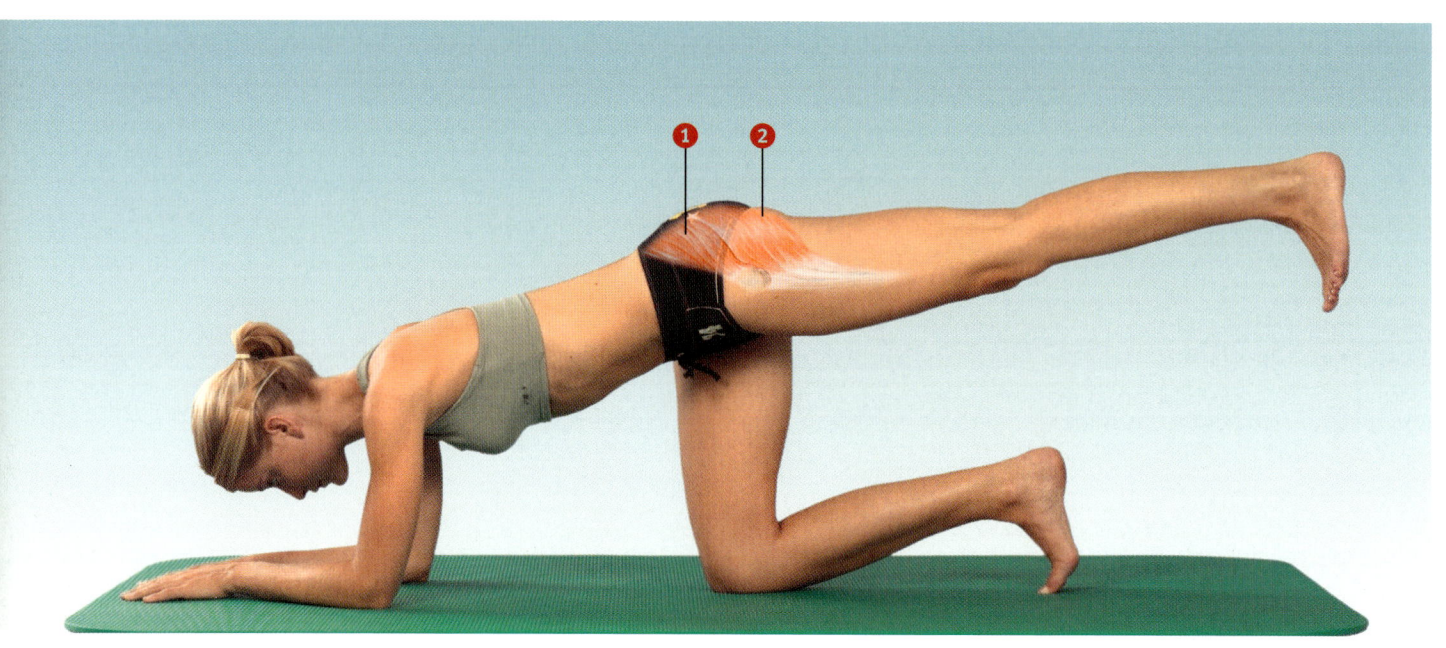

Hüftstrecken am Gerät

Das Hüftstreckgerät gehört zur Standardausstattung in jedem Fitnessstudio. Diese Übung ist vor allem bei Frauen sehr beliebt.

➜ Ausgangsstellung

1 Legen Sie sich mit dem Bauch auf das Gerät. Positionieren Sie sich so, dass die Achse des Gerätes mit der Achse Ihres Hüftgelenks übereinstimmt. Stützen Sie sich nicht auf die Ellbogen, sondern greifen Sie die Haltegriffe, die sich etwa auf Kopfhöhe befinden.
2 Halten Sie den Kopf in Verlängerung der Wirbelsäule.
3 Das Bein steht leicht gebeugt auf dem Boden oder einem kleinen Podest, das Knie ist etwas angebeugt.

➜ Endstellung

1 Führen Sie nun das andere Bein langsam nach oben. Das Kniegelenk ist in einem Winkel von etwa 90 Grad gebeugt.
2 Beenden Sie die Bewegung, sobald Sie spüren, wie das Becken den Kontakt zur Unterlage verliert. Dann führen Sie das Bein wieder nach unten, ohne es auf dem Boden oder dem Podest abzusetzen.

➜ Darauf kommt es an

Auch in der obersten Position muss der 90-Grad-Winkel der Beine beibehalten werden! Halten Sie das Bein dann in der obersten Position, und machen Sie behutsam so genannte Endkontraktionen. Darunter werden vier bis fünf kleine Bewegungen in der Position der höchsten Muskelspannung verstanden. Diese Endkontraktionen erhöhen die Effektivität der Übung.

➜ Richtig atmen

Hier gilt wie bei allen Übungen, dass Luftanhalten den Blutdruck in die Höhe treibt. Unterstützend wirkt deswegen vor allem die gezielte Atmung: Atmen Sie während der gesamten Übung möglichst ruhig und gleichmäßig aus und ein.

Tipp

Neben dem hier im Bild gezeigten Gerät gibt es andere Maschinen zum Strecken der Hüftmuskulatur. Sehr beliebt ist zum Beispiel eine Maschine, bei der man den Fuß des Beines, mit dem man übt, auf die Trittfläche eines Hebearms setzt.
Wichtig ist bei diesem Gerät, die Bauchmuskulatur anzuspannen, bevor Sie mit dem Hüftstrecken beginnen. Strecken Sie das Bein nicht so weit nach oben, dass Sie ins Hohlkreuz fallen.
Sie können die Wirkung durch Endkontraktionen verstärken.

Ihre Hüftgelenksachse finden Sie übrigens, wenn Sie mit den Fingern den seitlichen Hüftknochen *(trochanter major)* tasten.

Die Hüfte immer am Gerät halten.

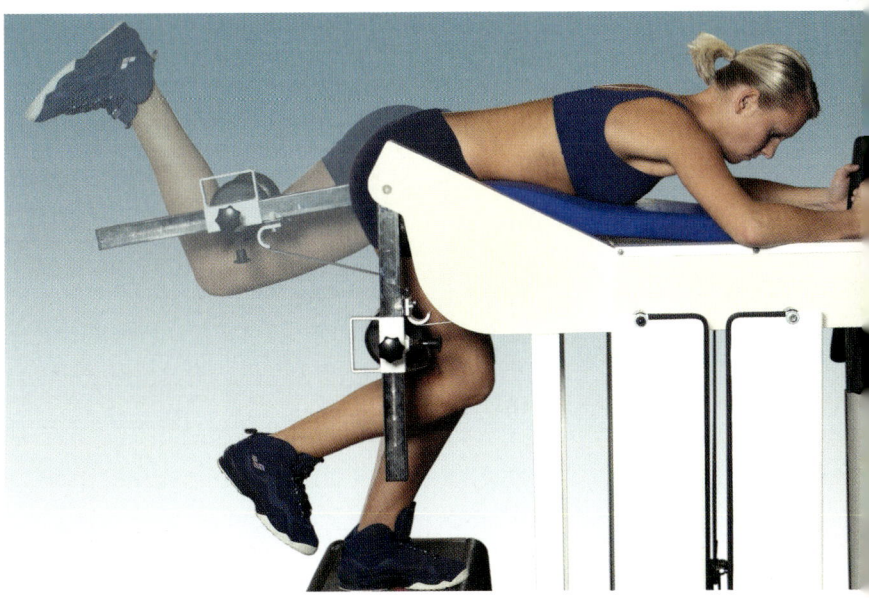

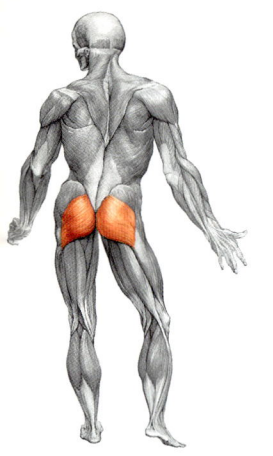

Hüftstrecken am Seilzug

Diese Übung ist eine sinnvolle Alternative zum Hüftstrecken am Gerät. Sie ist zwar nicht ganz so effektiv, kann aber dann eingesetzt werden, wenn im Fitnessstudio das Hüftstreckgerät fehlt oder Sie zu Hause trainieren. Sollte ein Seilzug fehlen, kann die Übung auch mit einem Gymnastikband absolviert werden, das es in unterschiedlichen Stärken zu kaufen gibt.

Setzen Sie das Bein nicht ab.

→ **Ausgangsstellung**
1 Befestigen Sie einen Seilzug mit einer Manschette an einem Bein in Knöchelhöhe.
2 Halten Sie sich mit den Händen zum Beispiel an zwei Stangen ein, damit Sie Ihr Gleichgewicht nicht verlieren.
3 Stellen Sie sich aufrecht auf ein kleines Podest.
4 Zu Bewegungsbeginn strecken Sie das Bein etwas nach vorne.

→ **Endstellung**
1 Jetzt führen Sie das Bein gegen den Widerstand des Seilzugs nach hinten. Halten Sie das Bein im Kniegelenk immer gestreckt. Beenden Sie die Bewegung, wenn sie nicht mehr nur aus dem Hüftgelenk kommt, sondern auch aus der Lendenwirbelsäule.
2 Danach führen Sie das Bein wieder in die Ausgangsposition.

→ **Darauf kommt es an**
Achten Sie immer darauf, dass der Oberkörper stabil bleibt.
Fehler sind:
1 Die Bewegung mit Schwung auszuführen
2 Mitbewegung der Lendenwirbelsäule und des Oberkörpers
3 Absetzen des Fußes auf den Boden

→ **Richtig atmen**
Atmen Sie ruhig und gleichmäßig.

Tipp

Ideal ist es, wenn ein Trainer Sie bei dieser Bewegung kontrolliert und Hilfen gibt. Sie können sich auch selbst im Spiegel kontrollieren.

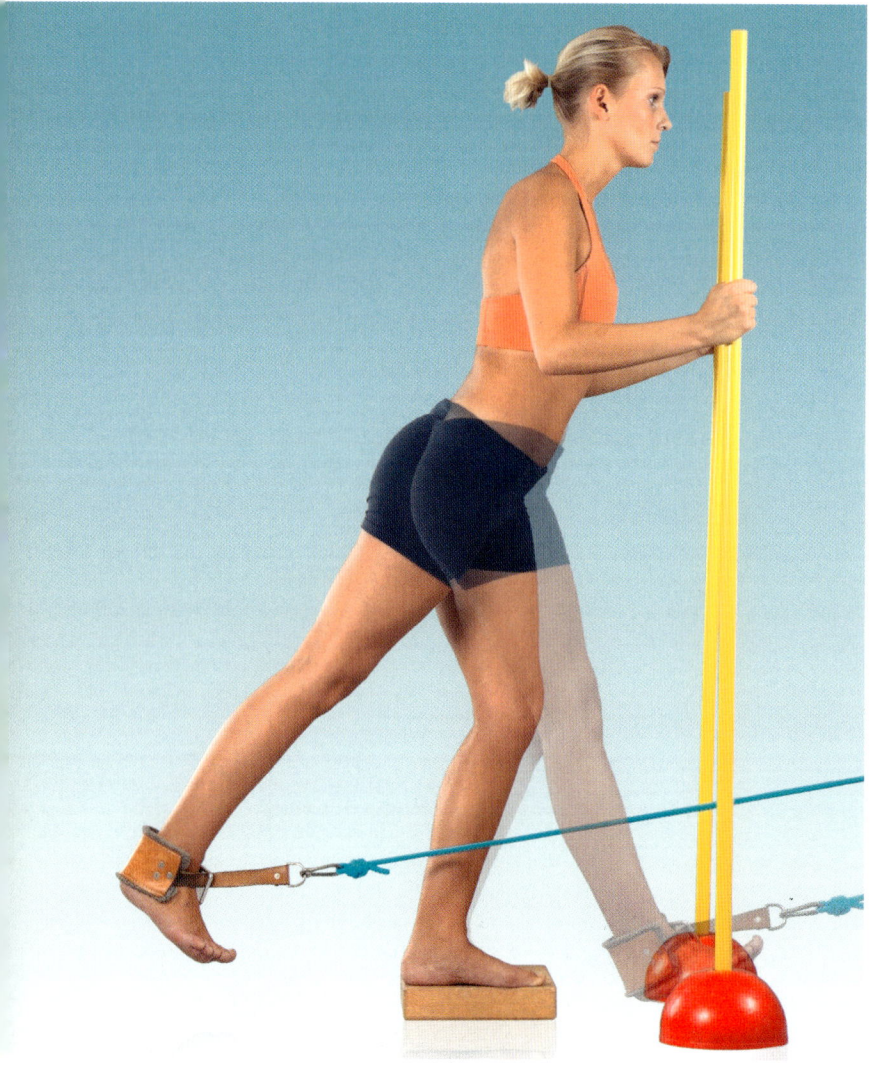

Hüftstrecken am Boden

Das Hüftstrecken am Boden ist eine klassische gymnastische Übung, die ohne Geräteaufwand eine hohe Effektivität besitzt. Sie kommt vor allem in einem Heimtraining zum Einsatz, ist aber auch fester Bestandteil vieler Kurse, zum Beispiel Wirbelsäulen-Gymnastik oder »Bauch-Beine-Po«. Für diese Übung ist eine weiche Matte oder ein Handtuch von Vorteil.

➜ Ausgangsstellung
1 Stützen Sie sich in der Bauchlage auf beide Ellbogen und Knie.
2 Schauen Sie zum Boden, und halten Sie den Kopf in Verlängerung der Wirbelsäule. Der Rücken ist gerade. Machen Sie keinen Rundrücken und kein Hohlkreuz.
3 Stützen Sie sich zunächst auf beide Knie.
4 Das Bein, das Sie trainieren möchten, strecken Sie nur wenig nach hinten aus.

➜ Endstellung
1 Ziehen Sie die Fußspitzen an, und strecken Sie ein Bein nach hinten aus.

2 Anschließend beugen Sie das Bein nur so weit, dass das Knie nicht den Boden berührt. Setzen Sie das Bein nicht ab. So halten Sie die Spannung in der Gesäßmuskulatur.

➜ Darauf kommt es an
In der Endposition bilden Ferse, Knie, Hüfte und Schulter eine Linie. Achten Sie darauf, die Bewegung ganz sauber auszuführen.
1 Führen Sie sie nicht mit Schwung aus
2 Überstrecken Sie das Bein nicht. Das führt nur zu einer Drehbewegung im Becken.

➜ Richtig atmen
Atmen Sie während der ganzen Übung ruhig und regelmäßig ein und aus.

Tipp

Sollte Ihnen die Übung zu leicht sein, können Sie sie erschweren, indem Sie am Knie oder Sprunggelenk eine Gewichtsmanschette befestigen. Auch ein Gymnastikband, das Sie mit den Händen festhalten und am Bein fixieren, erhöht die Intensität der Übung.

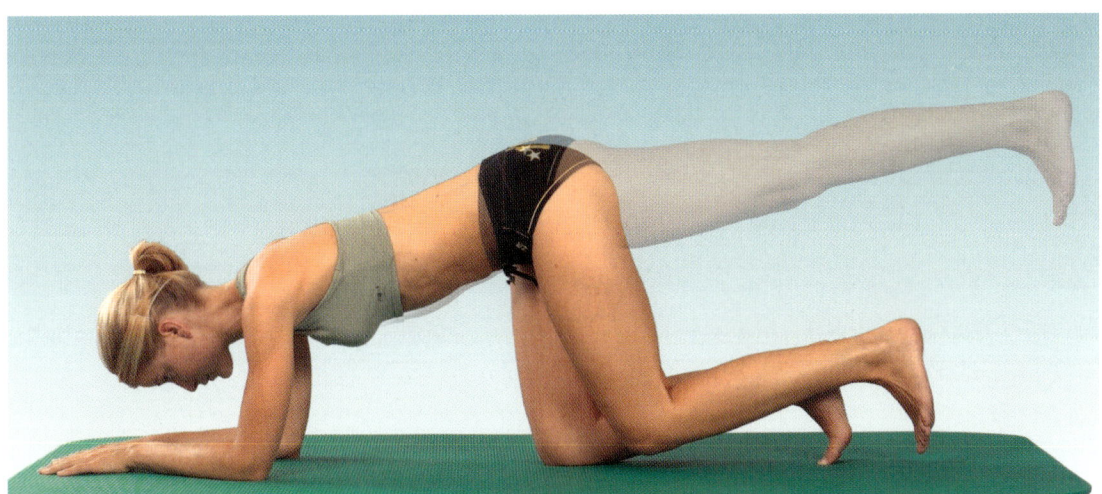

Diese Übung sollte Teil Ihrer Morgengymnastik sein.

Hüftbeugen

Ziel

Kräftigung der Hüftbeugemuskulatur – gerader Schenkelmuskel *(M. rectus femoris)*, Hüft-Lenden-Muskel *(M. iliopsoas)* und Spanner der Oberschenkelbinde *(M. tensor fasciae latae)*.

Bewegung

Beugung des Beines im Hüftgelenk – Hüftflexion.
Zieht die Lendenwirbelsäule in ein Hohlkreuz.

Muskelfunktion

1 Spanner der Oberschenkelbinde
2 Gerader Schenkelmuskel
3 Tiefe Schicht: Hüftlendenmuskel

Die Hüftbeugemuskulatur ist der Gegenspieler zur Hüftstreckmuskulatur. Die wichtigste Aufgabe ist das Beugen des Beines im Hüftgelenk. Ohne diese Funktion könnten wir nicht gehen oder laufen. Damit ist die Hüftbeugemuskulatur nicht nur im Alltag für uns wichtig. Vor allem in Sportarten wie Hürden-lauf oder Weitsprung muss sie flexibel und kräftig sein. Neben der Beinbeugung hat sie eine starke Wirkung auf die Lendenwirbelsäule. Ist der große Gesäßmuskel zu schwach, kann die Hüftbeugemuskulatur die Lendenwirbelsäule in ein Hohlkreuz ziehen. Einer kräftigen Hüftbeugemuskulatur sollte daher immer eine genauso gute Kraft des großen Gesäßmuskels gegenüberstehen. Ist dies nicht der Fall, können bleibende Probleme an der Lendenwirbelsäule die Folge sein. Wer Hüftprobleme hat, sollte diese Übung eher meiden, da dann die Hüftbeugemuskulatur im Verhältnis zur Hüftstreckmuskulatur eher zu kräftig ist.

Styling-Effekt

Die Hüftbeugemuskulatur hat keinen wesentlichen Einfluss auf die Oberflächenkontur. Sie liegt teilweise so tief an der Wirbelsäule, dass sie von außen nur von geübten Physiotherapeuten getastet werden kann.

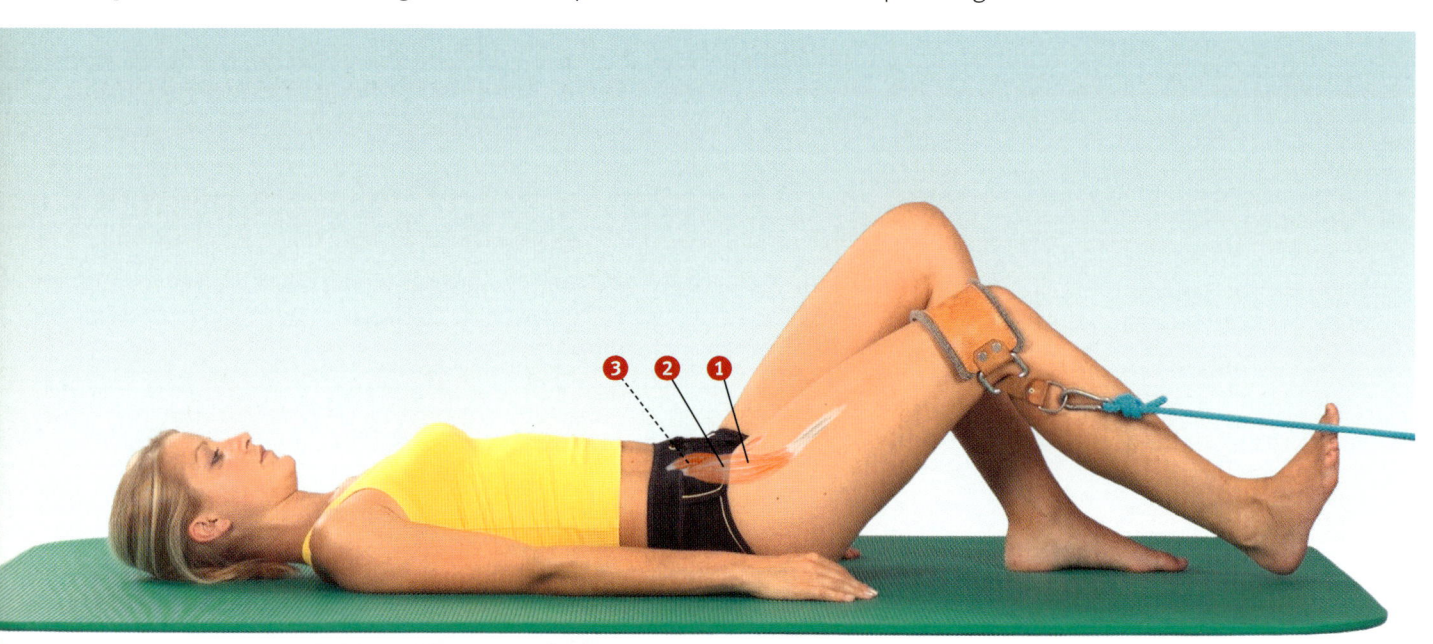

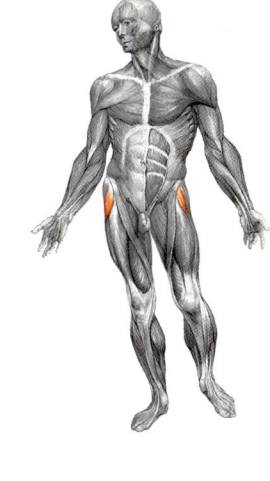

Hüftbeugen am Gerät

Das Hüftbeugen wird an einem Gerät trainiert, an dem auch die Hüftstreckung sowie das Beinan- und -abspreizen trainiert werden kann. In vielen Fitnessstudios ist dieses Gerät vorhanden. Sollte es in Ihrem fehlen, weichen Sie einfach auf die nachfolgenden Hüftbeugeübungen am Seilzug (→ Seite 98) oder mit dem Gymnastikball (→ Seite 99) aus.

➡ ### Ausgangsstellung
1 Suchen Sie sich einen stabilen Stand, indem Sie sich mit den Händen seitlich am Gerät festhalten.
2 Sie trainieren jeweils das innere Bein. Der Polster des Gerätehebels liegt oberhalb des Kniegelenks.

➡ ### Endstellung
1 Aus dem stabilen Stand heben Sie nun das Bein nach oben an. Beugen Sie dazu Ihr Hüft- und Kniegelenk, und ziehen Sie das Knie nur so weit nach oben, dass Sie in der Lendenwirbelsäule nicht rund werden.
2 Anschließend führen Sie das Knie wieder langsam nach unten, ohne den Fuß auf dem Boden aufzusetzen.

➡ ### Darauf kommt es an
Für das Hüftbeugen ist es wichtig, dass Sie sich in der Ausgangsstellung so positionieren, dass die Achsen des Geräts und Ihres Hüftegelenks übereinstimmen. Ihre Hüftgelenksachse finden Sie, wenn Sie mit den Fingern den seitlichen Hüftknochen *(trochanter major)* tasten.

➡ ### Richtig atmen
Atmen Sie während der ganzen Übung ruhig und regelmäßig ein und aus.

Tipp

Für diese Übung ist ein Trainingspartner ideal. Sie können sich gegenseitig in der Bewegungsausführung kontrollieren und haben zu zweit sicher mehr Spaß beim Training als alleine. Wenn Ihnen ein Partner fehlt, machen Sie doch einen Aushang am schwarzen Brett Ihres Studios. Fitnesstraining heißt nicht zuletzt auch, neue Menschen kennen zu lernen.

Diese Übung macht Spaß.

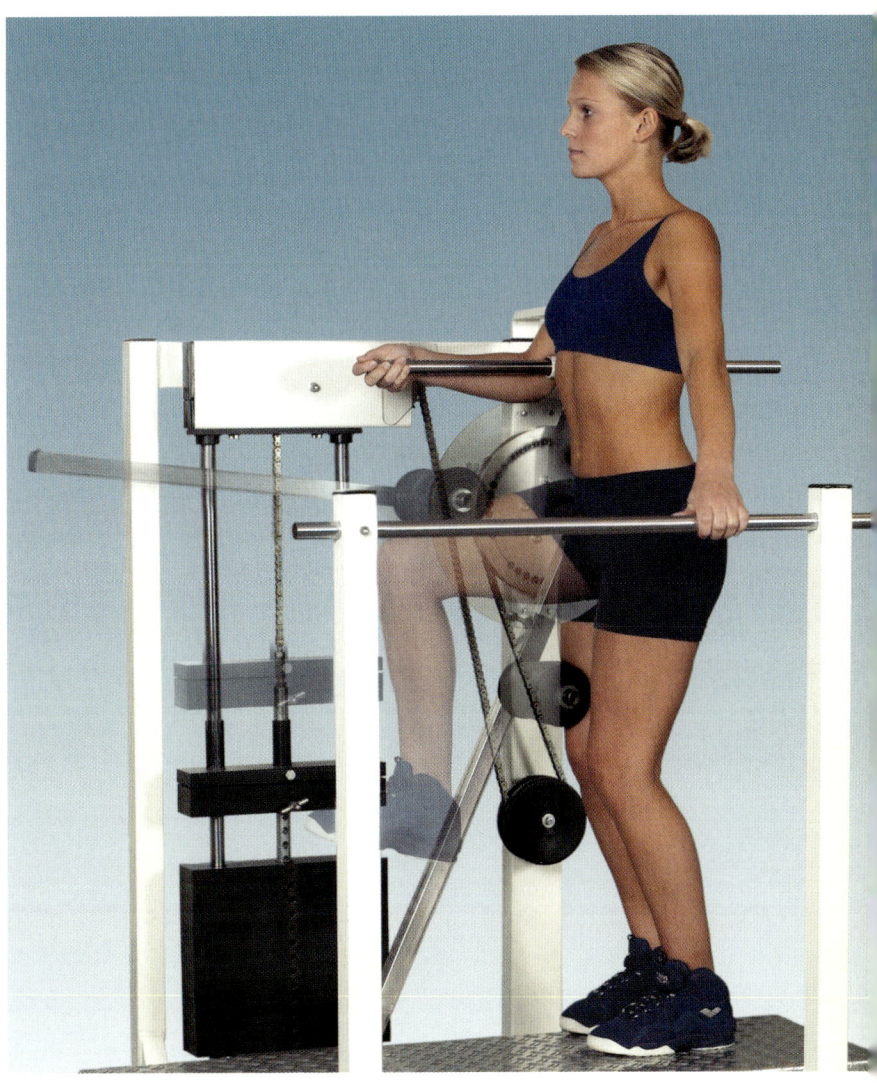

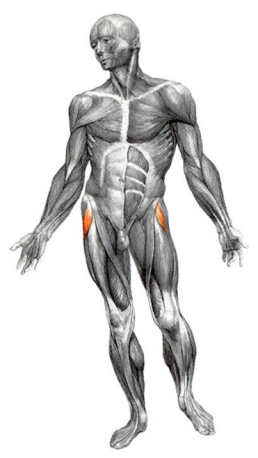

Hüftbeugen am Seilzug

Wie beim Hüftstrecken ist auch beim Hüft-beugen der Seilzug mehr als nur eine gute Alternative zum Gerät. Die Vorteile liegen vor allem im Bereich der Muskelkoordination. Die Bewegung wird nicht vom Gerät geführt, sondern muss aktiv von der Muskulatur kontrolliert werden.

Ist in Ihrem Fitness-studio kein Gerät zur Kräftigung der Hüft-beugemuskulatur vorhanden, können Sie alternativ diese Übung am Seilzug durchführen.

➔ Ausgangsstellung

1 Fixieren Sie eine Manschette oberhalb Ihres rechten Kniegelenks, und befesti-gen Sie daran den Seilzug.
2 Legen Sie sich jetzt auf den Rücken, am besten auf eine weiche Matte oder ein Handtuch. Der Seilzug kommt von unten.
3 Die Arme befinden sich seitlich neben dem Körper, und das linke Bein ist ange-stellt.
4 In der Ausgangsposition ist das Bein im Hüftgelenk etwa 45 Grad gebeugt.

➔ Endstellung

1 Ziehen Sie nun das rechte Bein nur so weit nach oben, dass das Becken immer Bodenkontakt hat.

2 Gehen Sie danach wieder zurück in die Ausgangsposition. Strecken Sie das Bein dabei nicht aus, sondern stoppen Sie die Bewegung wieder bei einem Winkel von 45 Grad im Hüftgelenk.
3 Trainieren Sie dann das andere Bein.

➔ Darauf kommt es an

Achten Sie in der Ausgangsstellung darauf, dass die Lendenwirbelsäule flach auf dem Boden liegt. Legen Sie den Kopf auf der Unterlage ab.

➔ Richtig atmen

Auch bei dieser Übung müssen Sie nicht besonders auf Ihre Atmung achten. Atmen Sie einfach nur möglichst ruhig und gleichmäßig.

➔ Variante

Diese Übung können Sie auch mit einem Gymnastikband ausführen, das es in unterschiedlichen Stärken zu kaufen gibt. Im Unterschied zum Seilzug nimmt allerdings die Belastung über die gesam-te Bewegung gleichmäßig zu. Der Seil-zug hält dagegen die Belastung über das ganze Bewegungsausmaß gleich.

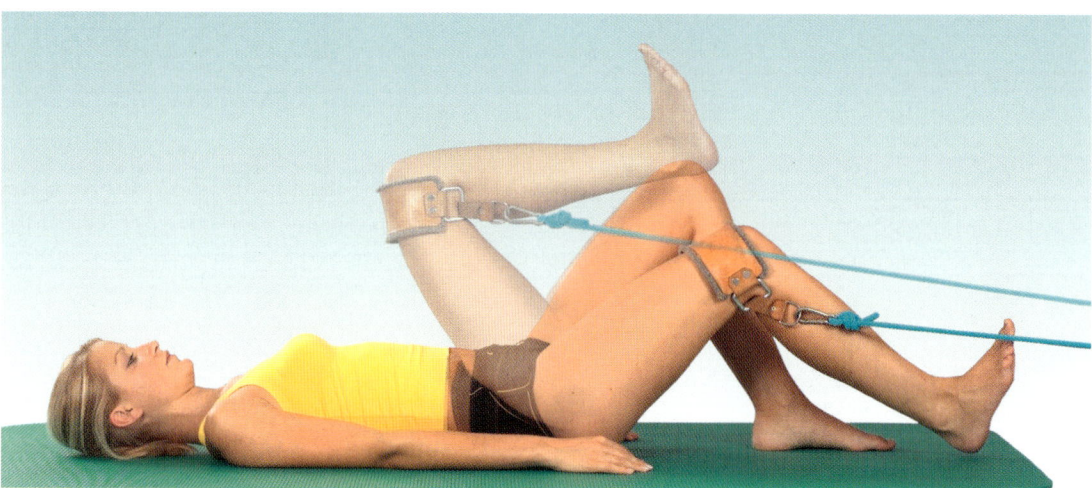

Beinarbeit, die sich lohnt.

Hüftbeugen mit Gymnastikball

Diese Übung trainiert neben der Hüftbeuge-muskulatur auch intensiv die Bauchmuskula-tur. Vor allem die gerade Bauchmuskulatur wird angesprochen. Darüber hinaus werden auch tief liegende kleine Muskeln an der Lendenwirbelsäule trainiert, die diesem Be-reich Festigkeit geben.

→ Ausgangsstellung
1 Stützen Sie sich zunächst mit den Ellbogen auf den Boden. Dabei ist eine weiche Matte oder ein Handtuch von Vorteil.
2 Legen Sie zunächst ein Bein, dann das andere Bein auf einen Gymnastikball.
3 Den Kopf halten Sie gerade, so dass Sie zu Boden blicken.

→ Endstellung
1 Ziehen Sie nun den Gymnastikball nach vorne. Beugen Sie dazu die Beine im Hüft- und Kniegelenk. Die Stellung der Wirbelsäule bleibt unverändert, der Po hebt sich nach oben.

2 Stoppen Sie die Bewegung, bevor sich die Oberschenkel in der senkrechten Position befinden.

→ Darauf kommt es an
Wichtig ist bei dieser Bewegung die richtige Ausgangshaltung. Positionieren Sie sich so, dass nur die Unterschenkel auf dem Ball liegen. Die Beine sind etwas angebeugt, und der Rücken ist gerade. Vermeiden Sie in jedem Fall ein Hohl-kreuz oder einen Rundrücken. Es ist sinnvoll, dies über einen Spiegel zu kontrollieren.

→ Richtig atmen
Atmen Sie während der gesamten Übung ruhig und gleichmäßig.

Tipp

Der Gymnastikball ist ein richtiges Wunder-Trainingsgerät. Der Unterschied zu allen anderen Trainingsgeräten besteht darin, dass neben der Kraft auch immer das Gleichgewicht und die Koordina-tion trainiert werden. Damit werden nicht nur oberflächliche, sichtbare Muskelgruppen, sondern auch tief liegende Muskel-schichten angesprochen.

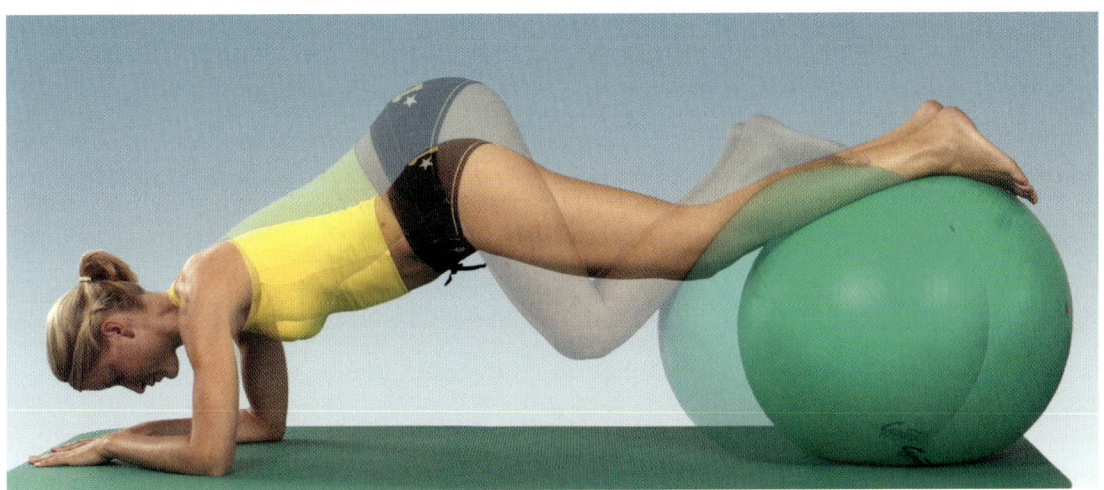

Die Wirbelsäule sollten Sie bei dieser Übung bewusst gerade halten.

Beinabspreizen

Ziel

Kräftigung der seitlichen Hüftmuskulatur – kleiner Gesäßmuskel *(M. glutaeus minimus)* und mittlerer Gesäßmuskel *(M. glutaeus medius)*, aber auch großer Gesäßmuskel *(M. glutaeus maximus)* und Spanner der Oberschenkelbinde *(tensor fasciae latae)*.

Bewegung

Seitliches Abspreizen des Beines im Hüftgelenk – Hüftabduktion.
Stabilisierung des Beckens – Verhindern des seitlichen Abkippens

Muskelfunktion

Die seitliche Hüftmuskulatur hat zwei wichtige Funktionen. Sie spreizt das Bein im Hüftgelenk nach außen ab und sorgt dafür, dass das Becken, vor allem beim Gehen, nicht seitlich abkippt.
Damit hat die seitliche Hüftmuskulatur eine wichtige stabilisierende Funktion für das Hüftgelenk und die Lendenwirbelsäule. Dies ist vor allem bei allen Lauf- und Sprungsportarten wie Tennis, Fußball, Volleyball oder Leichtathletik wichtig.
Im Übrigen besitzt die seitliche Hüftmuskulatur die Funktion, das Bein nach innen und nach außen zu drehen.

Styling-Effekt

Obwohl die Geräte für die Kräftigung des kleinen und mittleren Gesäßmuskels in Fitnessstudios viel genutzt werden, ist ihre Wirkung auf das sichtbare Erscheinungsbild eher gering, da die betreffenden Muskelgruppen relativ klein sind. Vor allem Fitnesssportlerinnen denken, sie würden in erster Linie die große Gesäßmuskulatur trainieren.
Dennoch ist das Training sinnvoll, denn gerade bei Frauen neigt das Bindegewebe auf der Oberschenkelaußenseite dazu, nachzugeben und zu erschlaffen.
Das regelmäßige Training kann den Prozess aufhalten, denn durch die Bewegung wird der Fettabbau erleichtert.

Gesäßmuskulatur und Bindegewebe auf der Oberschenkelaußenseite neigen leider zur Erschlaffung und gehören zu den so genannten »Problemzonen«. Dem wirken regelmäßige, gezielte Straffungsübungen entgegen.

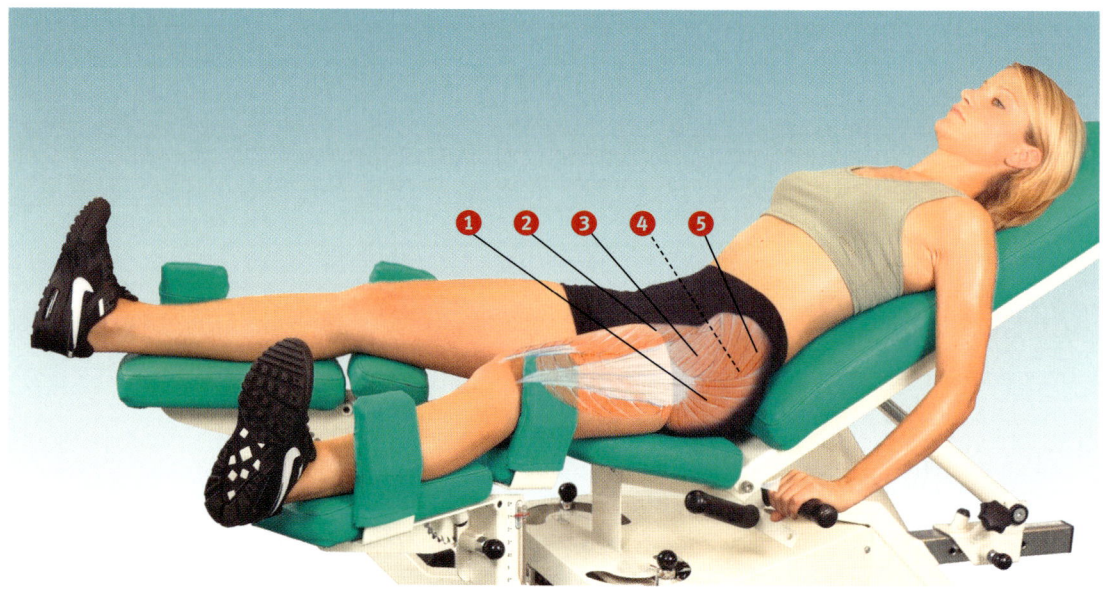

1 *Großer Gesäßmuskel*
2 *Gerader Schenkelmuskel*
3 *Spanner der Oberschenkelbinde*
4 *Tiefe Schicht: Kleiner Gesäßmuskel*
5 *Mittlerer Gesäßmuskel*

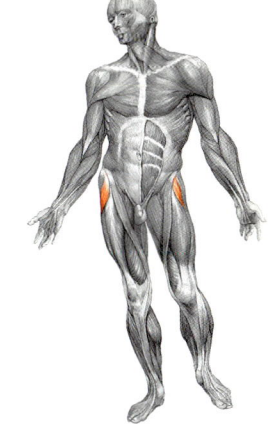

Beinabspreizen am Gerät

Ein Gerät, das die seitliche Hüftmuskulatur trainiert, wird in keinem Studio fehlen. Sollte das dennoch der Fall sein, gibt es gute Alternativübungen ohne Gerät, die wir Ihnen ab Seite 103 vorstellen, wie das Beinabspreizen in Seitlage. Allerdings ist die Effektivität am Gerät durch die sehr gute Fixierung etwas höher als bei den Alternativübungen.

➜ **Ausgangsstellung**
1 Legen Sie sich in das Gerät, und positionieren Sie die Beine auf den dafür vorgesehenen Polstern.
2 Halten Sie sich an den seitlichen Griffen fest, und ziehen Sie gleichzeitig die Fußspitzen an.

➜ **Endstellung**
1 Jetzt drücken Sie beide Beine gleichzeitig so weit wie möglich nach außen.
2 Führen Sie die Beine wieder zueinander, und stoppen Sie die Bewegung, bevor sie sich berühren.

➜ **Darauf kommt es an**
Achten sie darauf, sich nicht in ein Hohlkreuz zu drücken, wenn Sie in der Endstellung die Beine spreizen.
Sie können die Wirksamkeit der Übung erhöhen, wenn Sie in der äußersten Position noch einige so genannte Endkontraktionen machen. Darunter werden vier bis fünf kleine Bewegungen in der Position der höchsten Muskelspannung verstanden.

➜ **Richtig atmen**
Atmen Sie ruhig und regelmäßig.

Tipp

Diese Übung ist grundsätzlich als sitzende oder liegende Variante möglich. Das Üben im Sitzen trainiert mehr die vorderen Anteile, das Üben im Liegen mehr die hinteren Anteile der seitlichen Hüftmuskulatur. Wenn Sie die Muskulatur so kräftigen wollen, wie Sie sie im Alltag und Sport brauchen, sollten Sie die liegende Variante bevorzugen. Ein gutes Gerät bietet die Möglichkeit, die Lehne für beide Möglichkeiten einzustellen.

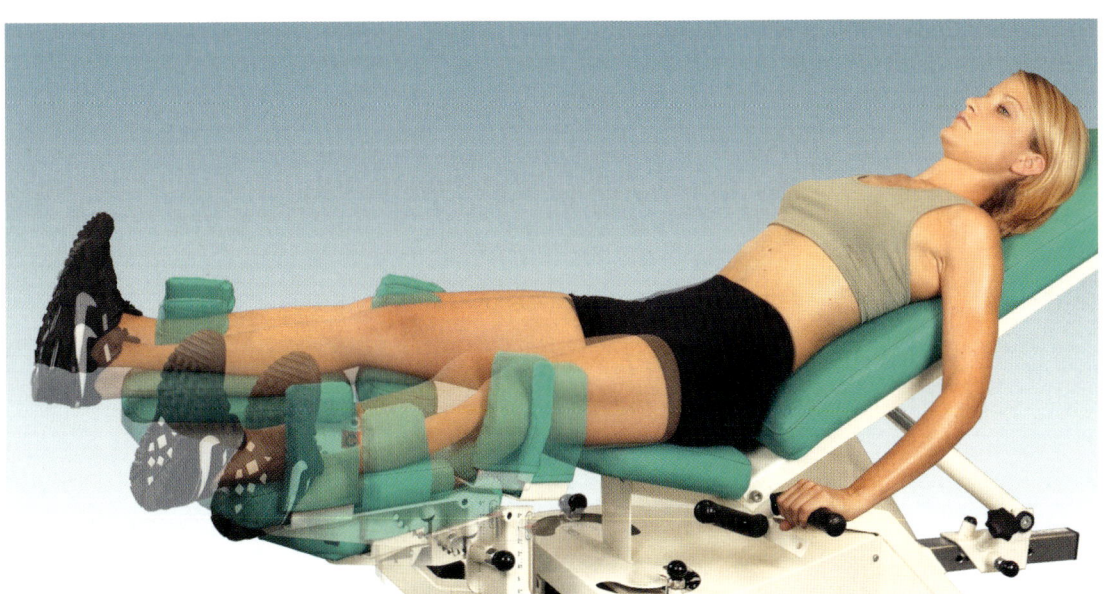

Dies ist die effektivste Übung für die seitliche Hüftmuskulatur.

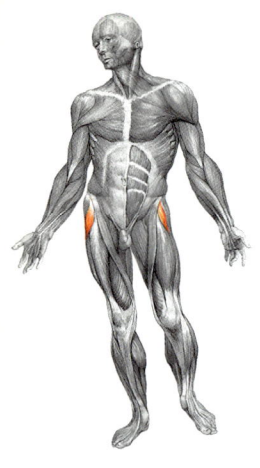

Beinabspreizen am Seilzug

Das Beinabspreizen am Seilzug ist eine gute Alternative zum Arbeiten am Gerät. Sie ist sehr wirksam, verlangt allerdings mehr Koordinationsfähigkeit.

Menschen mit Hüftproblemen sollten jedoch die Variante am Gerät (→ Seite 105) bevorzugen, da oftmals das Standbein Probleme macht.

Regelmäßige und gezielte Straffungs- und Kräftigungs- übungen können den Fettanteil in der Muskulatur reduzieren.

➜ **Ausgangsstellung**

1 Fixieren Sie eine Manschette an Ihrem rechten Unterschenkel, und befestigen Sie daran einen Seilzug.
2 Stellen Sie sich mit dem linken Bein auf ein kleines Holzbrett oder Podest. Der

Seilzug verläuft hinter Ihrem Standbein. In der Ausgangsposition befinden sich die Fußspitzen des rechten Beines auf Höhe des Knöchels des linken Beines. Die Füße berühren sich nicht.
3 Halten Sie sich mit der linken Hand an einer Stange oder Ähnlichem ein.
4 Die rechte Hand stützen Sie an Ihre Taille.

➜ **Endstellung**

1 Jetzt führen Sie das linke Bein nach außen.
2 Führen Sie das Bein anschließend wieder in die Ausgangsposition. Auch jetzt berühren sich die Füße nicht.
3 Wenn Sie die vorgegebene Wiederholungszahl erreicht haben, trainieren Sie die andere Seite.

➜ **Darauf kommt es an**

Die Auswärtsbewegung ist beendet, bevor sich das Becken seitlich mitbewegt. Es ist sinnvoll, dies vor einem Spiegel zu kontrollieren.
Achten Sie während der ganzen Übung auf die Haltung Ihrer Füße.

➜ **Richtig atmen**

Ruhig und gleichmäßig ein- und ausatmen.

Das ganze Gewicht lastet auf dem Standbein – überfordern Sie es nicht.

Tipp

Diese Übung können Sie auch mit einem Gymnastikband machen, das es in unterschiedlichen Stärken zu kaufen gibt. Im Unterschied zum Seilzug nimmt die Belastung allerdings gleichmäßig zu, was speziell bei dieser Übung zu einer Verkleinerung des Bewegungsausmaßes und damit zu geringerer Wirksamkeit führt.

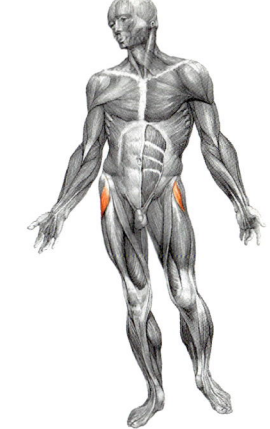

Beinabspreizen in Seitlage

Das Beinabspreizen in Seitlage ist eine klassische gymnastische Übung, die ohne Geräteaufwand eine hohe Wirksamkeit besitzt. Sie kommt vor allem in einem Heimtraining zum Einsatz, ist aber auch fester Bestandteil vieler Kurse, zum Beispiel der Wirbelsäulen-Gymnastik oder »Bauch-Beine-Po«.

→ **Ausgangsstellung**
Für diese Übung ist eine weiche Matte oder ein Handtuch von Vorteil.
1 Legen Sie sich auf die Seite. Den unteren Arm legen Sie unter den Kopf. Mit dem oberen Arm stützen Sie sich vor der Brust ab.
2 Beugen Sie das untere Bein etwa 90 Grad an. So erreichen Sie eine stabile Ausgangsposition.
3 Für den Beginn der Bewegung heben Sie jetzt das obere Bein vom Boden ab, so dass es in etwa parallel zum Boden verläuft.

→ **Endstellung**
1 Jetzt führen Sie das Bein möglichst weit nach oben.

2 Danach senken Sie das Bein wieder zum Boden.
3 Wenn das Bein wieder parallel zum Boden ist, beginnen Sie die nächste Wiederholung.

→ **Darauf kommt es an**
In der Ausgangsposition bildet das obere Bein zunächst mit Fuß-, Knie-, Hüftgelenk und Schulter eine Linie. Das Becken und die Schulterachse befinden sich senkrecht zum Boden.
Beenden Sie das Aufwärtsführen des Beins in der Endstellung, bevor das Becken nach hinten ausweicht.

→ **Richtig atmen**
Atmen Sie während des Trainings ruhig und gleichmäßig aus und ein.

> **Tipp**
>
> Die Übung wird schwerer, wenn Sie eine Gewichtsmanschette an Ihrem Unterschenkel befestigen. Auch ein Gymnastikband erhöht die Intensität der Übung. Binden Sie das Band relativ eng zusammen, und legen Sie es um die Knie, so dass Sie das Bein gegen den Widerstand des Beines anheben.

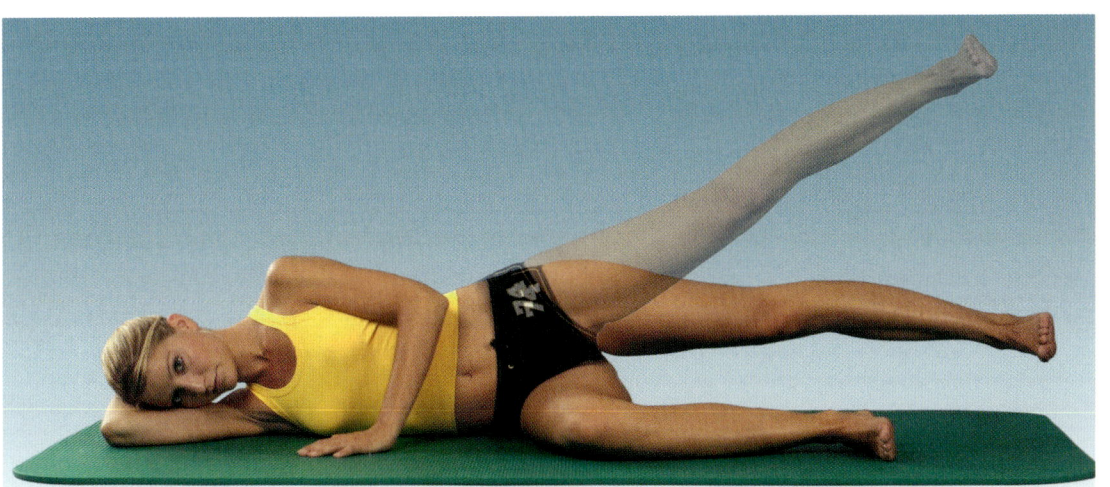

Stützen Sie sich gut ab, und spannen Sie die Bauchmuskeln an, dann geht es leichter.

Beinanziehen

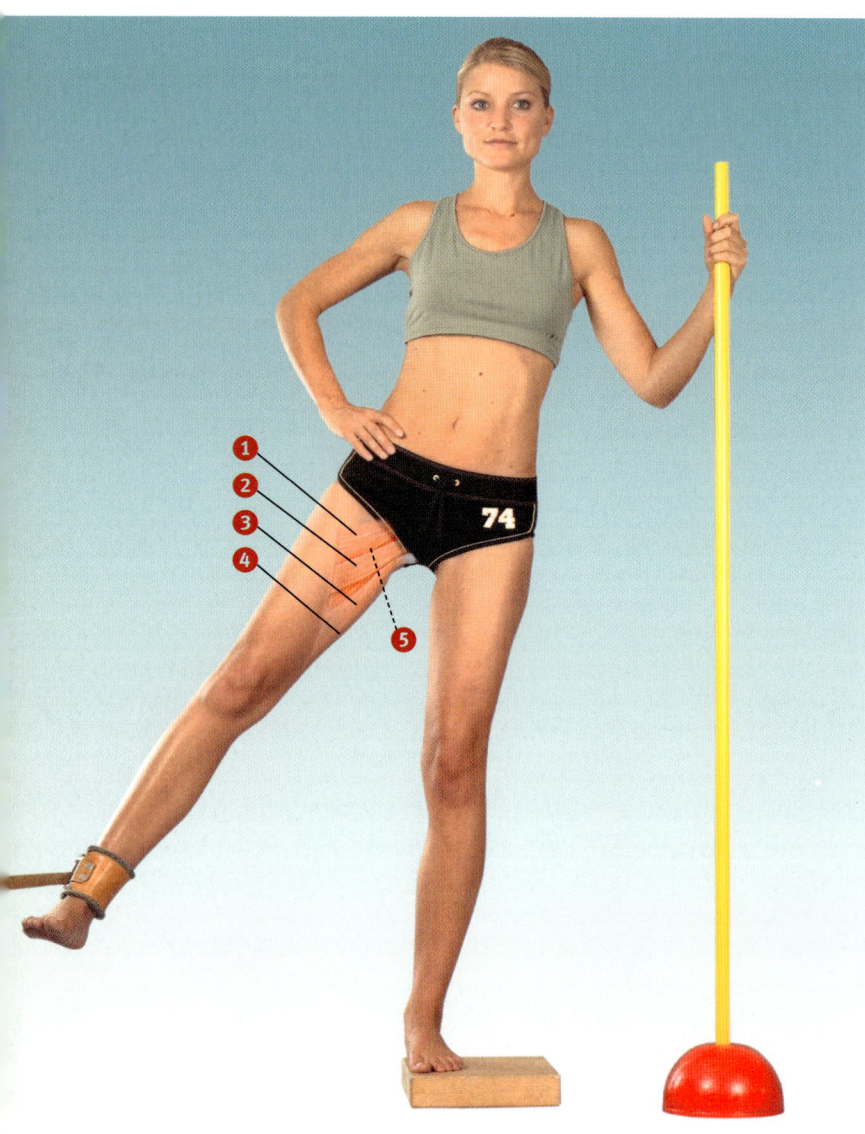

Bewegung

Heranziehen des Beines im Hüftgelenk – Hüftadduktion.

Muskelfunktion

Die Hauptaufgabe der inneren Oberschenkelmuskulatur ist das Heranziehen des Beines aus abgespreizter Position. Daneben können einzelne Muskeln auch eine Innen- und Außenrotation des Beines und eine Beugung im Kniegelenk durchführen. Die innere Oberschenkelmuskulatur ist der Gegenspieler zur seitlichen Hüftmuskulatur. Grundsätzlich lassen sich die so genannten »kurzen Adduktoren«, die relativ hoch am Oberschenkel ansetzen, von den langen Adduktoren, die über das Knie ziehen, unterscheiden. Wenn Sie es möchten, können Sie sich merken, dass der Begriff Adduktoren von lat. adducere = heranziehen kommt. Dagegen ist lat. abducere = wegführen. Sie trainieren zum Beispiel die Hüftabduktion auf Seite 101.

Styling-Effekt

Die innere Oberschenkelmuskulatur formt die Innenseite der Oberschenkel, die bei vielen Menschen eher durch Fettpolster als durch Muskulatur geprägt wird. Eine kräftige Muskulatur mit guter Grundspannung sorgt dagegen für eine ansprechende Optik. Ebenso wie beim Beinstrecken (→ Seite 108) ist diese Übungsgruppe daher vor allem bei Frauen beliebt und sollte auch als unterstützende Maßnahme bei einer Diät eingesetzt werden. Wichtig ist neben der ersten Diätstufe, dem Reduzieren des Gewichts, die anschließende langfristige Ernährungsumstellung, für die wir Ihnen ab Seite 32 die Grundlagen und wichtige Tipps zusammengestellt haben.

1 Kammmuskel
2 Langer Schenkelanzieher
3 Großer Schenkelanzieher
4 Schlanker Muskel
5 Tiefe Schicht: Kurzer Schenkelanzieher

Ziel

Kräftigung der inneren Oberschenkelmuskulatur – langer Schenkelanzieher (M. adductor longus), großer Schenkelanzieher (M. adductor magnus), kurzer Schenkelanzieher (M. adductor brevis), schlanker Muskel (M. gracilis) und Kammmuskel (M. pectineus).

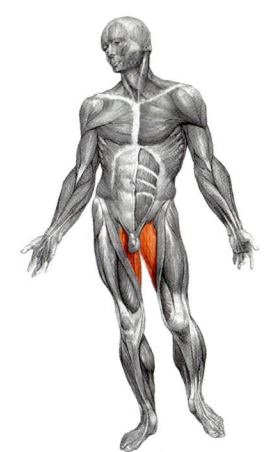

Beinanziehen am Gerät

Ebenso wie die innere Oberschenkelmuskulatur der Gegenspieler zur seitlichen Hüftmuskulatur ist, gibt es auch ein entsprechendes Gegenstück bei den Geräten. Sie sehen oft gleich aus, unterschieden sich in ihrer Funktion aber ganz erheblich. Das spezielle Gerät zum Beinanziehen gehört in jedem Fall auch zur Grundausstattung eines guten Fitnessstudios.

➜ **Ausgangsstellung**
1 Legen Sie sich in das Gerät, und bringen Sie die Beine auf den dafür vorgesehenen Polstern in Position. Die Lehne sollte eher flach eingestellt sein.
2 Halten Sie sich an den seitlichen Griffen fest, und ziehen Sie dann die Fußspitzen an.

➜ **Endstellung**
1 Drücken Sie jetzt die Beine nach innen. Beenden Sie die Bewegung, bevor sich beide Beine berühren.

2 Führen Sie die Beine anschließend wieder nach außen.

➜ **Darauf kommt es an**
Achten Sie darauf, in der Pause den Spannhebel, der die Beine in die Ausgangsposition bringt, wieder zu lösen. Andernfalls bleibt die Muskulatur ständig unter Spannung, was die Durchblutung behindert und für eine unzureichende Erholung zwischen den Durchgängen sorgt. Gönnen Sie sich Pausen zwischendurch.

➜ **Richtig atmen**
Ruhig und gleichmäßig atmen.

> ## Tipp
> Diese Übung ist grundsätzlich als Variante mit gestreckten oder gebeugten Beinen möglich. Die gebeugte Variante trainiert mehr die kurzen Anteile, die liegende mehr die langen Anteile der inneren Oberschenkelmuskulatur. Ein gutes Gerät bietet die Möglichkeit, beide Optionen einzustellen.

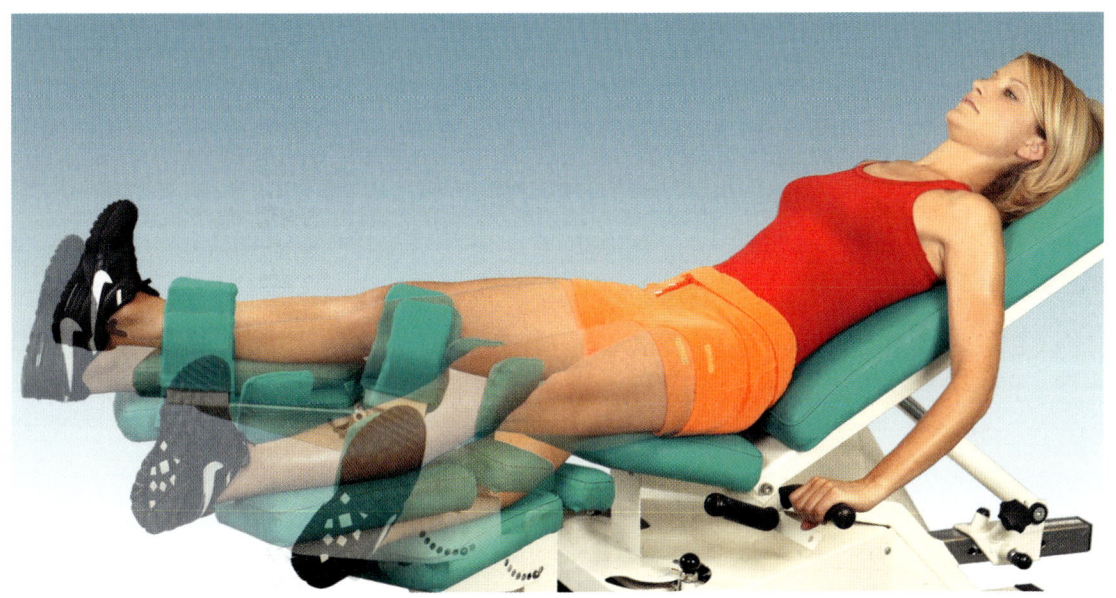

Bei dieser Übung spüren Sie den Effekt rasch.

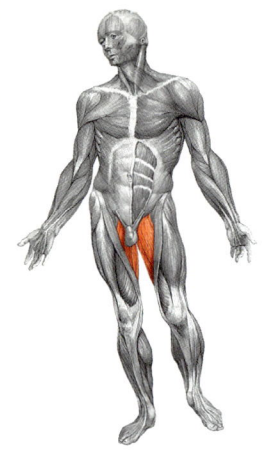

Beinanziehen am Seilzug

Das Beinanziehen am Seilzug unterscheidet sich von der gleichen Übung am Gerät in erster Linie durch den Anspruch an Ihre Koordinationsfähigkeit.
Es ist am Seilzug wesentlich schwieriger, die Bewegung ganz sauber und richtig auszuführen. Die häufigsten Fehler sind, mit Schwung zu arbeiten statt mit Kraft – und das Mitbewegen des Beckens.

Tipp

Diese Übung können Sie auch mit einem Gymnastikband absolvieren, das es in unterschiedlichen Stärken zu kaufen gibt.

→ ### Ausgangsstellung

1 Befestigen Sie eine Manschette an Ihrem rechten Unterschenkel, und befestigen Sie daran einen Seilzug.
2 Stellen Sie sich mit dem linken Bein auf ein kleines Holzbrett oder Podest.

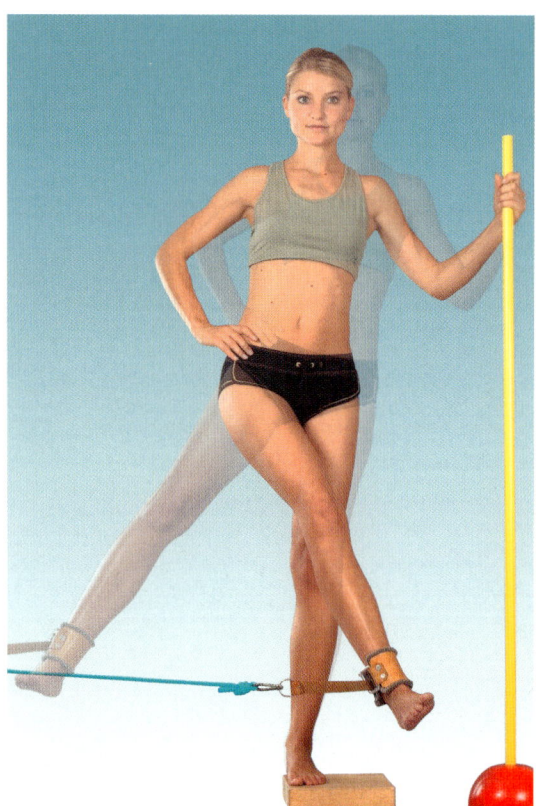

Ihre Ausdauer wird durch schön geformte Beine belohnt.

3 Halten Sie sich mit der linken Hand an einer Stange oder Ähnlichem ein. Die rechte Hand stützen Sie an Ihre Taille.
4 In der Ausgangsposition befindet sich das rechte Bein in abgespreizter Position.

→ ### Endstellung

1 Ziehen Sie nun das Bein nach innen, am Standbein vorbei. Beenden Sie die Bewegung, bevor das Becken beginnt mitzudrehen. Es ist sinnvoll, dies über einen Spiegel zu kontrollieren.
2 Führen Sie das Bein anschließend wieder in die Ausgangsposition.

→ ### Darauf kommt es an

Achten Sie darauf, dass Ihr Bein während der ganzen Bewegung vollständig gestreckt ist. Ist Ihr Knie auch nur leicht gebeugt, kommt das Innenband am Knie unter unnötigen Zug. Wenn Sie die vorgegebene Wiederholungszahl erreicht haben, trainieren Sie die andere Seite. Vermeiden Sie diese – leider häufigen – Fehler:
1 Schwunghafte Bewegungsausführung
2 Ein unzureichend stabilisierter Oberkörper
3 Ein nicht komplett gestrecktes Knie

→ ### Richtig atmen

Atmen Sie ruhig und gleichmäßig aus und ein.

→ ### Variante

1 Befestigen Sie ein zusammengeknotetes Gymnastikband in etwa 10 Zentimeter Höhe.
2 Stellen Sie sich mit einem Fuß in der Schlaufe seitlich zum Band. Ziehen Sie nun das Bein in der Schlaufe am Standbein vorbei nach innen.

Beinanziehen in Seitlage

Diese Übung ist das Gegenstück zum Beinab-spreizen in Seitlage. Wenn Sie Zeit sparen wollen und beide Übungen auf Ihrem Trai-ningsprogramm stehen, absolvieren Sie doch einfach in der Pause die jeweilige Gegen-übung. Ein zusätzlicher Nutzen ist eine etwas höhere Belastung des Herz-Kreislauf-Systems, mit der Sie den Energieverbrauch und damit den Fettabbau erhöhen.

→ **Ausgangsstellung**
Für diese Übung ist eine weiche Matte oder ein Handtuch von Vorteil.
1 Legen Sie sich auf die Seite. Den unte-ren Arm legen Sie unter den Kopf. Mit dem oberen Arm stützen Sie sich vor der Brust ab.
2 Beugen Sie das obere Bein etwa 90 Grad an, und legen Sie es auf dem Boden ab. So erreichen Sie eine stabile Aus-gangsposition. Für das untere Bein bilden Fuß-, Knie-, Hüftgelenk und Schul-ter eine Linie. Becken- und die Schulter-achse befinden sich senkrecht zum Boden.

→ **Endstellung**
1 Zu Beginn der Bewegung heben Sie das untere Bein vom Boden ab.
2 Dann führen Sie das Bein möglichst weit nach oben.
3 Danach senken Sie das Bein wieder zum Boden. Bevor das Bein erneut den Boden berührt, beginnen Sie die nächste Wiederholung.

→ **Darauf kommt es an**
Fehler in der Bewegungsausführung sind kaum möglich, da Sie durch die Seitlage eine stabile Ausgangsposition haben. Achten Sie lediglich darauf, das Bein zwischen den einzelnen Wiederho-lungen nicht abzusetzen.

→ **Richtig atmen**
Ruhig und gleichmäßig atmen.

Diese Übung können Sie gut auch zwi-schendurch zu Hause machen – selbst morgens vor dem Aufstehen im Bett.

Tipp

Die Übung wird schwerer, wenn Sie eine Gewichtsmanschette an Ihrem Unter-schenkel befestigen.

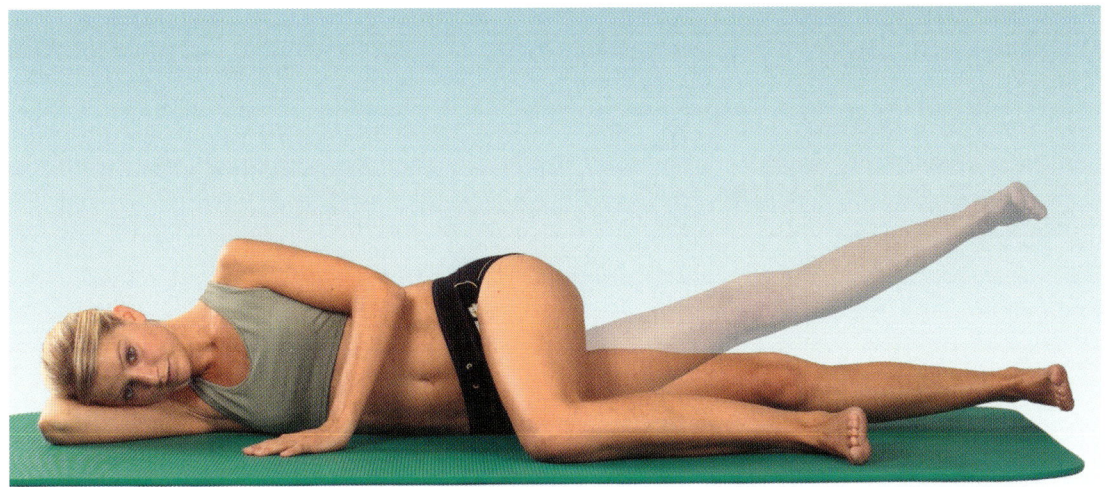

Eine Topübung – nicht nur für Tänze-rinnen ein »Muss«.

Beinstrecken

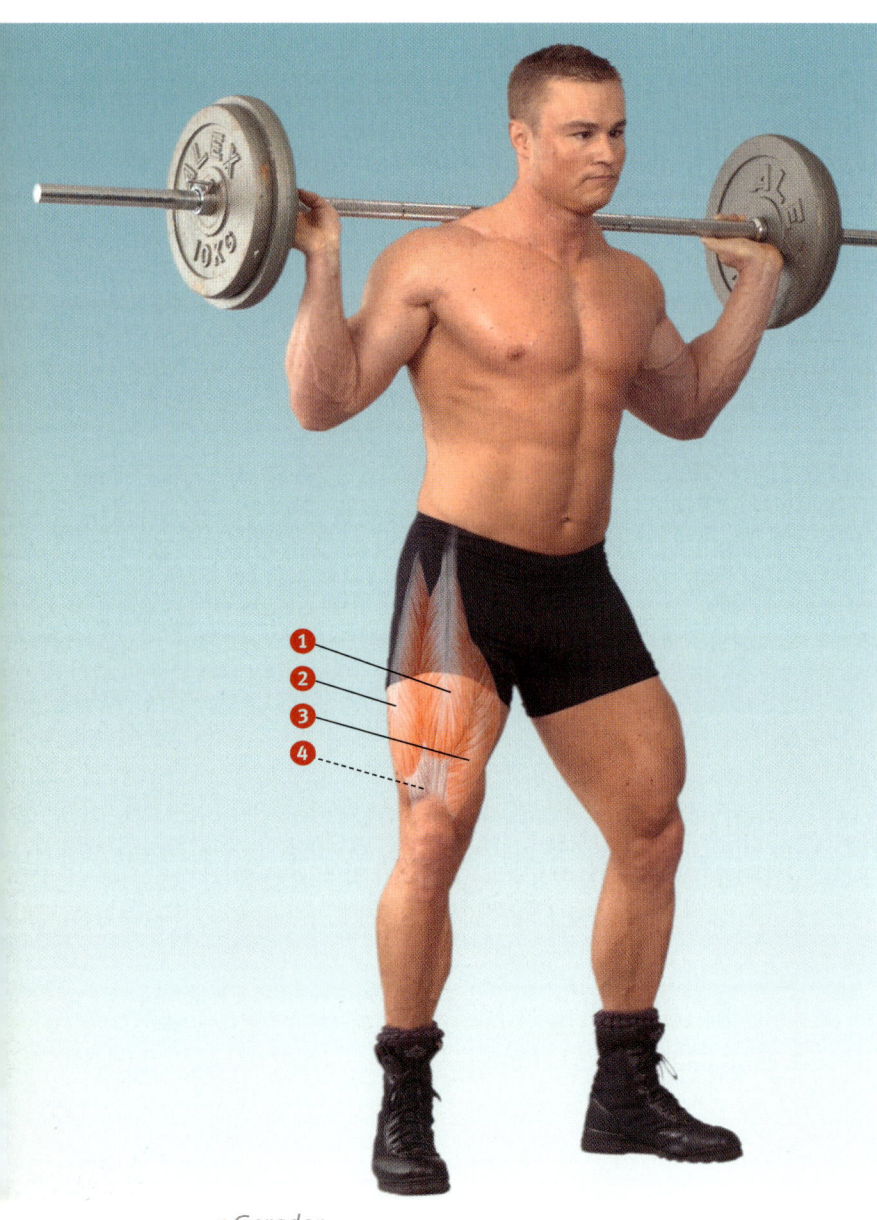

Zusammen bezeichnet als: vierköpfiger Oberschenkelmuskel (M. quadriceps femoris).

Bewegung

Strecken des Beines im Kniegelenk – Knieextension.
Beim geraden Schenkelmuskel auch Beugung im Hüftgelenk.

Muskelfunktion

Hätten Sie gewusst, dass der M. quadriceps femoris der kräftigste Muskel des ganzes Körpers ist? Er sorgt für die Streckung des Beines im Kniegelenk, und einzelne Muskelanteile sind auch an einer Beugung im Hüftgelenk beteiligt. Damit ist er die Grundvoraussetzung für Alltagsbewegungen wie Gehen, Treppensteigen oder Aufstehen. Auch für viele Sportarten ist er der wichtigste Muskel überhaupt. Eine kräftige Muskulatur an der Oberschenkelvorderseite kann außerdem Überlastungsbeschwerden und Verletzungen am Kniegelenk verhindern.

Styling-Effekt

Aus optischer Sicht sorgt der M. quadriceps femoris für eine athletisch aussehende Beinmuskulatur und unterstützt damit einschneidend ein sportliches Gesamterscheinungsbild. Wichtig ist vor allem auch, dass der Muskel nicht durch zu viel Unterhautfettgewebe verdeckt wird. Um dieses Ziel zu erreichen, ist neben dem Krafttraining auch ein regelmäßiges, optimal dosiertes Ausdauertraining von Nöten. Auch wenn Sie ein Sprintertyp sind (→ Test, Seite 17), sollten Sie sich einen Ausdauersport suchen, der Ihnen liegt und hilft, Fett auf Dauer abzubauen.

1 Gerader Schenkelmuskel
2 Äußerer Schenkelmuskel
3 Innerer Schenkelmuskel
4 Tiefe Schicht: Mittlerer Schenkelmuskel

Ziel

Kräftigung der vorderen Oberschenkelmuskulatur – innerer (M. vastus medialis) und außerer Schenkelmuskel (M. vastus lateralis), mittlerer (M. vastus intermedius) und gerader Schenkelmuskel (M. rectus femoris).

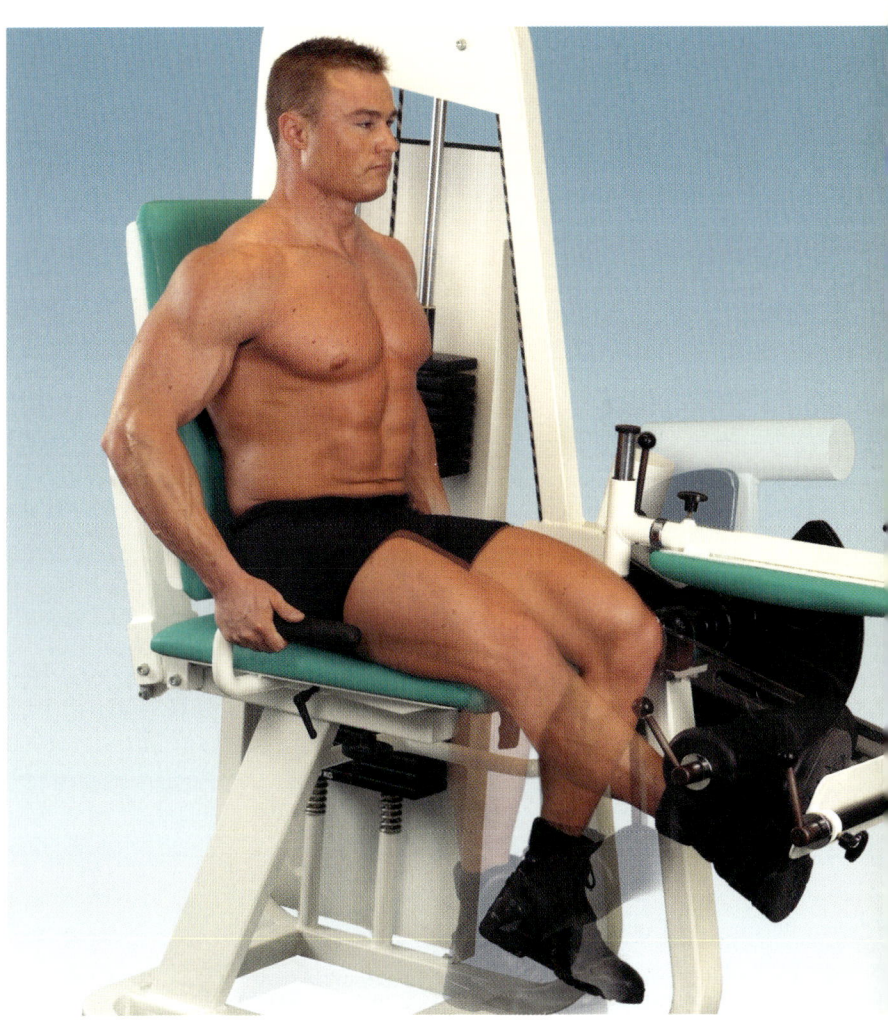

Beinstrecken am Gerät

Das Beinstrecken am Gerät gehört zu den so genannten eingelenkigen Übungen, denn während der Bewegung bewegt sich nur ein Gelenk – im Falle des Beinstreckens ist es das Kniegelenk. Im Gegensatz dazu wird bei den mehrgelenkigen Übungen mehr als ein Gelenk in die Bewegung mit einbezogen. Trainieren Sie jeweils nur ein Bein, um mögliche Kraftunterschiede des rechten und linken Beines festzustellen.

→ **Ausgangsstellung**
1 Stellen Sie die Rückenlehne so ein, dass Sie mit der Wirbelsäule Kontakt haben. Das Fußpolster befindet sich etwas oberhalb des Knöchels. Ein zusätzliches Fußbrett entlastet Ihr Kniegelenk.
2 Halten Sie sich an den seitlichen Griffen fest.
3 In der Ausgangsposition befindet sich das Kniegelenk in einem Winkel von 90 Grad. Bringen Sie Ihre Kniegelenksachse in Übereinstimmung mit dem Gerät.

→ **Endstellung**
1 Strecken Sie nun das Bein möglichst weit nach oben, bis zur vollständigen Kniestreckung.
2 Wenn Sie in die Ausgangsposition zurückgehen, achten Sie darauf, dass Sie das Gewicht nicht absetzen und die Muskulatur immer unter Spannung bleibt.

→ **Darauf kommt es an**
Für diese Übung ist es sehr wichtig, dass Sie sich so auf dem Sitz positionieren, dass die Achse Ihres Kniegelenks und des Gerätes übereinstimmen. Ihre Kniegelenksachse zu finden, ist ganz einfach (→ Tipp, oben rechts).

→ **Richtig atmen**
Atmen Sie ruhig und gleichmäßig.

Tipp

Beugen Sie Ihre Knie in einem Winkel von 90 Grad, und suchen Sie die Kniescheibensehne unterhalb der Kniescheibe. Gehen Sie nach innen, etwa bis zur Mitte des Unterschenkels. Hier liegen der Kniegelenkspalt und die Kniegelenksachse.

So formen Sie Ihre Oberschenkel.

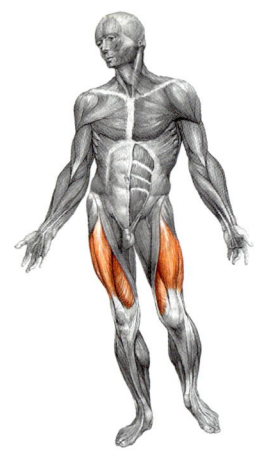

Beidbeinige Kniebeuge am Gerät

Diese Übung zählt zu den mehrgelenkigen Übungen. Die Belastung für das Knie-, Hüft- und Sprunggelenk ist vermutlich geringer als bei den jeweils eingelenkigen Übungen. Neben der vorderen Oberschenkelmuskulatur trainiert diese Übung vor allem auch den großen Gesäßmuskel. Auch die Beinbeuge- und die Wadenmuskulatur sind an der Bewegung beteiligt.

Diese Übung kann sowohl in eher liegender als auch in eher sitzender Position durchgeführt werden. Die liegende Variante trainiert in erster Linie die vordere Oberschenkelmuskulatur. Die sitzende Variante bezieht auch die große Gesäßmuskulatur mit ein.

➡ **Ausgangsstellung**
1 Für die vordere Oberschenkelmuskulatur stellen Sie die Lehne flach, aber Ihrem Rücken zuliebe nicht ganz flach ein.

2 Legen Sie sich in das Gerät, und stellen Sie die Füße auf den oberen Bereich des Beinteils.
3 Die Knie befinden sich in einem Winkel von etwas mehr als 90 Grad.
4 Die Beine sind hüftbreit und parallel. Befestigen Sie die Schultern mit dem dafür vorgesehenen Schulterpolster.
5 Halten Sie sich mit den Händen an den Griffen ein.

➡ **Endstellung**
1 Jetzt strecken Sie die Beine, so dass sich der Geräteschlitten nach hinten bewegt.
2 Beenden Sie die Bewegung, bevor Ihre Knie vollständig gestreckt sind.

➡ **Darauf kommt es an**
Die Muskelspannung muss während der Übung immer erhalten bleiben.

➡ **Richtig atmen**
Atmen Sie während der gesamten Übung ruhig und gleichmäßig aus und ein.

Tipp

Trainieren Sie auch einmal mit nur einem Bein, und vergleichen Sie, ob Ihre Beinkraft rechts und links gleich ist. Wenn nicht (zum Beispiel nach Verletzungen), trainieren Sie so lange nur die schwächere Seite, bis das Gleichgewicht fühlbar wieder hergestellt ist.

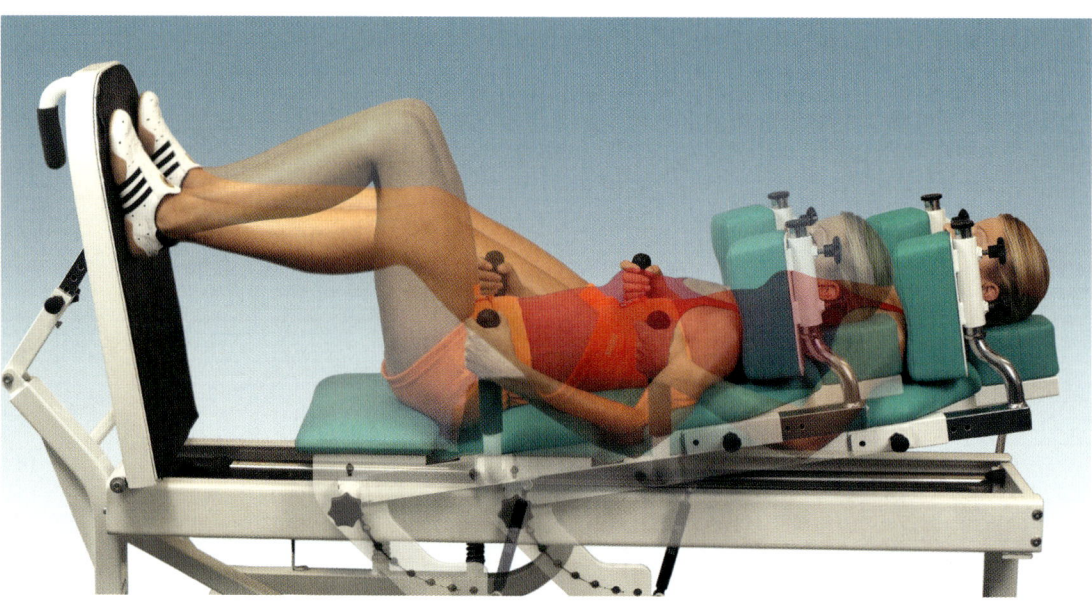

Hier kann der Körper nicht ausweichen und wird in optimaler Lage gehalten.

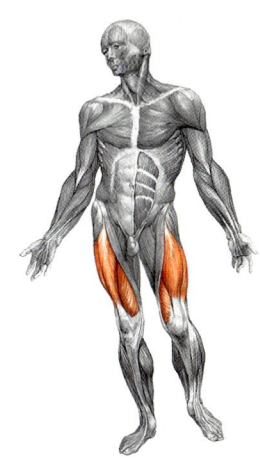

Beidbeinige Kniebeuge mit Langhantel

Nur wenige Kraftübungen trainieren so viele Muskelgruppen gleichzeitig wie das beidbeinige Kniebeugen mit Langhantel. Diese Übung ist vergleichbar mit dem Kniebeugen am Gerät. Durch den Umstand, dass sie im Stehen durchgeführt wird, ist allerdings zusätzlich die Rückenmuskulatur an der Bewegung beteiligt.

→ Ausgangsstellung
1 Bringen Sie zunächst die Langhantel hinter dem Kopf, auf der Nackenmuskulatur, in Position.
2 Stellen Sie sich dann etwas mehr als hüftbreit auf. Die Fußspitzen sind leicht nach außen gedreht.
3 Fixieren Sie die Langhantel mit Ihren Händen.
4 In der Ausgangsposition sind die Knie leicht gebeugt.

→ Endstellung
Gehen Sie nun langsam in die Kniebeuge.

→ Darauf kommt es an
Um eine Kniebeuge richtig auszuführen, kommt es auf zwei Dinge an:
1 Der Rücken muss immer gerade bleiben.
2 Ein von der Kniescheibe nach unten gefälltes Lot darf nie vor die Fußspitzen kommen.
Wenn Sie diese Bedingungen erfüllen, darf der Kniewinkel in gebeugter Position auch größer als 90 Grad sein. Die Bewegung nach unten ist in jedem Fall beendet, bevor das Gesäß auf den Fersen aufsitzt. Die Kniebeuge trainiert im

Übrigen auch intensiv die große Gesäßmuskulatur.
Wichtig Bei der Wahl des Gewichts sollte immer eine saubere Ausführung der Übung Vorrang vor einer hohen Belastung haben!

→ Richtig atmen
Atmen Sie ruhig und gleichmäßig.

Tipp

Achten Sie ganz besonders auf eine saubere Bewegungsausführung. Andernfalls drohen Probleme an der Lendenwirbelsäule und dem Kniegelenk. Für Anfänger ist das Kniebeugen am Gerät die sicherere Variante.

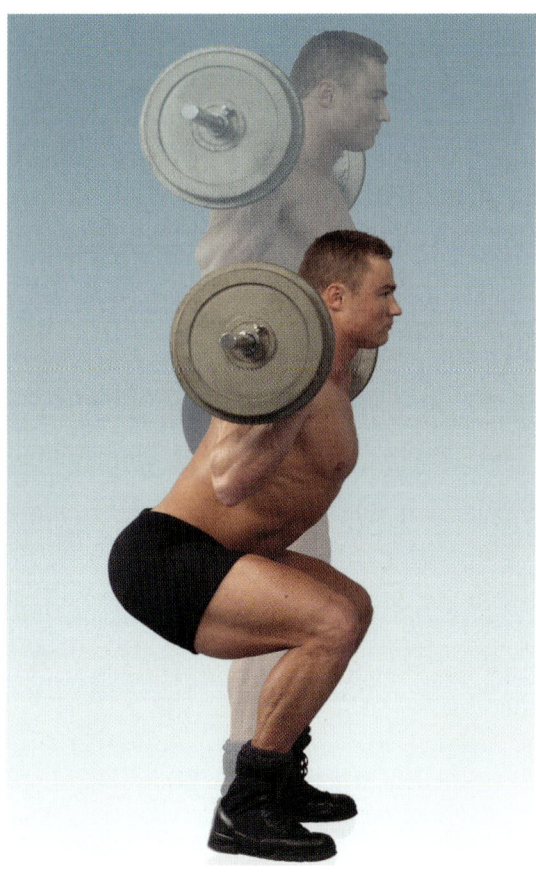

Eine Übung, die besonders viele Muskelgruppen gleichzeitig trainiert. Nur bei guter Gesundheit ausführen und auf perfekte Haltung achten!

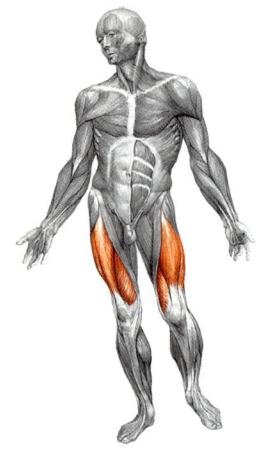

Einbeinige Kniebeuge

Die einbeinige Kniebeuge ist eine optimale Übung, wenn kein Gerät oder sonstige Zusatzgewichte vorhanden sind. Die Wirksamkeit ist vergleichbar, Zusatzgeräte sind nicht notwendig. Damit ist die Übung ideal für das Training zu Hause geeignet.

Je tiefer Sie gehen, desto anstrengender ist die Übung.

→ **Ausgangsstellung**
Diese Übung trainiert neben der vorderen Oberschenkelmuskulatur auch besonders intensiv die große Gesäßmuskulatur.
1 Stellen Sie sich auf einen Stuhl, und halten Sie sich mit beiden Händen etwa auf Schulterhöhe fest. Dazu eignet sich zum Beispiel eine Hantelstange oder ein Türrahmen.
2 Für die Ausgangsposition stellen Sie sich auf ein Bein. Das andere Bein befindet sich hinter dem Stuhl. Beugen Sie das Knie leicht an.

→ **Endstellung**
1 Jetzt gehen Sie in die Kniebeuge.
2 Wenn Sie die vorgegebene Wiederholungszahl erreicht haben, trainieren Sie das andere Bein.

→ **Darauf kommt es an**
Beenden Sie die Kniebeuge, wenn Sie im Kniegelenk einen Winkel von etwa 90 Grad erreicht haben. Drücken Sie sich wieder nach oben, aber strecken Sie das Bein nicht vollständig.

→ **Richtig atmen**
Atmen Sie ruhig und gleichmäßig.

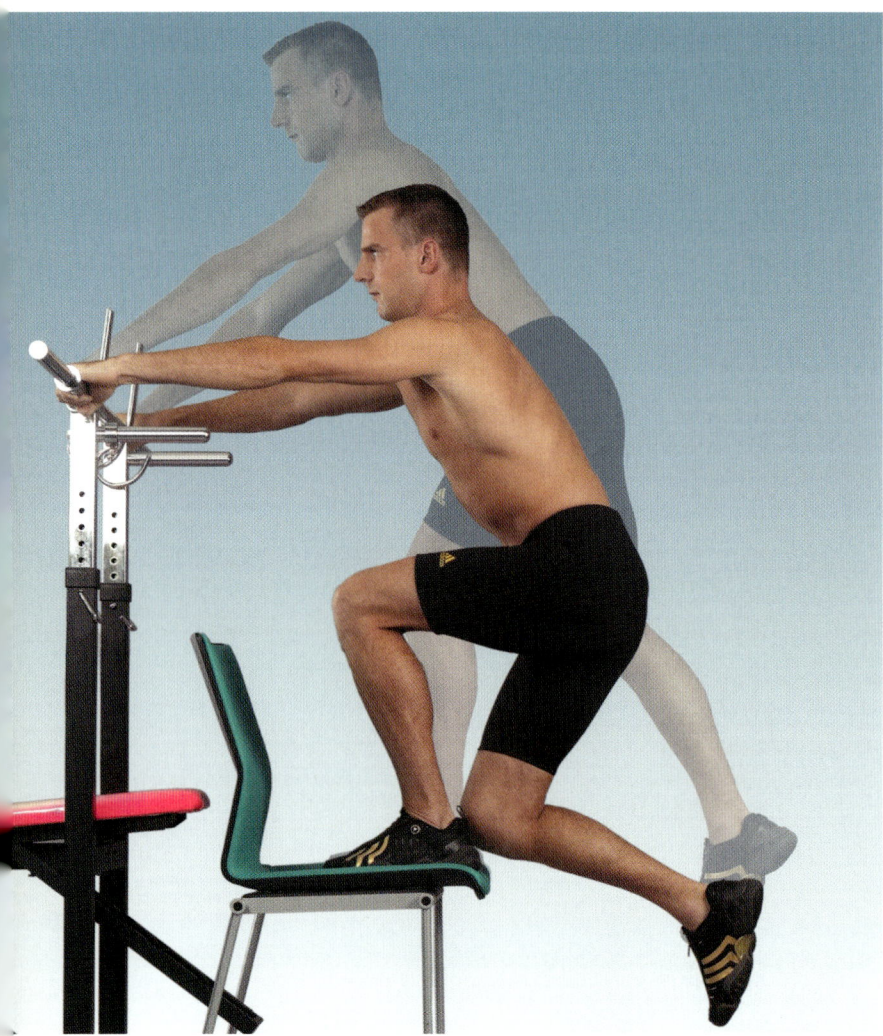

Tipp

Dosieren Sie die Übungsintensität über das Bewegungsausmaß.
• Je tiefer sie nach unten gehen, desto anstrengender.
• Je früher Sie die Bewegung nach unten beenden, desto weniger anstrengend.
In jedem Fall sollten Sie die vorgegebene Wiederholungszahl erreichen. Diese variiert je nach Trainingsmethode.
Im theoretischen Teil ab Seite 19 finden Sie die Information, welche Trainingsmethode welchen Effekt hat.

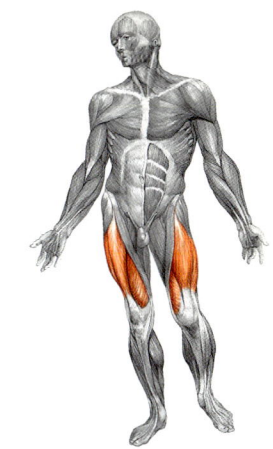

Kniebeuge – der Klassiker

Ebenso wie der Liegestütz ist die Kniebeuge eine einfache wie wirkungsvolle Trainings-möglichkeit. Sie wurde in mehreren Formen entwickelt. Hier zunächst die klassische Vari-ante, die den Vorteil hat, dass man sie immer und überall ohne weitere Hilfsmittel aus-führen kann. Sie wirkt auf die Entwicklung der Muskelstärke und die Belastbarkeit der Bein-strecker *(Quadriceps)* und des Gesäßmuskels *(M. glutaeus maximus)*.

→ **Ausgangsstellung**
1 Stellen Sie sich mit leicht gebeugten Knien auf. Die Füße sind etwa in Schul-terbreite auseinander.
2 Balancieren Sie auf den Fußballen, die Zehen sind nach vorne gerichtet. Halten Sie den Körper ganz gerade. Die Bauch-muskeln sind gestrafft, die Brust heraus-gedrückt, der Rücken ist gerade.

→ **Endstellung**
In einer kontrollierten Bewegung senken Sie den Körper, indem Sie das Knie und die Hüften beugen und die Gesäßmus-keln zurückdrücken.

→ **Darauf kommt es an**
• Beenden Sie die Bewegung, bevor das Becken einknickt oder der Rücken nicht mehr gerundet ist.
• Halten Sie die Knie in einer Linie mit den Zehen.
• Vermeiden Sie es, die Knie nach innen oder außen zu drehen.
• Halten Sie die Fußballen flach auf dem Boden.

→ **Richtig atmen**
Atmen Sie ruhig und gleichmäßig. Halten Sie die Luft nicht an!

Kniebeuge im Ausfall-schritt mit Langhantel

Während die klassische Form auch für Trai-ningseinsteiger sehr gut geeignet ist, sollte die Kniebeuge im Ausfallschritt den gut trainierten und erfahrenen Sportlern vorbe-halten bleiben. Sie ist zum Beispiel als Übung bei Iron-Man-Athleten sehr beliebt. Die Kniebeuge im Ausfallschritt trainiert Muskelstärke und Belastbarkeit der Beinstre-cker *(Quadriceps)* und des Gesäßmuskels *(M. glutaeus maximus)* und wirkt auch auf die hintere Oberschenkelmuskulatur *(M. bi-ceps femoris* und *M. semitendinosus)*.

→ **Ausgangsstellung**
1 Stellen Sie sich in Schrittstellung auf-recht hin. Achten dabei unbedingt auf einen stabilen Stand!
2 Legen Sie die Langhantel auf die Schul-ter, so dass sie auf dem oberen Teil des Trapezmuskels ruht.
3 Beugen Sie beide Knie so weit, dass das Knie des hinteren Beins fast den Boden berührt. Dabei sollten Sie den gesamten vorderen Fuß belasten!
4 Anschließend gehen Sie zurück in die Ausgangsposition.

→ **Darauf kommt es an**
Achtung Wird diese Übung falsch ausgeführt, kann es zu schweren Band-scheibenschäden kommen! Führen Sie sie deshalb immer mit ganz geradem Oberkörper aus. Die Übung ist auch für die Knie eine große Belastung.

→ **Richtig atmen**
Atmen Sie möglichst ruhig und gleich-mäßig.

Die klassische Form der Kniebeuge kann problemlos auch von Einsteigern durch-geführt werden, hingegen ist die Kniebeuge im Aus-fallschritt eher für echte Sportcham-pions geeignet.

Knieanbeugen

Ziel

Kräftigung der hinteren Oberschenkel-
muskulatur – zweiköpfiger Schenkelmuskel
(*M. biceps femoris*), Halbsehnenmuskel
(*M. semitendinosus*) und Plattsehnenmuskel
(*M. semimembranosus*).
Zusammen bezeichnet als: *Mm. ischio-
crurales*.

Bewegung

Beugen des Beines im Kniegelenk – Knie-
flexion.

Muskelfunktion

Die hintere Oberschenkelmuskulatur ist der
Gegenspieler der vorderen Oberschenkelmuskulatur und beugt das Bein im Kniegelenk. Für
das Kniegelenk ist ein ausgewogenes Kräfteverhältnis dieser beiden Muskelgruppen sehr
wichtig. Im Sport steht oft das Training der
vorderen Oberschenkelmuskulatur im Vordergrund. Das Training der hinteren Oberschenkelmuskulatur wird dagegen vernachlässigt.
Nicht selten ist das Ungleichgewicht dieser
beiden Muskelgruppen die Ursache für Mus-
kel- und Gelenkbeschwerden an den Beinen.
Leider ist dieser Zusammenhang nicht gut
genug bekannt. So können Muskelzerrungen
oder Knorpelabnutzung an der Kniescheibe
von ungleich stark entwickelten Oberschen-
kelmuskeln herrühren.
Darüber hinaus senkt eine schwache Muskulatur auf der Beinrückseite der Oberschenkel
bei Sprint- und Sprungsportarten die Leistung. Denn beim Laufen auf dem Vorfuß ist
die Beinbeugemuskulatur verantwortlich für
eine aktive Zugbewegung und reguliert so die
Laufgeschwindigkeit.

Styling-Effekt

Aus optischer Sicht ist die hintere Oberschen-
kelmuskulatur eher von untergeordneter
Bedeutung. Funktionelle Aspekte wie das
Kräftegleichgewicht stehen im Vordergrund.

*1 Zweiköpfiger
Schenkelmuskel*
2 Halbsehenmuskel
3 Plattsehnenmuskel

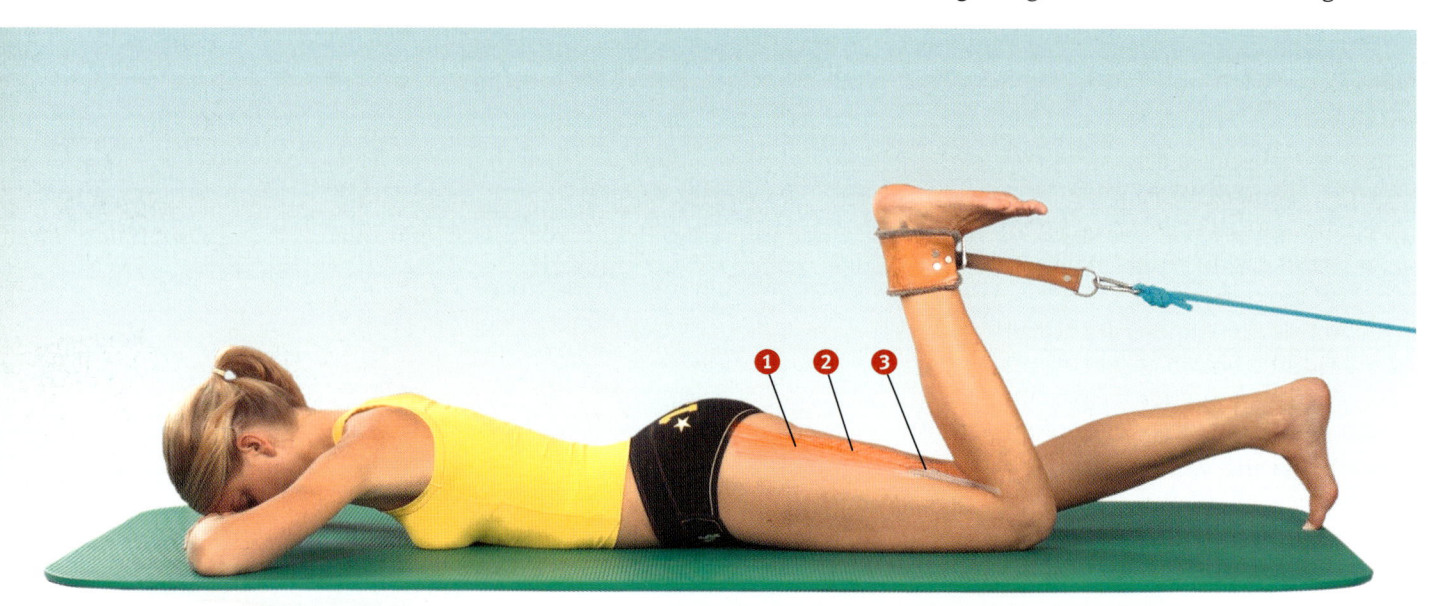

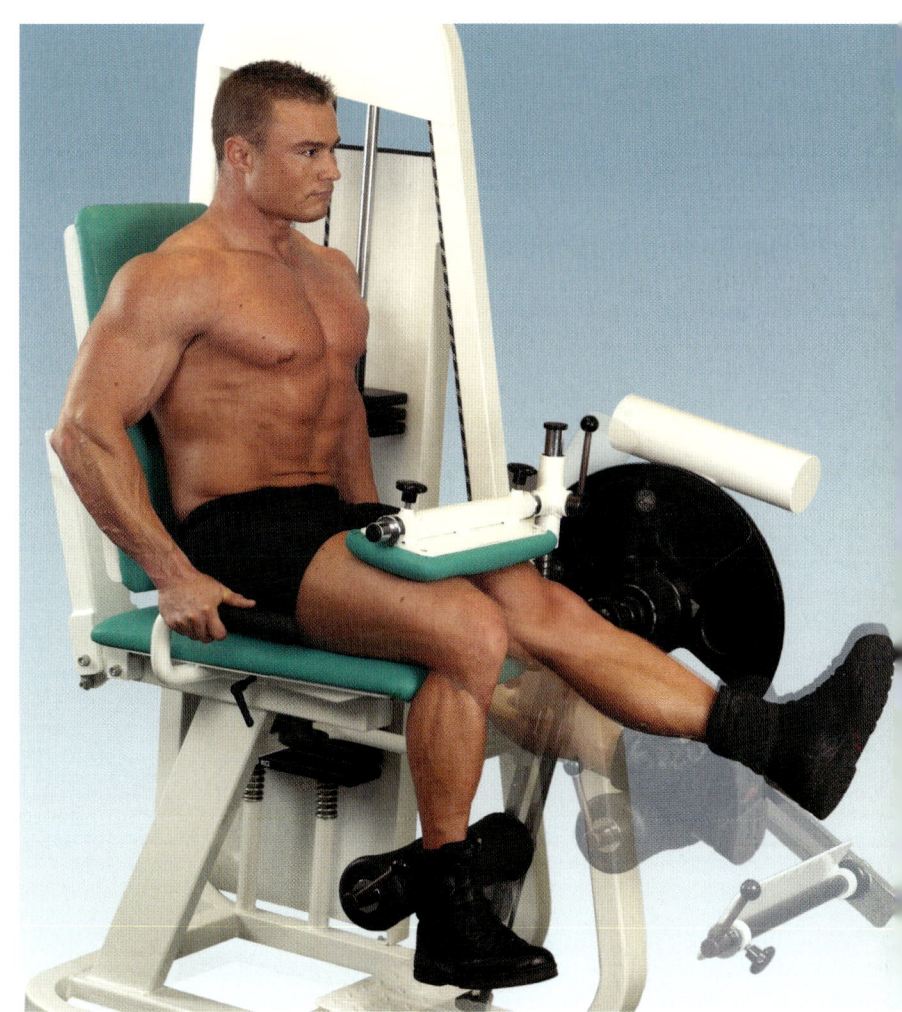

Beinanbeugen am Gerät

Das Beinbeugen am Gerät ist die Gegenbewegung zum Beinstrecken. Je nach Fitnessstudio können Sie diese beiden Übungen am gleichen Gerät absolvieren oder an jeweils unterschiedlichen Geräten.
Üben Sie auch einmal nur mit einem Bein, um mögliche Kraftunterschiede des rechten und linken Beines festzustellen.

➜ **Ausgangsstellung**
1 Bringen Sie Ihre Kniegelenksachse (→ Tipp unten) in Übereinstimmung mit dem Gerät.
2 Stellen Sie anschließend die Rückenlehne so ein, dass Sie mit der Wirbelsäule Kontakt haben.
3 Das Fußpolster befindet sich etwas oberhalb des Knöchels.
4 Halten Sie sich an den seitlichen Griffen fest.
5 In der Ausgangsposition befindet sich das Kniegelenk in nicht ganz gestreckter Position.

Tipp

Für diese Übung ist es sehr wichtig, dass Sie sich so auf dem Sitz positionieren, dass die Achse Ihres Kniegelenks und des Gerätes übereinstimmen. Ihre Kniegelenksachse zu finden, ist ganz leicht. Beugen Sie Ihre Knie in einem Winkel von 90 Grad, und finden Sie Ihre Kniescheibe. Wenn Sie jetzt mit den Fingern etwas nach unten rutschen, kommt Ihre Kniescheibensehne. Von hier aus gehen Sie nach innen, etwa bis zur Mitte des Unterschenkels. Jetzt erreichen Sie den Kniegelenkspalt, wo sich auch Ihre Kniegelenksachse befindet.

➜ **Endstellung**
Beugen Sie nun das Bein möglichst weit nach unten.

➜ **Darauf kommt es an**
Wenn Sie wieder in die Ausgangsstellung gehen, achten Sie darauf, die Beine nicht ganz durchzustrecken. Die Muskelspannung muss immer erhalten bleiben.

➜ **Richtig atmen**
Atmen Sie während der Übung ruhig und gleichmäßig aus und ein.

So wird die Muskulatur der hinteren Oberschenkel stärker.

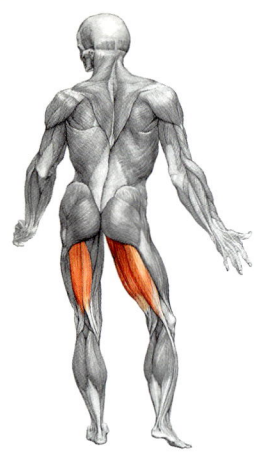

Beinanbeugen mit Seilzug

Eine sinnvolle Alternative zum Üben am Gerät ist das Arbeiten am Seilzug. Die Wirksamkeit ist am Seilzug deutlich geringer. Denn während beim Gerät ein so genannter Excenter dafür sorgt, dass der Muskel immer optimal belastet ist, wird bei der Seilzugvariante am Ende der Bewegung die Muskelspannung reduziert, da dann die Hebelwirkung von Unterschenkel und Seilzug nicht mehr optimal ist.

→ ### Ausgangsstellung

1 Befestigen Sie eine Manschette oberhalb Ihres Sprunggelenkes, und befestigen Sie daran den Seilzug.
2 Legen Sie sich jetzt auf den Bauch, am besten auf eine weiche Matte oder ein Handtuch.

3 Der Seilzug kommt von hinten.
4 Legen Sie den Kopf auf die vorne verschränkten Hände.
5 In der Ausgangsposition ist das Bein im Kniegelenk leicht gebeugt.

→ ### Endstellung

1 Ziehen Sie nun die Ferse so weit wie möglich in Richtung Gesäß. Das nicht trainierte Bein bleibt am Boden.
2 Ziehen Sie die Zehenspitzen an. Gehen Sie danach wieder zurück in die Ausgangsposition.
3 Strecken Sie das Bein dabei nicht ganz aus, sondern stoppen Sie die Bewegung wieder, wenn das Knie noch leicht gebeugt ist. Trainieren Sie anschließend das andere Bein.

→ ### Darauf kommt es an

Achten Sie darauf, dass Sie beim Hochziehen der Ferse nicht in ein Hohlkreuz kommen.

→ ### Richtig atmen

Atmen Sie während der gesamten Übung ruhig und gleichmäßig.

Tipp

Diese Übung können Sie auch mit einem Gymnastikband absolvieren, das es in unterschiedlichen Stärken zu kaufen gibt. Im Unterschied zum Seilzug nimmt die Belastung allerdings gleichmäßig zu, was sich bei dieser Übung durchaus positiv auswirkt.

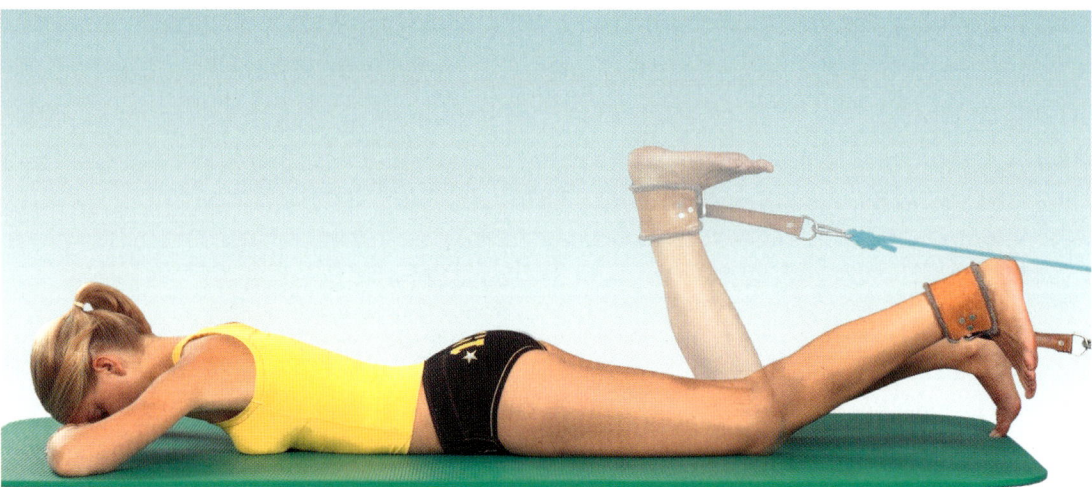

So kommen Ihre Beine rundum in Form.

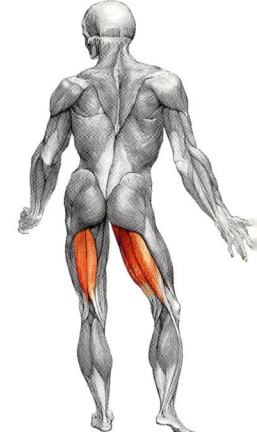

Beinanbeugen in Rückenlage

Diese Übung sieht völlig unspektakulär aus und ist selbst in Expertenkreisen kaum bekannt. Dabei ist sie hoch effektiv. Das wurde in so genannten EMG-Messungen (ElektroMyo-Gramm) nachgewiesen. Dabei werden Elektroden während der Übung auf den Muskel aufgeklebt und die elektrische Aktivität der Muskulatur gemessen. Je höher die elektrische Aktivität, desto intensiver wird der Muskel trainiert. Das Beinanbeugen in Rückenlage hat im Vergleich zu vielen anderen Übungen eine sehr hohe elektrische Aktivität gezeigt.

→ **Ausgangsstellung**
1 Legen Sie sich auf den Rücken, am besten auf eine weiche Matte oder ein Handtuch.
2 Die Arme winkeln Sie rechtwinklig an und legen sie seitlich neben dem Körper ab.
3 Stellen Sie ein Bein in einem Winkel von etwas mehr als 90 Grad an, und heben Sie das Becken nur so weit vom Boden ab, dass Sie gerade keinen Kontakt mehr haben.
4 Das andere Bein halten Sie nach oben. Hüft- und Kniegelenk sind in einem Winkel von 90 Grad gebeugt.
5 Ziehen Sie die Fußspitzen an.

→ **Endstellung**
1 Heben Sie jetzt das Becken nach oben an.
2 Beenden Sie die Bewegung, wenn sich Knie, Hüfte und Schulter in einer Linie befinden.

→ **Darauf kommt es an**
Wenn Sie aus der Endstellung wieder in die Ausgangsstellung gehen, achten Sie darauf, das Becken nicht abzusetzen.

→ **Richtig atmen**
Atmen Sie ruhig und gleichmäßig.

→ **Varianten**
• Wenn Sie das Bein stärker strecken, wirkt die Übung intensiver.
• Wenn Sie es stärker beugen, ist die Übung weniger wirksam.

Tipp
Wenn Sie zunächst noch Schwierigkeiten mit der Übung haben, sollten Sie vorbereitend die Bauchmuskulatur trainieren (→ Seite 80).

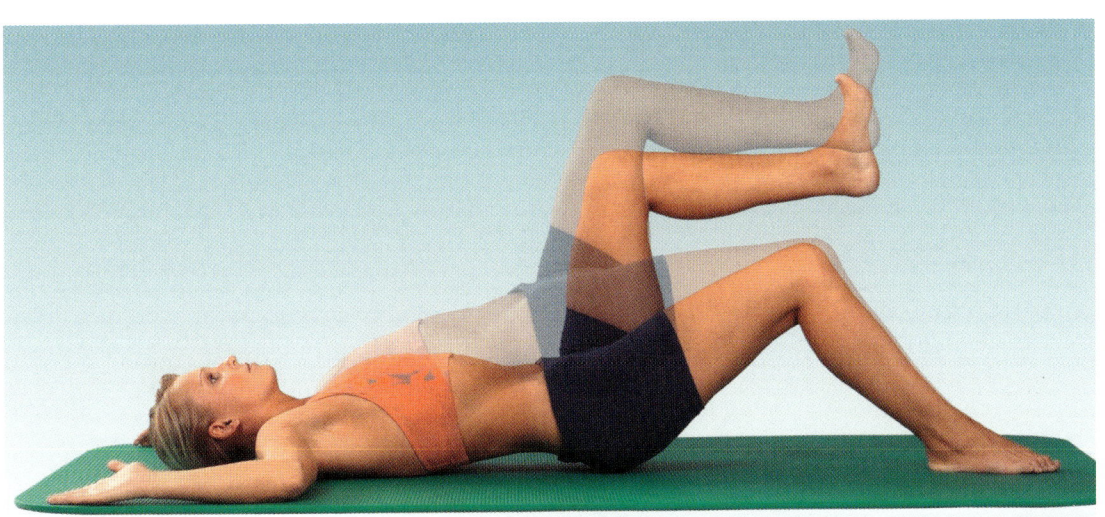

Probieren Sie einmal aus, wie effektiv diese sehr leicht aussehende Übung für die Beine ist.

Fußstrecken

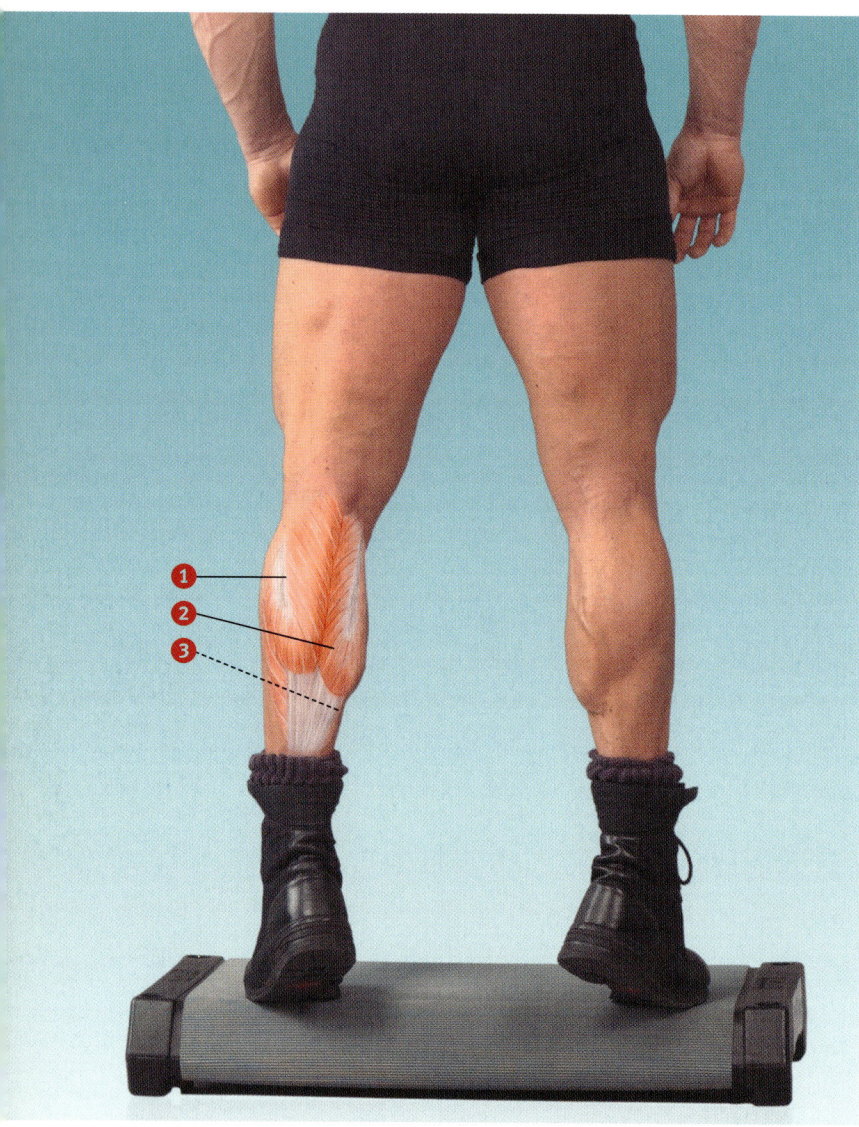

Zwillingswaden-
muskel
1 *Innerer Anteil*
2 *Äußerer Anteil*
3 *Tiefe Schicht:*
Schollenmuskel

Ziel

Kräftigung der dreiköpfigen Wadenmuskulatur, die aus dem äußeren und innern Kopf des Zwillingswadenmuskels *(M. gastrocnemius)* sowie aus dem Schollenmuskel *(M. soleus)* besteht.
Zusammen bezeichnet als: *M. triceps surae.*

Bewegung

Strecken des Fußes im Sprunggelenk – Plantarflexion.
Beim Zwillingswadenmuskel auch Beugung im Kniegelenk.

Muskelfunktion

Die Wadenmuskulatur ist eine wichtige Muskelgruppe beim Gehen und bei allen Lauf- und Sprungsportarten, da sie die Ferse vom Boden abhebt und für einen kräftigen Abdruck des Fußes am Boden sorgt. Darüber hinaus ist der *M. gastrocnemius* auch an der Beugung im Kniegelenk beteiligt.
Die Wadenmuskulatur geht in die Achillessehne über, die größte und kräftigste Sehne des Körpers. Ein regelmäßiges Krafttraining der Wadenmuskulatur kann damit auch Verletzungen und Überlastungen an der Achillessehne vorbeugen. Vor allem Sportler in Lauf- und Sprungsportarten haben damit oft Probleme. Um das zu verhindern, sollten Sie sich auch strikt an unser Stufenmodell des Krafttrainings, das wir Ihnen im theoretischen Teil ab Seite 19 vorgestellt haben, halten.
Auch Personen, die sich öfter die Sehnen zerren, leicht umtreten oder umknicken, sollten die Wadenmuskulatur trainieren, da sie die Festigkeit des gesamten unteren Beinbereichs beeinflusst.

Styling-Effekt

Eine kräftige Wadenmuskulatur ist vor allem für Männer von Bedeutung. Sie unterstützt das athletische Aussehen der Beine und symbolisiert Kraft und Ausdauer. Frauen könnten aus optischer Sicht sicher auf ein Training der Wadenmuskulatur verzichten, doch für eine ausgewogene Kraftverteilung im Bein ist das Training sinnvoll.

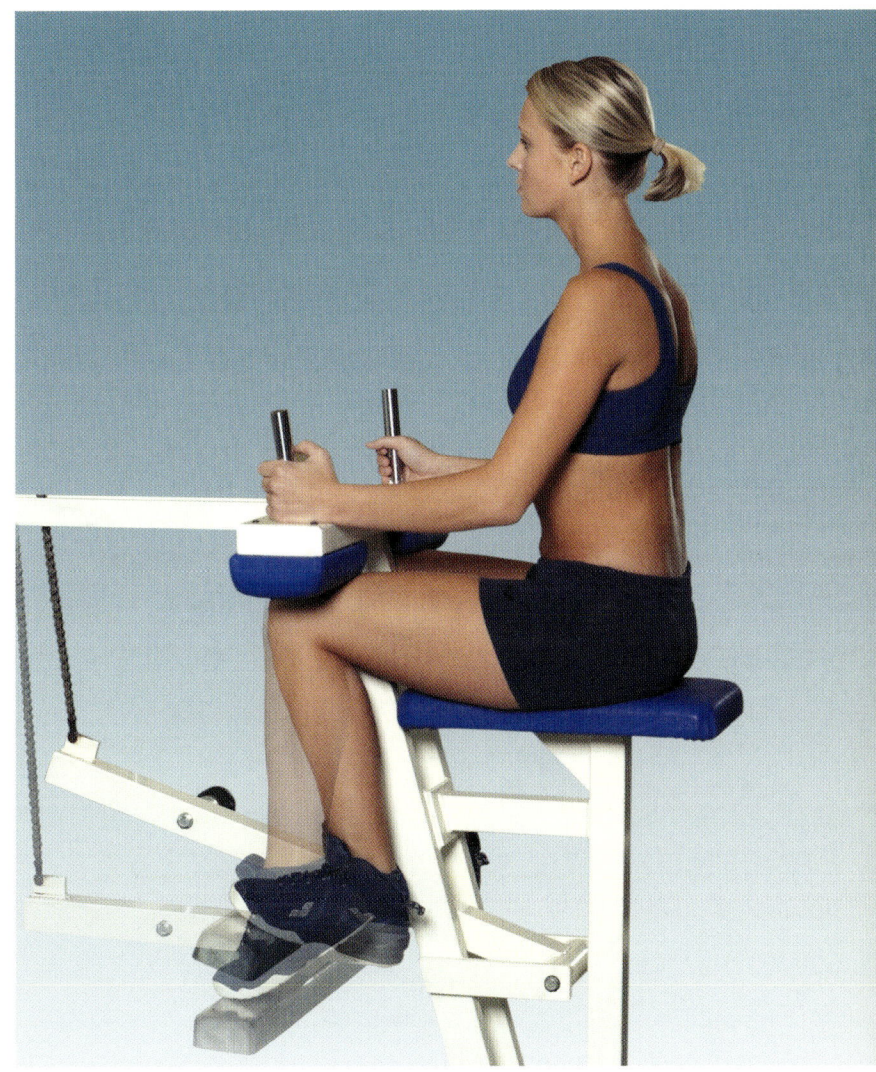

Fußstrecken am Gerät

Diese Übung trainiert im Wesentlichen den Schollenmuskel. Das entsprechende Gerät ist nicht in jedem Fitnessstudio vorhanden, was zum Problem werden kann, wenn Sie aus gesundheitlichen Gründen den Schollenmuskel trainieren wollen (Achillessehne!). Es gibt nämlich keine wirklich gute Alternative zu diesem Gerät. Aus optischer Sicht könnte man auf diese Übung verzichten, da der Schollenmuskel nicht zu sehen ist.

➡ **Ausgangsstellung**
  1 Wenn Sie sich in das Gerät setzen, drücken Sie zunächst das Fußteil so weit nach unten, dass Sie mit den Knien unter das Kniepolster kommen.
  2 Stellen Sie jetzt die Füße so auf, dass sich nicht der ganze Fuß, sondern nur der Fußballen auf dem Fußteil befindet.
  3 Sitzen Sie gerade, und halten Sie sich mit den Händen an den Griffen fest.
  4 In der Ausgangsposition lassen Sie die Fußspitzen und den Fußballen nach oben kommen.

➡ **Endstellung**
  1 Drücken Sie jetzt den Fußballen so weit wie möglich nach unten.

Tipp

Sie können diese Übung auch einbeinig absolvieren, um mögliche Kraftunterschiede der rechten und linken Seite festzustellen. Auch so genannte Endkontraktionen sind sinnvoll. Darunter werden vier bis fünf kleine Bewegungen in der Position der höchsten Muskelspannung verstanden. Diese Endkontraktionen erhöhen die Effektivität der Übung.

2 Anschließend lassen Sie den Fußballen langsam wieder nach oben kommen.

➡ **Darauf kommt es an**
Die Bewegung aus eigener Muskelkraft ausführen – und nicht mit Schwung.

➡ **Richtig atmen**
Atmen Sie während der Übung ruhig und gleichmäßig ein und aus. Halten Sie die Luft nicht an.

Diese Übung kräftigt Unterschenkel und Sehnen.

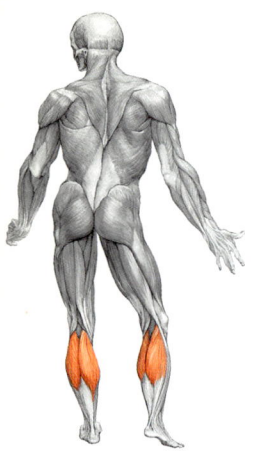

Fußstrecken mit Langhantel

Diese Übung trainiert vor allem den Zwillingswadenmuskel. Sie gehört zu den Grundübungen des Krafttrainings und ist sowohl im Fitnessstudio als auch im Heimtraining einsetzbar. Statt einer Langhantel sind auch andere Zusatzgewichte wie eine Wasserflasche, eine Getränkekiste oder natürlich auch Kurzhanteln in beiden Händen möglich.

Das Gewicht verstärkt den Trainingsreiz.

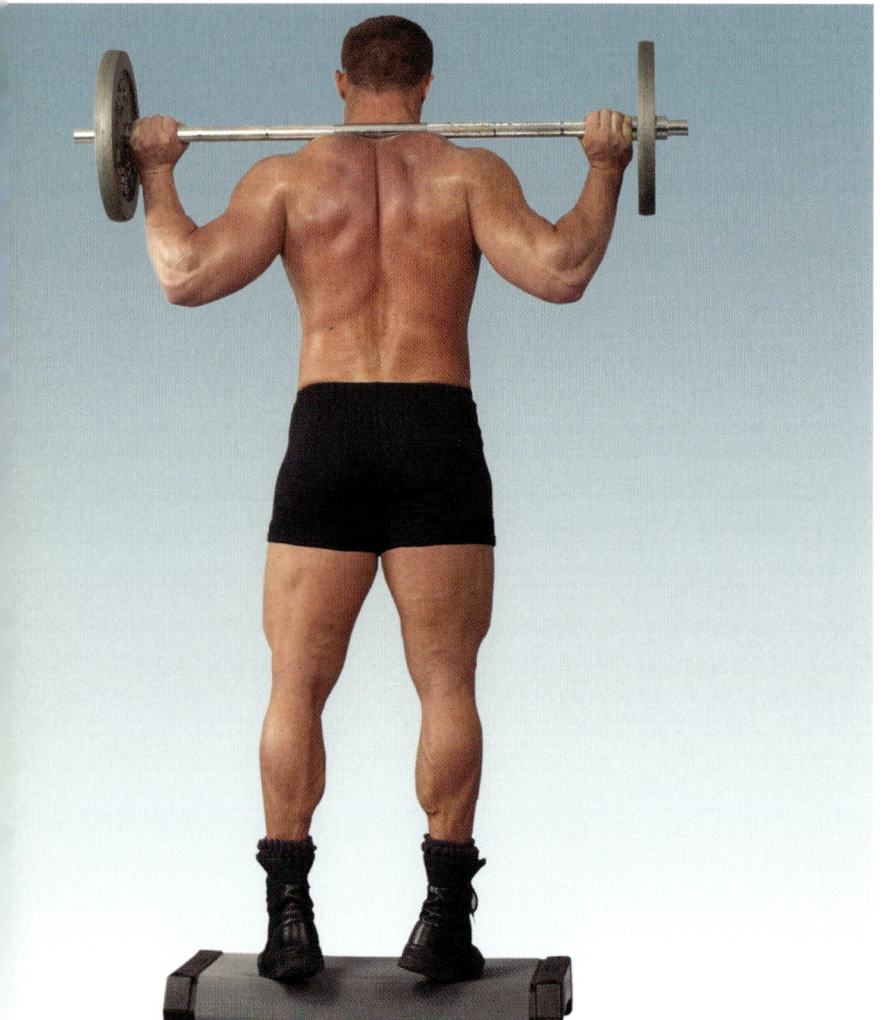

→ **Ausgangsstellung**
1 Stellen Sie sich mit beiden Beinen auf ein Podest oder eine Treppe. Stehen Sie dabei nicht auf dem ganzen Fuß, sondern nur auf den Fußballen. Die Ferse hängt in der Luft.
2 Legen Sie eine Langhantel hinter dem Kopf auf den Schulter-Nacken-Bereich.
3 In der Ausgangsposition hängt die Ferse nach unten.

→ **Endstellung**
1 Drücken Sie jetzt die Ferse möglichst weit noch oben, vom Boden weg. Die Bewegung kommt ausschließlich aus dem Sprunggelenk.
2 Anschließend senken Sie die Ferse.

→ **Darauf kommt es an**
Diese Übung ist nicht nur anstrengend, sondern auch vom Gleichgewicht sehr anspruchsvoll. Bei Problemen trainieren Sie zunächst ohne Langhantel, bis Sie sicher stehen. Danach mit leichtem Gewicht beginnen, dann zum Trainingsgewicht fortschreiten.

→ **Richtig atmen**
Atmen Sie ruhig und gleichmäßig.

Tipp

Für das Training des Gleichgewichts gibt es eine ebenso einfache wie wirkungsvolle Übung. Stellen Sie sich dazu einfach auf ein Bein, schließen Sie die Augen, und versuchen Sie, so lange wie möglich das Gleichgewicht zu halten.
Wenn Sie diese Übung täglich machen, werden Sie nach zwei bis drei Wochen mit dem Fußstrecken mit Langhantel keine Probleme mehr haben.

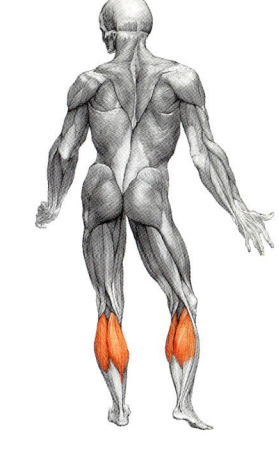

Fußstrecken im Stand

Ebenso wie das Fußstrecken mit Langhantel trainiert diese Übung vor allem den Zwillingswadenmuskel. Sie ist überall ausführbar, da die Belastung durch das eigene Körpergewicht erzeugt wird. Der Nachteil liegt darin, dass das genaue Dosieren der Belastung durch fein einstellbare Gewichte nicht möglich ist.

Eine grobe Dosierung ist immerhin möglich, indem Sie abwechselnd mit einem oder mit beiden Beinen trainieren oder indem Sie in eine Hand ein Zusatzgewicht wie eine Kurzhantel oder einen Wasserkasten nehmen.

➜ **Ausgangsstellung**
1 Stellen Sie sich mit einem Bein auf ein Podest oder eine Treppe. Stellen Sie sich nicht auf den ganzen Fuß, sondern nur auf den Fußballen. Die Ferse hängt in der Luft.
2 Halten Sie sich mit den Händen an zwei Stäben oder an einem Geländer fest.
3 In der Ausgangsposition hängt die Ferse nach unten.

➜ **Endstellung**
1 Drücken Sie jetzt die Ferse möglichst weit noch oben, vom Boden weg.
2 Anschließend senken Sie die Ferse wieder langsam zum Boden. Das andere Bein halten Sie während der Bewegung leicht gebeugt nach vorne.

➜ **Darauf kommt es an**
Wie auch beim Fußstrecken mit der Langhantel kommt die Bewegung ausschließlich aus dem Sprunggelenk.

➜ **Richtig atmen**
Atmen Sie ruhig und gleichmäßig.

Tipp

Damit die trainierte Wadenmuskulatur auch gut sichtbar ist, sollte sie von möglichst wenig Unterhautfettgewebe überdeckt sein. Überflüssiges Körperfett bringen Sie am besten durch Jogging zum Schmelzen. Dabei wird von allen Sportarten die meiste Energie verbraucht, was entscheidend für den Fettabbau ist.

Kein Gramm zu viel am Bein.

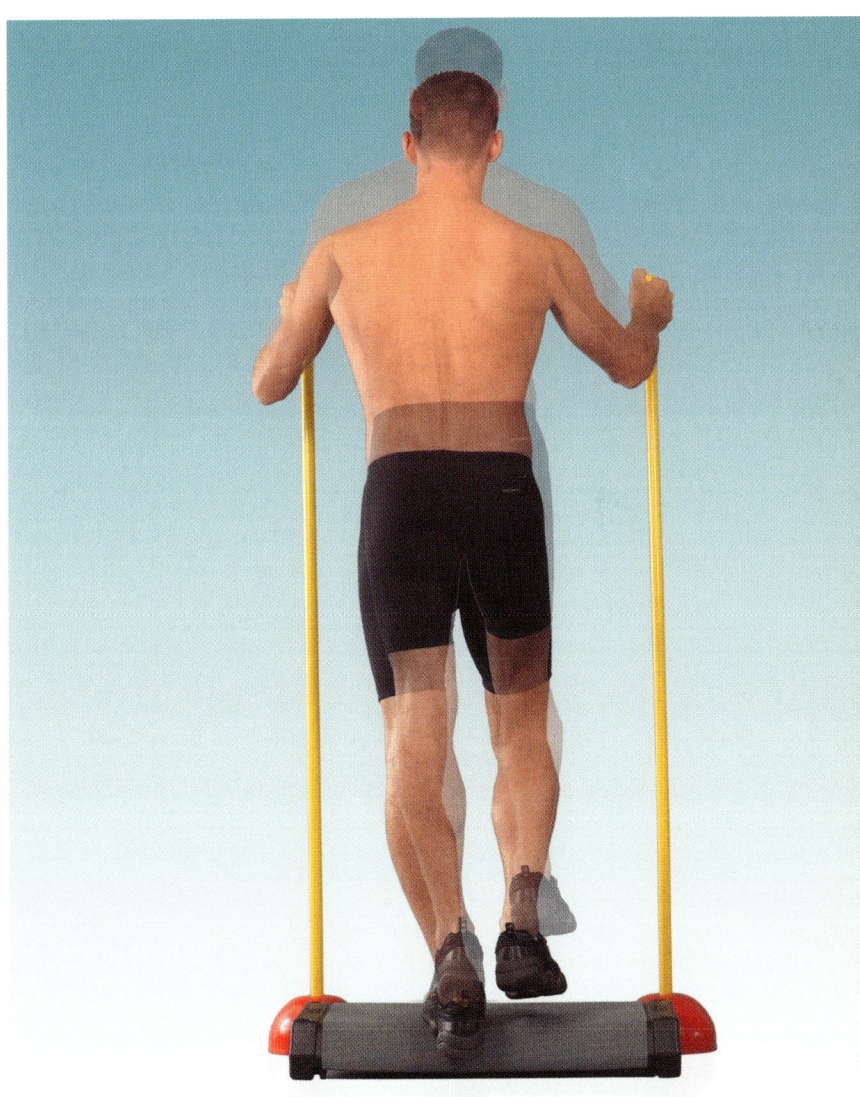

Fußheben

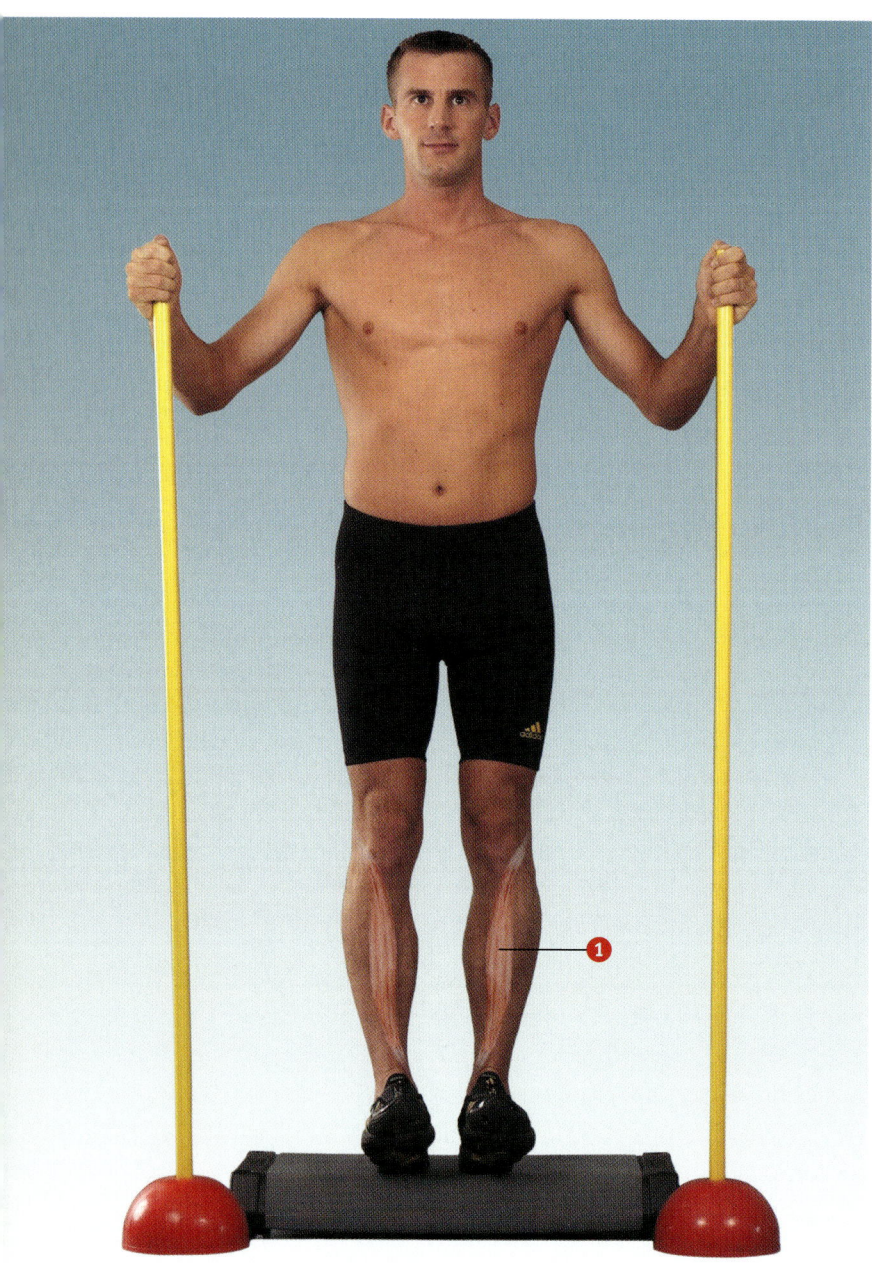

1 Vorderer
Schienbeinmuskel

Ziel

Kräftigung der vorderen Schienbeinmuskulatur – vorderer Schienbeinmuskel (M. tibialis anterior).

Bewegung

Beugen des Fußes im Sprunggelenk – Dorsalextension.

Muskelfunktion

Die Schienbeinmuskulatur ist der Gegenspieler zur Wadenmuskulatur. Sie spielt eine wichtige Rolle beim Gehen und Laufen, da sie den Fuß anhebt und so das Aufsetzen der Ferse ermöglicht. Vor allem bei Sportlern ist die Schienbeinmuskulatur oft zu schwach, was auf ein einseitiges Training der Wadenmuskulatur zurückzuführen ist und eine mögliche Ursache für Überlastungs- und Verletzungsprobleme darstellt. Ein optimales Kräfteverhältnis zwischen Schienbein- und Wadenmuskulatur ist ein wichtiger Verletzungsschutz.
Wenn Sie wissen wollen, wie es um Ihr Kräfteverhältnis bestellt ist, können Sie sich an einem speziellen Testgerät vermessen lassen. Dieses so genannte isokinetische Gerät gibt es allerdings in keinem herkömmlichen Fitnessstudio. Im Regelfall verfügen ambulante Rehabilitations-Zentren oder Kliniken über ein solches Gerät. Interessant ist eine solche Vermessung vor allem nach Verletzungen oder bei immer wiederkehrenden Überlastungsproblemen an der Wadenmuskulatur oder der Achillessehne. Weisen Sie auch Ihren Arzt auf diese Möglichkeit hin.

Styling-Effekt

Ein spezielles Training der Schienbeinmuskulatur scheint unter einem rein optischen Gesichtspunkt zunächst überflüssig. Doch würden Beine, die nur eine offensichtlich geformte, straffe Wadenmuskulatur aufweisen, eigenartig und unharmonisch wirken.

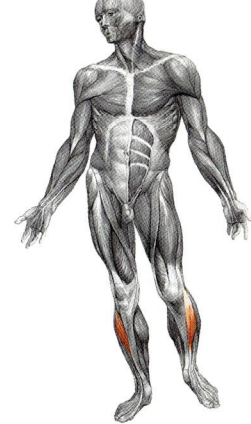

Fußheben am Gerät

Für diese Übung können Sie ans gleiche Gerät gehen wie für die Kniebeuge. Ein spezielles Gerät nur für das Training der vorderen Schienbeinmuskulatur werden Sie in einem Fitnessstudio kaum finden. Für die Wirksamkeit des Trainings spielt das allerdings keine Rolle. Die hier vorgestellte Übung ist äußerst intensiv und kann über die Gewichtsplatten genau eingestellt werden.
Die Wirkung dieser Übung können Sie rasch spüren, und Sie werden bemerken, dass Ihre Beine belastbarer werden.

➜ Ausgangsstellung
1 Stellen Sie die Lehne des Gerätes flach und das Fußteil nach vorne.
2 Legen Sie sich in das Gerät, und stellen Sie die Füße in die Mitte der Fußplatte. Die Knie sind nicht ganz durchgestreckt. Die Beine sind hüftbreit und parallel.
3 Fixieren Sie die Schultern mit dem dafür vorgesehenen Schulterpolster.
4 Halten Sie sich mit den Händen an den Griffen ein.

➜ Endstellung
1 Ziehen Sie jetzt die Fußspitzen so weit wie möglich nach oben.
2 Anschließend lassen Sie die Fußspitzen wieder auf die Fußplatte zurück, ohne jedoch die Füße ganz aufzusetzen.

➜ Darauf kommt es an
Während Sie die Fußspitzen nach oben ziehen, behält nur die Ferse noch den Kontakt zur Fußplatte des Geräts.
Wichtig Achten Sie darauf, dass sich die Knie nicht mitbewegen.

➜ Richtig atmen
Atmen Sie ruhig und gleichmäßig.

Tipp

Für Fortgeschrittene ist auch ein Training mit nur einem Bein möglich. Halten Sie sich aber immer an unser im theoretischen Teil vorgestelltes Modell des Stufentrainings (→ Seite 19).
Das Training der Schienbeinmuskulatur wird für die meisten neu sein und bedarf daher vor allem am Anfang einer sinnvollen Belastung.

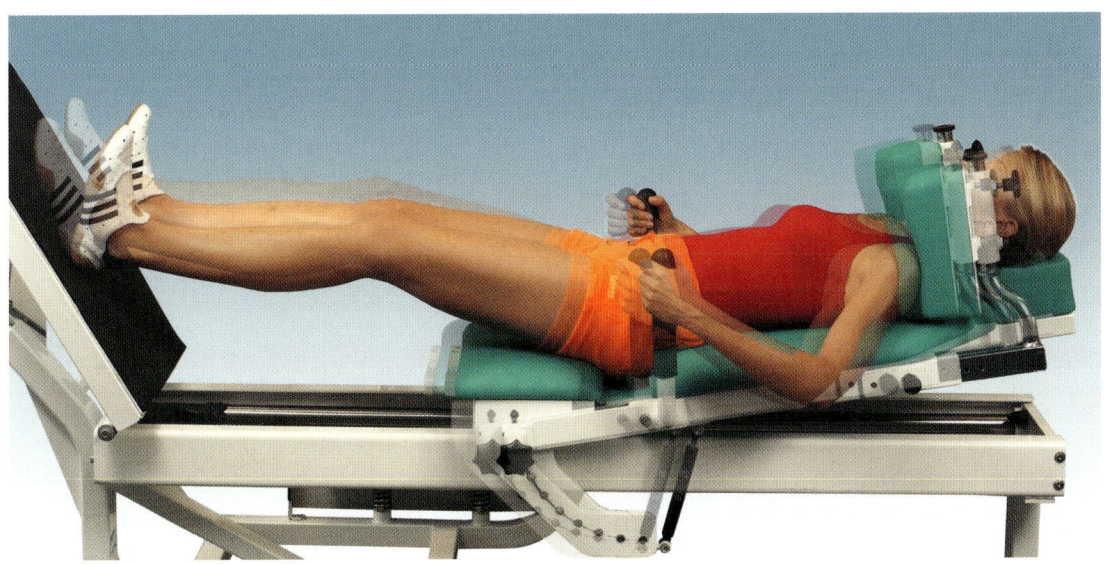

Nicht zu ehrgeizig beginnen, sonst gibt's Muskelkater.

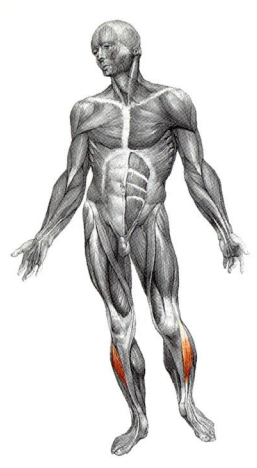

Fußheben am Seilzug

Eine gute Alternative zum Training am Gerät ist der Seilzug. Die Übung ist so weniger aufwändig, dafür lässt sich aber die Belastung besser abstimmen. Außerdem ist der Anspruch an Ihre Koordinationsfähigkeit höher, da die Unterstützungsfläche geringer ist. Sie können die Übung auch mit dem Gymnastikband machen. Dabei nimmt die Belastung allerdings gleichmäßig zu, während sie am Seilzug gleich bleibt.

→ Ausgangsstellung
1 Legen Sie eine Manschette um Ihren Vorderfuß, und befestigen Sie daran den Seilzug.

2 Setzen Sie sich auf den Boden. Der Seilzug kommt direkt von vorne, das Kniegelenk ist gestreckt.
3 Stützen Sie sich mit den Armen seitlich hinter dem Oberkörper ab.
4 Das Bein, mit dem Sie nicht trainieren, stellen Sie in einem Winkel von etwa 90 Grad an.

→ Endstellung
1 Ziehen Sie nun die Fußspitzen so weit wie möglich zu sich her. Die Bewegung kommt nur aus dem Sprunggelenk.
2 Gehen Sie danach wieder zurück in die Ausgangsposition. Trainieren Sie anschließend das andere Bein.

→ Darauf kommt es an
Achten Sie darauf, die Bewegung nur aus dem Sprunggelenk zu machen, und erhalten Sie die Spannung im Schienbein während der gesamten Übung.

→ Richtig atmen
Atmen Sie ruhig und gleichmäßig.

> **Tipp**
>
> Läufer sollten eine Variante der Übung in ihr Trainingsprogramm aufnehmen, die gegen das bei Läufern weit verbreitete übermäßige Nach-innen-Knicken der Ferse (Überpronation) wirkt. Dabei ziehen Sie nur beim Herziehen der Fußspitzen zusätzlich den Fußinnenrand nach oben.

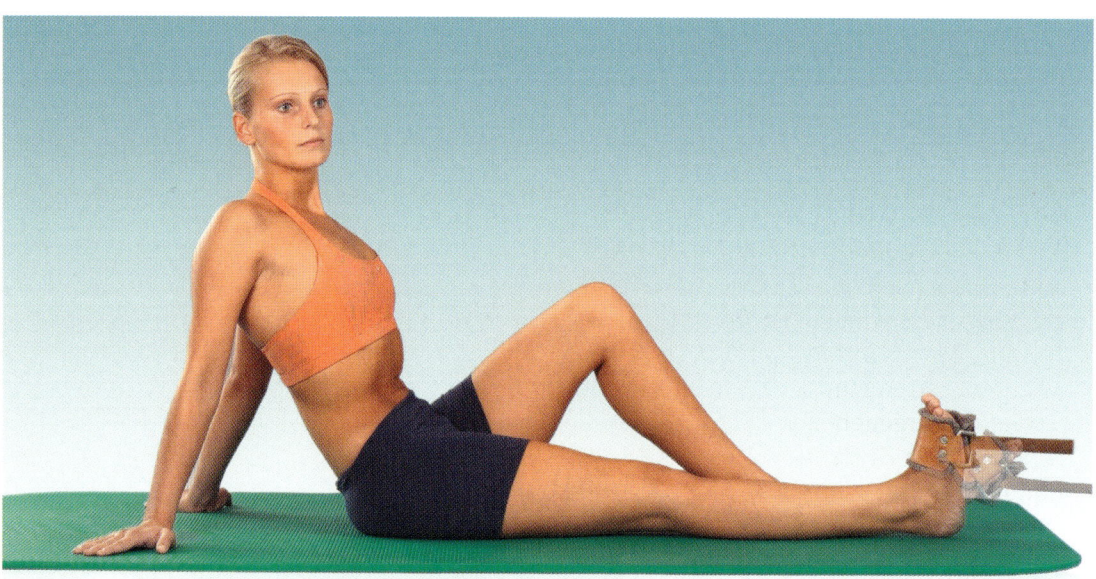

Die Bewegung sollten Sie nur mit der Kraft des Sprunggelenks ausführen.

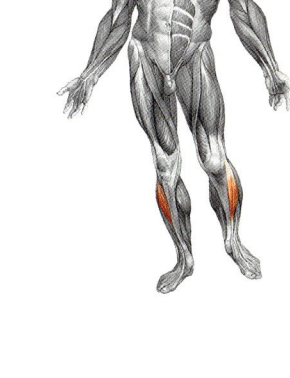

Fußheben im Stand

Diese Übung können Sie immer und überall ausführen, da die Belastung durch das eigene Körpergewicht erzeugt wird. Der Nachteil der Übung liegt darin, dass ein genaues Bestimmen der Belastung nicht möglich ist, wie es sonst durch fein einstellbare Gewichte erreicht wird. Eine grobe Dosierung ist immerhin möglich, indem Sie mit einem Bein oder mit beiden Beinen trainieren oder indem Sie in eine Hand ein Zusatzgewicht wie eine Kurzhantel oder einen Wasserkasten nehmen.

→ **Ausgangsstellung**
   1 Stellen Sie sich mit beiden Beinen auf ein Podest oder eine Treppe. Stehen Sie nicht auf dem ganzen Fuß, sondern nur auf dem hinteren Teil. Der Vorfuß hängt in der Luft.
   2 Halten Sie sich an zwei Stäben oder an einem Geländer fest.
   3 In der Ausgangsposition hängt der Vorfuß nach unten.

→ **Endstellung**
   Ziehen Sie jetzt so weit wie möglich den Vorfuß nach oben. Anschließend

senken Sie den Vorfuß wieder langsam zum Boden.

→ **Darauf kommt es an**
   Die Bewegung kommt ausschließlich aus dem Sprunggelenk. Nicht mit Schwung arbeiten.

→ **Richtig atmen**
   Atmen Sie ruhig und gleichmäßig.

Je tiefer Sie die Fersen senken, desto intensiver ist der Trainingseffekt.

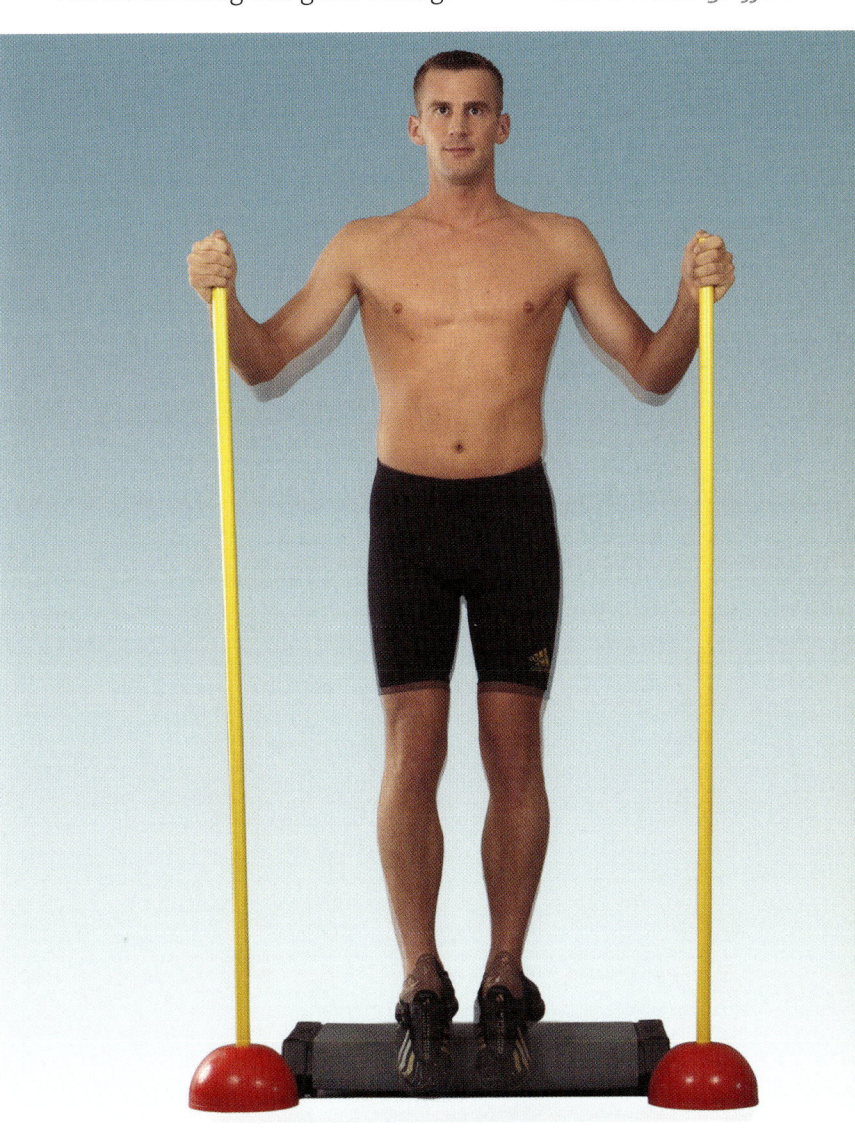

Tipp

Sie können die Wirksamkeit der Übung über das Bewegungsausmaß bestimmen. Je weiter sie nach unten gehen, desto anstrengender wird es. Je früher Sie die Bewegung nach unten beenden, desto weniger anstrengend. In jedem Fall sollten Sie die vorgegebene Wiederholungszahl erreichen. Diese variiert je nach Trainingsmethode. Im theoretischen Teil ab Seite 19 finden Sie die Information, welche Trainingsmethode wie wirkt.

Literatur

Buskies, W. und Boeckh-Behrens, W.-U.: Fitness-Kraft-
training. © Rohwohlt Taschenbuch Verlag. Reinbek
bei Hamburg 2002

Hollmann W. und Hettinger T.: Sportmedizin. Grund-
lagen für Arbeit, Training und Präventivmedizin.
© Schattauer Verlagsgesellschaft mbH. Stuttgart,
New York 2000

Über dieses Buch

Die Autoren

Bernd Thurner, geb. 1970, ist Diplomsportlehrer für
Prävention und Rehabilitation. Zur Zeit ist er im
Therapie- und Trainingszentrum Friedberg tätig.
Mit Christof Baur ist er erfolgreicher Autor von
»Trainingsprogramm Bauch Beine Po« sowie
»Schlank & fit mit Hometrainern«.

Christof Baur, geb. 1965, ist Diplomsportlehrer für
Prävention und Rehabilitation sowie Magister
Artium (M. A.) der Sportpädagogik, Psychologie
und Pädagogik. Er ist im Therapie- und Trainingszentrum Friedberg tätig und Dozent an der Berufs-
fachschule für Physiotherapie.

Der Fotograf und Illustrator

Sascha Wuillemet, geb. 1971 in Ratingen, ist ausgebil-
deter Fotograf. Seit 1995 arbeitet er freischaffend als
Fotograf und Illustrator für Verlage und verschiedene
Unternehmen aus den Bereichen Werbung, Mode
und Industrie.

Haftungsausschluss

Die Inhalte dieses Buches sind sorgfältig recherchiert
und erarbeitet worden. Dennoch können weder die
Autoren noch der Verlag für die Angaben in diesem
Buch eine Haftung übernehmen.

Bildnachweis

Alle Fotos: Sascha Wuillemet, Icking

Mit Ausnahme von:
Creativ Collection: 16 (ccvision/RF); Hempfling Annette,
München: 8, 18, 25, 26; Kracke Susanne, München: 13;
MEV Verlag GmbH, Augsburg: 30, 37; Photo Alto: 37
(Pierre Bourrier/RF); Photo Disc: 11, 16, 21, 28, 29, 31, 32, 35;
Südwest Verlag, München: 7 (Jump/Kristiane Vey), 14
(Nicolas Olonetzky), 36 (Hans Seidenabel)

Impressum

© 2008 by Bassermann Verlag, einem Unternehmen der
Verlagsgruppe Random House GmbH, 81673 München
Genehmigte Lizenzausgabe der Verlagsgruppe Weltbild
GmbH
Abteilung Weltbild Buchverlag – Originalausgaben
© 2004 Verlagsgruppe Weltbild GmbH, Steinerne Furt 67,
D-86167 Augsburg

Die Verwertung der Texte und Bilder, auch auszugsweise,
ist ohne die Zustimmung des Verlags urheberrechtswidrig
und strafbar. Dies gilt auch für Vervielfältigungen, Über-
setzungen, Mikroverfilmung und für die Verarbeitung mit
elektronischen Systemen.

Redaktion: agentur Z
Innenlayout: X-Design, München
DTP/Satz: AVAK Publikationsdesign, München

Projektkoordination dieser Ausgabe: Dr. Iris Hahner
Umschlaggestaltung: Atelier Versen, Bad Aibling
Bildredaktion: Tanja Nerger
Herstellung: Sonja Storz
Druck und Bindung: Mohn Media, Mohndruck, Gütersloh

Printed in Germany

ISBN 978-3-8094-2173-3

817 2635 4453 6271

Stichwortverzeichnis

Impressum

© 2018 ZS Verlag GmbH
Kaiserstraße 14b | D–80801 München

ISBN 978-3-89883-910-5
2. Auflage 2018

Lizenziert von:
7NXT GmbH
Rungestrasse 22-24
10179 Berlin

Projektleitung: Raffaela Niermann, Michaela Szwarc, Martin Werner
Idee & Konzept: Sophia Thiel, 7NXT GmbH
Texte: Sophia Thiel, Martina Steinbach, Melanie Khoshmashrab
Grafische Gestaltung: Thomas Schrimpf, Hamburg
Satz: Thomas Schrimpf, Hamburg
Coverfoto und Portraitfotografien: Dan Carabas, Berlin
Übungsfotografien: Dan Carabas, Berlin
Herstellung: Frank Jansen
Producing: Jan Russok
Druck & Bindung: optimal media GmbH, Röbel

Bildnachweis
Coverfoto, Portraitfotografien und Übungsfotografien: Dan Carabas
S. 8 Sophia Thiel privat
S. 10/11 Winona, Nadine, Stefanie, Tamara und Carina privat

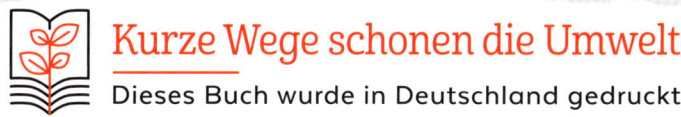

Kurze Wege schonen die Umwelt
Dieses Buch wurde in Deutschland gedruckt

Die ZS Verlag GmbH ist ein Unternehmen der Edel AG, Hamburg.
www.zsverlag.de | www.facebook.com/zsverlag

Alle Rechte vorbehalten. All rights reserved. Das Werk darf – auch teilweise – nur mit Genehmigung des Verlags wiedergegeben werden.

SHAPE REPUBLIC
FITNESS FOOD

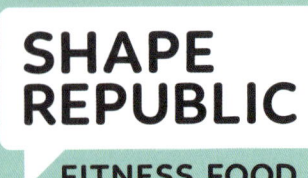

Sophia's Fitness Boost

Starte deine persönliche Fit Journey mit unseren Whey Isolat Proteinen für einen straffen Körper und starke Muskeln.

Pre-Workout & After-Workout

Hochwertige Proteine

Ohne Industriezucker

shape-republic.com

Gruppenname: Shape Republic Members

@shape_republic

#shape_republic
#shape_kitchen

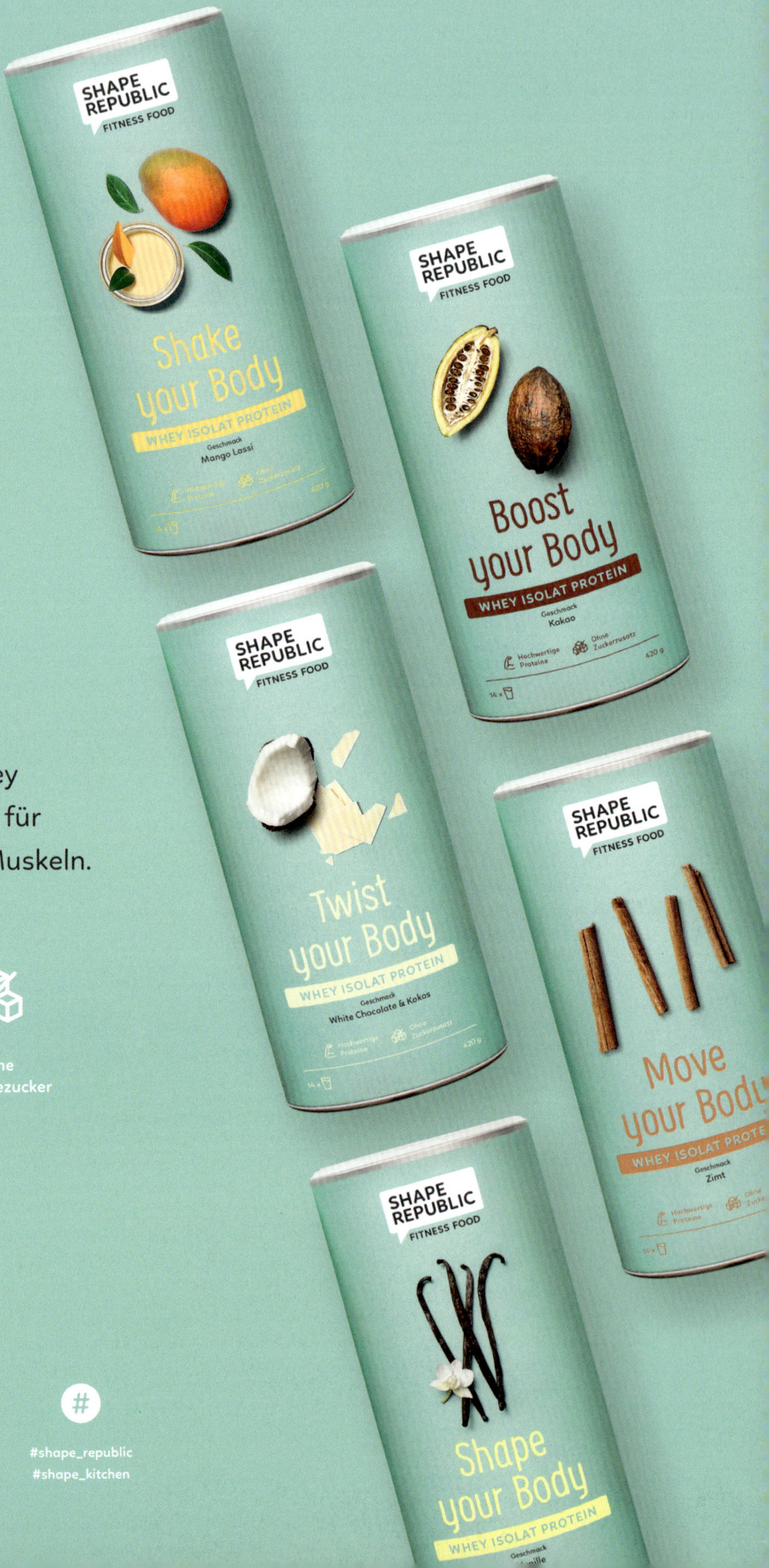